Bianka Bleier

Gezeitenwechsel

Tagebuch

scm R.Brockhaus

RBtaschenbuch Bd. 661

2. Auflage

Umschlaggestaltung: Dietmar Reichert, Dormagen
Gesamtherstellung: Jesusbooks, Großburgwedel
ISBN: 3-417-20661-8
Bestell-Nr. 220.661

Bianka Bleier
Gezeitenwechsel

Für Hansjörg und Andrea
in Freundschaft und Dankbarkeit

VORBEMERKUNG

Bleiers sind eine ganz normale Familie. Ich heiße Bianka, bin Jahrgang 1962, von Beruf Bibliothekarin. Ich arbeite zweimal in der Woche einen halben Tag in einer christlichen Buchhandlung und schreibe gern. Werner, ein 1960er, leitet die Betriebsstätte einer Behindertenwerkstatt und ist ein ziemlich origineller Familienmann. Freud, Leid und die Arbeit im Haushalt teilen wir uns mit drei uns anvertrauten Nachkommen: Anna, heute 19, steckt gerade in der Ausbildung und Ablösung. Lena, 17, ist noch Schülerin und hängt auch noch an ihrem Zuhause. Jan, 14, fährt täglich 30 Kilometer in eine Schule für Schwerhörige und Sprachbehinderte und teilt mit Werner seine Begeisterung für Fußball. In und um unser kleines Haus herum, das immer kleiner zu werden scheint, wohnen noch Charly, unser Schäferhundmischling, und Cindy, die dreifarbige Katze, diverse Hühner und Hasen. Was Werner und mich noch verbindet, sind unser gemeinsamer Glaube, die Zugehörigkeit zu einer christlichen Gemeinde, unsere Liebe zur Natur und unsere Lust auf Urlaub.

Aus einem mir nicht rational erklärbaren Grund ist es mir ein Bedürfnis, anderen Einblick in mein Leben als (Ehe-)Frau, Mutter und Christ zu geben. Wenn ich Post zu meinen Tagebuchaufzeichnungen bekomme, schreiben Leserinnen mir immer wieder: »Ich bin wie du!« Oder, anders formuliert: »Du bist wie ich!« Da ich eine stinknormale Frau bin, deutet viel darauf hin, dass es für andere stinknormale Frauen irgendwie befreiend ist zu erfahren, dass andere auch nur mit Wasser kochen. Also starte ich wieder einen Versuch, andere teilhaben zu lassen an den Aufs und Abs meines Lebens in der Hoffnung, dass es freut, nützt oder zumindest nicht schadet.

Dienstag, 25. 6. 02

In der Schule liebte ich es, Briefchen unter der Bank hin- und herzuschicken. Seit ich E-Mail habe, hat das Spiel wieder begonnen. Wenn ich mit unserem Hund Charly aus dem Wald zurückkomme, überfällt mich schon eine Mischung aus Hoffnung, Vorfreude und Neugier. Mein erster Blick gilt dem konventionellen Blechbriefkasten, der neuerdings immer öfter leer bleibt, mein zweiter dem elektronischen. Solange müssen Haus und Hof sich gedulden. Das hier geht vor …

Habe gerade während eines lichten Augenblickes der Selbsterkenntnis zwischen meiner Schicht im christlichen Buchladen, wo ich dreimal die Woche arbeite, und Putzeimer einer Freundin schnell ein paar Sätze gemailt: »Liebe Birgit, komme gerade vom Buchladen, Stress pur, kein Sommerloch weit und breit, und die Kollegin in Urlaub. Ich versuche permanent, den Tanz um die Prioritäten zu führen, und sehne mich nur nach dem einfachen Leben, über das so viele Bücher geschrieben werden …« So weit, so gut. Einmal gejammert, einmal wichtig gewesen. Aber ihre postwendende Antwort reißt mich aus der vermeintlichen Unvermeidlichkeit meiner Hektik: »Liebe Bianka, eine provokative Frage: Was hindert dich daran, ›einfach‹ zu leben? Lebst du das, was du möchtest? Was ist in deinem Leben, das du nicht leben willst? Kannst du es nicht ändern?« Immer stellt sie mir solche Fragen, wenn ich jammere. Den Rest des Tages verbringe ich ziemlich nachdenklich. Gewiss, ich hasse Stress. Wahrlich, seit Jahren lese ich fasziniert Bücher über Zeitmanagement, einfacheres Leben, die Kunst, im Jetzt zu leben. Habe ich meine grundlegende Problematik damit in den Griff bekommen? Ich fürchte, ich arbeite jetzt wirkungsvoller und konzentrierter – und mehr. Immer noch denke ich jede Woche: Meine Woche ist zu voll. Will ich die Dinge nur vereinfachen, um in der gleichen Zeit noch mehr zu leisten? Entstressen, reduzieren, einfacher leben, innehalten – will ich das wirklich? Warum mache ich es dann nicht einfach? Belüge ich mich selbst mit meiner Sehnsucht nach »Unsere kleine Farm-Romantik«? Bin ich nicht großteils selbst für die Vielschichtigkeit meiner Aufgaben verantwortlich? Ich leide darunter, vieles halbherzig und unter Druck zu erledigen, sehe meine Eile auf dem Weg von »Berg« zu »Berg«, und alle Berge möchte ich bezwingen. Aber wenn ich mein Leben ansehe und mich frage: »Was will ich streichen? Wo bin ich verzichtbar?«, merke ich, dass ich gar nicht wirklich dazu bereit bin, Aktivitäten einfach wegzulassen. Fällt es mir vielleicht leichter, vor den Kindern in »wichtige« Arbeit zu fliehen, als mit ihnen zu spielen, zu reden, zu kuscheln? Erscheint es mir attraktiver, mich um das Befinden mancher Erwachsenen zu kümmern, anstatt den Kindern zuzuhören, wenn ihnen gerade der Sinn nach Reden steht? Wie viel Anerkennung brauche ich? Wenn es denn schon ans Streichen gehen muss, würde ich mich am ehesten vom Bügeln trennen können. Es fällt mir leicht, Gelesenes über einfaches Leben abzunicken, aber schwer, Ansprüche in verschiedenen Bereichen meines Lebens zu senken.

Warum schleppe ich zehn Bücher mit in den Urlaub, anstatt mich mit der Bibel und ein, zwei anderen zu begnügen? Aus Angst mich zu langweilen? Warum backe ich drei Sorten Kuchen, wenn Gäste kommen, anstatt zuzugeben, dass es nicht mein größter Ehrgeiz ist, die perfekte Kaffeetafel herzuzaubern, und mich meinem Besuch zuzumuten, wie ich bin? Aus Angst, meine Gäste zu langweilen? Warum fällt es mir so schwer, zu Anfragen nein zu sagen, obwohl meine Zeit so knapp ist?

Um mein Lebenstempo zu verringern, müsste ich Geschwindigkeitsbegrenzungen in mein Leben einbauen. Ich sitze oft dem Irrtum auf, dass ich mich nur mehr beeilen muss, um mehr Zeit zu haben. Das Gegenteil ist oft der Fall.

Neulich hielt ich sehnsüchtig das Programm eines Seminars in der Hand, an dem ich mangels Zeit nicht teilnehmen konnte: »Gönne dich dir selbst«, »Know-why«, »Ein Hauch von Lebensfreude«, »Langsam laufen für ein langes Leben – das Prinzip der subjektiven Unterforderung, joggeln statt joggen …«, »Der Dreißig-Minuten-Urlaub«… Die Sehnsucht ist da und ich spüre, dass ich Hilfe brauche. Ich beginne zu ahnen, dass ich es selbst in der Hand habe, dass ich nicht Opfer, sondern Täter meiner Situation bin.

Hektik macht mein Leben oberflächlich. Keine Zeit für tiefe Beziehungen, weder zu Gott noch zu meinen nahen Menschen, die meine Zeit am ehesten verdient haben, denen ich sie versprochen habe. Hektik nimmt mir die Möglichkeit zu lieben und mich lieben zu lassen. Manchmal wird mir das schmerzlich bewusst. Zum Beispiel wenn meine Große sich mir in den Weg stellt und gedehnt bittend sagt: »Kann ich dich mal drücken?«, und ich dann irritiert innehalte, um auch das schnell zu erledigen. Mit dem Kopf statt dem Herzen. Ich erschrecke dann jedes Mal über mich. Wie lange wird sie das noch fragen? Zu erschöpft, zu geistig abwesend, zu beschäftigt um zu lieben …

Neulich hatte ich ein seltsames Aha-Erlebnis, als ich beobachtete, wie bedächtig ein südländischer Kellner uns bediente. Als wären wir die einzigen Gäste in dem überfüllten Lokal! Er ging deswegen keinen Schritt schneller, ließ sich von der hungrigen Meute in keiner Weise unter Druck setzen. Wenn er bei uns war, war er ganz bei uns. Fasziniert dachte ich: Meine Güte, so will ich wieder durch mein Haus gehen, anstatt mit gefülltem Wäschekorb die Treppen hoch zu rennen; so will ich durch den Buchladen gehen, auch wenn mich sieben wartende Kunden stumm ansehen … Die Würde der Hausfrau ist unantastbar! Den Kellner vor Augen schreite ich seither durch unsere Gemächer und denke darüber nach, wie ich mein Leben wieder entschleunigen könnte. Ins Bett gehen, wenn ich müde bin. Aufhören zu essen, wenn ich satt bin. Den Telefonstecker ziehen, wenn ich Zeit für mich oder meine Familie brauche. Keine falschen Erwartungen bei Menschen wecken, nur um freundlich zu erscheinen. In die Stille gehen, wenn ich Sehnsucht habe, Gott näher kennen zu lernen. In der Bibel lesen, statt Bücher über die Bibel anzulesen. Mir erlauben, nein zu sagen, statt mich von der Angst treiben zu lassen, mein Gesicht oder die Sympathie anderer zu verlieren. Ich will mich disziplinieren und Tätigkeiten streichen, die zwar gut sind, aber nicht in einen guten Rhythmus von Arbeiten und Ruhen passen.

Ich will mich nicht von selbst gestrickter Hektik davon abhalten lassen, wirklich zu leben. Ich will von Jesus Gelassenheit lernen, der immer wieder in die Stille ging, sich von Gott den Blick ausrichten ließ auf das, was als Nächstes wichtig ist. Nichts liegt mir ferner als Stille. Ich bin Martha. Während ich das schreibe, kommt Anna und sagt: »Dreh dich mal um!« Oje, was kommt jetzt? Ich sage: »Lieber nicht, ich habe Angst!« Sie setzt mir den kleinen Hasen auf den Schoß, der als einziger den letzten Wurf überlebte. Ganz still sitzt er da. Er riecht nach Heu. Das Näschen bewegt sich vorsichtig. Dass sie gerade jetzt damit kommt … Ich will mich von den Kindern unterbrechen lassen. Jetzt bin ich schon so alt geworden, dann möchte ich wenigstens erwachsen werden im guten Sinne. Nicht völlig das Gefühl für ein gutes Gleichgewicht auswachsen, das auch ich als Kind noch hatte.

Ich schreibe ein paar melancholische Zeilen von Max Frisch auf die erste Seite meines neuen Tagebuchs:

> Wir könnten Menschen sein –
> Einst waren wir schon Kinder!
> Wir sahen Schmetterlinge,
> wir standen unter dem silbernen Wasserfall.
> Wir sahen den huschenden Glanz
> im Innern der Muschel.
> Wir sahen alles.
> Wir hielten die Muschel ans Ohr;
> wir hörten
> das Meer.
> Wir hatten Zeit!

Samstag, 29. 6. 02

Habe eine klasse Mail bekommen – vom Himmel? »Hi! Danke für all deine Aktion! Gott kennt das kleine Haus in eurer Straße sehr genau, in dem eine Frau wohnt und lebt, die oft glücklich mit ihm ist und an deren Wühlen und Sein er sich so freut. Und wie gut, dass bei ihm so vieles passieren darf und kann – und so wenig muss. Ist das nicht gut?! Herzlich, Uli.«

Welch ungeheurer Zuspruch nach meiner Erkenntnis, dass ich zu viel Martha bin! Und welch nette Unterstellung, dass ich nicht nur wühle, sondern auch bin. Irgendwie hatte ich in den letzten Wochen die Befürchtung, dass Gott sich nur über Marias freut. Herr, liebst du mich wirklich, wie ich bin? Oder nur, wenn ich still im Sessel sitze (Ich hasse es, still im Sessel zu sitzen …) und lausche, ob du zu mir sprichst? Ich lege mich ins Gras und freue mich.

Sonntag, 30. 6. 02

Sonntagmorgen. Werner geht Brötchen holen. Lena düst herum und hilft, einen leckeren Brunch zu richten. Ich brumme: »Ich finde es irgendwie ärgerlich, dass Anna immer erst auftaucht, wenn alles fertig ist.« Werner meint gnädig: »Sieh's wie der Vater seinen verlorenen Sohn. Sind wir froh, dass wir sie überhaupt haben.« Ein anderes Mal werde ich ihm das sagen müssen. Besser ist es, zu zweit zu erziehen …

Seltsame Schuhe stehen im Flur. Zehn Zentimeter hohe orthopädische Verbrechen, die ich nie wagen würde zu tragen. Im Bad stehen neben meinem Deoroller (in Glasverpackung, ohne Treibgas, ohne gesundheitlich bedenkliche Farb-, Parfüm- und Konservierungsstoffe) zwei fremde Spraydosen in frechen Farben, aus denen gewagte Düfte dringen. Die Damen, jetzt 16 und 14, wachsen heran …

Nach dem Gottesdienst: Ich hab in meinem Speiseplan den Sonntag vergessen. In der Kühltruhe ist nichts Fleischiges mehr, auch keine Fertigpizzas oder ähnlich Tröstliches, Schnelles. Um halb drei sind wir bei Bekannten eingeladen. Ich würde gern mit Werner noch eine Runde Rad fahren. Ich kündige Grießschnitten an und ziehe mich zurück, bevor ich die Reaktionen höre. Als ich die Küche wieder betrete, ist es noch später als gedacht und ich habe noch nicht einmal Grießbrei vorbereitet. Ich analysiere erneut den Kühlschrank, schwenke um und verkünde eine neue Verheißung: Es gibt jetzt überbackenen Schafskäse, überbackenen Camembert, überbackene Tomaten, Salat vom Acker und Toastbrot. Werner kann sein Glück nicht fassen. »Jippiiihhh«-schreiend rennt er durch das Haus und ruft: »Leute, hört her, was ich euch zu sagen habe: Es gibt keine Grießschnitten! Es gibt kein Müsli! Bianka ist der größte Schatz im Haus, so was von einem Schatz! So eine super Hausfrau! Zaubert aus nichts überbackenen Schafskäse, so ein herrliches Mittagessen! So eine Delikatesse!« Mit lauten Hm-Schmatzern isst er in tiefster Dankbarkeit. Ich fühle mich seltsam … Jan, der würziges Essen nicht mag, ist den Tränen nahe, wittert die Gunst der Stunde und wünscht sich zum Nachtisch Schokopudding. »Ich helf dir so gerne, Mama!« Zieht einen Stuhl her, holt eifrig Schüsseln, Schneebesen, Milch, Topf, rührt Puddingpulver, Kakao und Zucker zusammen und strahlt vor Begeisterung. Als die Milch aufkocht und der Pudding sahnig wird, überfällt mich ein Déjà-vu, eine verschüttete Duft-Erinnerung, ein uraltes Glücksgefühl: Ich tauche ein in das Gefühl beschützter Kindheit, rieche selbst gemachten Johannisbeersaft und meine kleine braune lederne Kindergartentasche. In welcher Geborgenheit durfte ich aufwachsen. Ich bin tief zufrieden, dass auch Jan das erlebt.

Donnerstag, 4. 7. 2002

Vor knapp zwei Jahren war ich mit Jan beim Hausarzt. Er hatte eine Ohrenentzündung. Als er fertig untersucht war, dachte ich: Wenn ich schon mal hier sitze, spreche ich mal meine Müdigkeit in jüngster Zeit an. Morgens kam ich ungewohnt schwer in die Gänge. Ich weiß, dass ich niedrigen Blutdruck habe. Vermutlich bin ich jetzt in dem Alter, in dem ich Alte-Damen-Notfalltröpfchen für meinen Kreislauf brauche, dachte ich. Ich wunderte mich ein wenig über den Arzt. Er stellte sich hinter mich, griff an meinen Hals und befahl mir zu schlucken.

Nach einem zweiten Mal setzte er sich, um mir mitzuteilen, dass ich einen haselnussgroßen Knoten an der Schilddrüse habe.

Ich solle mich nicht beunruhigen, das sei eine Volkskrankheit in unserem Jodmangelgebiet, und ob ich damit einverstanden sei, die Sache einem Internisten zu zeigen. Nur zur Sicherheit. Ich möge nicht erschrecken, der könne eine Biopsie machen wollen, aber das sei nicht sehr schmerzhaft. Telefonisch besorgte er mir sofort einen Termin beim Kollegen. Schweißgebadet erfuhr ich, dass mir in der folgenden Woche jemand mit einer langen Spritze Gewebe aus einem Knoten in meinem Hals entnehmen würde …

In der Woche darauf stehe ich ziemliche Angst aus und sage Mut suchend zu Werner, dass ich keine Heldin bin. Es hilft mir, als er sagt: »Doch, du bist eine Heldin! Du hast drei Kinder zur Welt gebracht. Diese Untersuchung morgen ist nicht so schmerzhaft wie auch nur eine Presswehe. Das schaffst du!« Ernst genommen zu werden ist immer die halbe Miete …

Die Untersuchung war dann erträglich, förderte aber nur eine geringe, wenig aussagekräftige Gewebemenge zu Tage. Bösartige Zellen konnten nicht gefunden werden. Ich solle den Knoten vergessen, aber in einem Jahr wiederkommen – reine Kontrolle, so der Arzt. Millionen Menschen laufen anscheinend mit Schilddrüsenknoten durch Deutschland.

Jetzt bin ich wieder zum Arzt gegangen, und mein Knoten an der Schilddrüse ist gewachsen, von zwölf Millimetern auf zwanzig. Damit habe ich nicht gerechnet. Ich habe mit überhaupt nichts gerechnet, als ich brav, wenn auch neun Monate später als geplant, zur Kontrolluntersuchung ging, stolz auf meine Zuverlässigkeit. Wer denkt schon über seine Schilddrüse nach? Ich habe mich ziemlich entspannt wegen dieser Geschichte. So viele Menschen hatten »auch einen Knoten an der Schilddrüse«. Scheint ein Phänomen wie Karies zu sein. Aber neulich spürte ich zum ersten Mal selbst den Knoten, als ich zufällig über den Hals strich. Ich konnte mich nicht erinnern, ihn vorher schon einmal so erfühlt zu haben, und machte nach dem Wochenende gleich einen Kontrolltermin aus.

Der Internist empfiehlt mir ohne Umschweife, den Knoten mitsamt der befallenen Seite der Schilddrüse entfernen zu lassen. »Sie eignen sich gut für diesen Eingriff«, meint er lakonisch. Wofür man sich alles eignen kann … Ich sei noch jung, und das ganze Leben immer einen Knoten im Auge behalten zu müssen, sei keine gute Aussicht. Ich bekomme weiche Knie. Nächste Woche soll ich ein Szintigramm, eine radiologische Untersuchung zur Darstellung der Schilddrüse, machen lassen und mich dann entscheiden.

Es gibt Dinge, durch die man allein gehen muss, die einem kein Mensch abnehmen kann. Ich fühle mich irgendwie aus dem Spiel genommen. Ab vierzig kippt doch etwas. In mir ist eine mühsam gehaltene Angst vor der Seite des Lebens, die eng mit dem Sterben zusammenhängt. Der Tod rückt näher. Aber alles in mir will leben und sich allezeit freuen. Von einem Tag auf den anderen ringe ich um Vertrauen in Gottes Barmherzigkeit.

»Wenn es eng wird um dein Bett«, schreibt eine E-Mail-Freundin, »brauchst du keine Platzangst zu bekommen, es sind die guten Geister, die dich nicht verlassen, weil Gott sie geschickt hat, über dir zu wachen und dich zu schützen!« Ich suche Trost im Gebetbuch der Bibel, in den Psalmen: »Der Engel des Herrn stellt sich schützend vor alle, die Gott ernst nehmen, und bringt sie in Sicherheit. Probiert es aus und erlebt selbst, wie gut der Herr ist! Glücklich ist, wer bei ihm Zuflucht sucht!« (Psalm 34,8). Ich möchte es versuchen. Ich möchte es erleben. Ich weiß nicht, ob ich es kann.

Freitag, 5. 7. 02

Geschlafen habe ich tief, wohl gerade aufgrund der Enge …

Jan hat heute eine Außenspange angepasst bekommen für seinen zu kleinen Kiefer. Es hat ihn enorm Kraft gekostet, aber er war tapfer. Er saß verspannt, aber ruhig auf dem Zahnarztstuhl und war kooperativ, obwohl ihm die Tränen die Wangen runterliefen. Ich war so stolz auf ihn. Heute Abend wollte ich mich mit ihm solidarisch zeigen. Ich erzählte ihm, dass ich vielleicht ins Krankenhaus muss, um operiert zu werden. Dass sich das nächste Woche in einer Untersuchung herausstellen würde. Ich wollte, dass er weiß, dass ich auch tapfer sein muss. Er war entsetzt und fragte, ob ich Angst hätte, ob ich mich auch so vor dem Saft zum Kichern fürchtete. Ich sagte, ich hätte Angst vor Schmerzen und vor der Spritze zum Einschlafen.

Das Leben wird ernster. Manchmal habe ich beklemmende Atemnot. Real ist die Operation noch nicht für mich, ich empfinde nur lähmende Traurigkeit. Genauso schnell könnte ich auch mit Krebs konfrontiert sein, mit der Tatsache, dass sich mein Leben plötzlich ändert, an Lebensqualität verliert oder gar, welch schreckliche Vorstellung, dass ich plötzlich einfach gehen muss, so viel zurücklassen muss, das erst »halbfertig« ist. Das Dümmste ist, dass ich keine Beschwerden habe. Ich werde das Urteil eines weiteren Arztes einholen. Genau das werde ich tun und jetzt bin ich erst mal gaaaanz gelassen … denke ich zumindest, fragt sich nur, warum ich so wenig Nerven für Jan habe …

Das Haus ist leer. Werner und Anna reiten, Jan ist in der Jungschar, Lena bei einer Freundin. Ich habe heute Morgen den Garten aufgeräumt und liege seit einer Weile in der Hängematte im Halbschatten. In mir ist eine Ruhe, über die ich mich wundere. Bis ich Ulrikes Mail entdecke. Sie betet dafür, dass der Friede Gottes, der alles Verstehen übersteige, mich erfüllen möge …

Welche Macht ist das Gebet! Ich fasse es nicht. Gott ist unsichtbar und doch so real.

Samstag, 6. 7. 02

Was für eine dumme Idee von mir, Jan gestern von meinem Knoten zu erzählen, ohne in Ruhe und mit geduldigem Nachfragen nachzuhören, was bei ihm angekommen ist. Hängen geblieben ist bei ihm, dass ich *heute* ins Krankenhaus gehe und mich davor fürchte. Geredet hat er nicht darüber, nur sehr betroffen geguckt. Anna erzählt, dass Jan gestern weinend wieder aus dem Bett gekommen ist, als Werner und ich abends weggegangen waren. Er habe für mich gebetet, vertraute er Anna an, damit ich keine Angst und Schmerzen bei der OP heute haben muss … Anna tröstete ihn. Heute Morgen, als ich ihn weckte, schnellte er empor, sah mich mit großen Augen an und fragte besorgt: »Geht es dir besser?« Ich sagte ja. Er fragte: »Weißt du warum? Weil ich für dich gebetet hab!« Da dachte ich: Ob Jan wohl mein Engel ist und ich kapiere es seit Jahren nicht?

Sonntag, 7. 7. 02

Heute war ein schöner Tag. Werner hat mich auf den Acker entführt. Ich habe im Sommerwind gehackt und eimerweise Tomaten, Paprika, Gurken und Zucchini geerntet. In der Hängematte unter dem Ahorn den jagenden Wolken zugesehen und Jan, der mit drei Jungs spielte. Ich habe mir unter einem grünen Dach Himbeeren in den Mund geschoben und versucht, alles in mir zu bewahren – aus diesen Stunden möchte ich leben in den Tiefen des Winters. Wenn Werner mich nicht rausgeholt hätte, hätte ich das Reich der Sinne vor meiner Tür übersehen. Bin ihm dankbar dafür, dass er den Part des Leuchtturmwärters immer wieder in meinem Leben übernimmt und mir hilft zu sehen, was ich brauche.

Montag, 8. 7. 02

Ich habe ein Erbteil in mir, das Jähzorn heißt. Stammt aus Weißrussland, ist mit fünf aus Ostpreußen geflohen und hat sich damit durch die Nachkriegsjahre gekämpft, vaterlos, als jüngster Sohn … Mein Vater ist kein schlechter Mensch, aber seinen Jähzorn habe ich als Kind gefürchtet. Um spätestens als mich meine eigenen Kinder an meine Grenzen brachten entsetzt festzustellen, dass ich davon etwas geerbt habe. Ich wusste, dass es mit meiner Geduld nicht weit her ist, und hatte berechtigte Angst vor meiner Mutterschaft. Habe seither die Erfahrung gemacht, dass ich 1. ungeduldig und aufbrausend bin, 2. Gott daran feilt und ich mich verändere und 3. dass auch ich den Jähzorn weitervererbt habe an meine still wirkende älteste Tochter.

»Alter, die hat Pfeffer!«, hat am Sonntag erstaunt eine Mutter zu mir gesagt, die mit Anna zusammenrasselte. Anna kann rasend zornig werden auf Erwachsene.

Morgen gehe ich zu einem Radiologen. Wenn er den Knoten nicht als bösartig einschätzt, warte ich mit einem Eingriff bis nach dem Urlaub. So ruhig bin ich mittlerweile. Schon lange nicht mehr habe ich die Macht des Gebets so eindrücklich am eigenen Leib erfahren, und für diese Erfahrung bin ich sehr dankbar. Mir fällt oft Ulrikes Wunsch ein, dass der Friede Gottes, der alles Verstehen übersteigt, mich erfüllen soll. Ein Anspruch übernatürlicher Wirklichkeit, den man nur erfahren kann.

Dienstag, 9. 7. 02

Szintigramm. Ich erhalte eine Spritze mit radioaktiv belegtem Jod, danach fährt ein Apparat um mich herum. Eine Untersuchung, die sich harmlos anfühlt. Der Arzt blickt wortkarg auf das Ergebnis, das aussieht wie ein Röntgenbild mit lila Flecken, und sagt in der sich anschließenden Zwanzig-Sekunden-Beratung: »Ein kalter Knoten.« Scheint nicht der erste in seinem Leben zu sein. Bei mir schon. Ich frage mutig-ängstlich: »Das klingt gut, oder?« Er: »Es gibt kalte, warme und heiße Knoten. Kalter Knoten bedeutet lediglich, dass er nicht aus Schilddrüsengewebe besteht und also auch keine Schilddrüsenfunktionsstörungen erzeugt.« Meine Müdigkeit ist also nicht auf diesen Knoten zurückzuführen. Ich frage ihn, was er empfiehlt. Er meint, mich bereits zur Tür schiebend: »Ein Knoten ist nie was Gutes. Reinstechen oder rausmachen.« Ich frage: »Wie, ist der Knoten gefährlich?« Er meint: »Nö.« Sieht sich bereits die nächste Akte an. Komische Beratung. Die Alternative zur Operation scheint zu sein, mein Leben lang regelmäßig »reinstechen« zu lassen, um zu überwachen, ob er entartet. Erscheint mir nicht gerade als eine Alternative. Ich versuche, mich an den Gedanken OP zu gewöhnen. Sibylle hat mir ein Gedicht geschickt, das ihr bei ihrer Schilddrüsenoperation gut getan hat. Es drückt genau aus, wie es mir geht:

Zur Ruhe kommen
möchte ich,
Herr, du mein Gott,
denn ich bin unruhig
wie einer, der auf der Flucht ist.
Gehetzt bin ich
wie ein Tier,
dem eine Meute Hunde nachjagt.
Sei mir Zuflucht!
Was mich umtreibt,
nimm in deine Hände,
denn du, Gott, bist es,
der die Dinge meines Lebens ordnet.
Ich bin nicht preisgegeben
blinder Schicksalsmacht.
Du birgst mich
und lässt mich bei dir
zu Hause sein.
Du begleitest meinen Weg
auf dieser Erde.
Ich möchte, Herr, dass manchmal
mich dein Atem streift,
damit ich spüre:
Du bist da.

Mir tut jede Form von Zuwendung so gut. Einmal im Leben will ich mich bei Krankenhausdingen nicht verrückt machen. Ich fahre mit Werner in die Reitschule, sehne mich nach Stallgeruch, Pferdefell und den Schwalben, die durch die geöffneten Fenster ein- und ausfliegen.

Donnerstag, 18. 7. 02

Die Pubertät war eine schwere Zeit für mich. Dass Anna und Lena diese »Wechseljahre« bisher so unkompliziert erleben, ist für mich, als würde ich durch eine Ziellinie laufen. Ich habe dafür gehofft und darum gebetet. Sie ruhen beide sehr in sich, sind empathisch, sozial begabt, prägen entscheidend das Klima der Gruppen, in denen sie sich bewegen. Sie sind körperbejahend, optimistisch, offen für Gott. Und offen für die Familie. Wir lachen und weinen miteinander, bauen uns gegenseitig auf und fördern uns.

Gewarnt wurde ich von allen Seiten vor der Pubertät meiner Kinder, aber niemand hat gesagt, dass sie auch angenehme Seiten mit sich bringt. Es kommt so viel zurück. Sie übernehmen Anteile am Haushalt, gehen mit uns in den Reitunterricht. Wenn es mir nicht gut geht, ernte ich Massagen, Verständnis und Gesprächsbereitschaft. Ihre Unterschiedlichkeit bereichert mein Leben. Jede pflegt ihre Beziehung zu mir auf ihre eigene Weise. Immer noch sind sie liebeshungrig und kuscheln gern. Heute bekomme ich von Anna eine physiotherapeutische Anwendung mit Massageöl und kräftigen Händen.

Dass Familie so werden kann, war mein Traum. Auch Jan integriert sich, so gut er kann. Er streitet gar nicht mehr mit Lena, nimmt ihre Förderung nun offen an, spielt endlich mit ihr, wenn sie ihn (wie all die Jahre unermüdlich) dazu auffordert. Gestern malten sie zusammen! Jan malt!?

Immer noch platzt er ständig in Gespräche, ohne zu beachten, ob gerade jemand redet, aber er bekommt allmählich mehr mit von unserem Familienhumor und hat seinen eigenen Lebensrhythmus durch Schule, Jungschar, Fußball, Logopädie, Taschengeldeinkäufe, Omabesuch. Am Samstag darf er mit Werner in die Firma, um beim Tag der offenen Tür zu helfen. Helfen dürfen macht ihn glücklich.

Ich frage Lena, wie es ihr mit Jan geht. Sie meint: »Ich kenne es nicht anders. Ich bin mit einem Bruder aufgewachsen, der anders ist. Ich find ihn lieb und süß und man lernt viel dabei. Wie man mit behinderten Menschen umgeht, dass alle Menschen wertvoll sind, egal was sie leisten können, dass es andere Menschen viel schwerer haben im Leben. Ich kann es mir nicht anders vorstellen, ich hab ihn voll lieb, wie er ist.«

Manchmal blitzt durch, dass Anna es nicht leicht hat an Lenas Seite. Gestern war sie ganz verzagt darüber, dass Lena oft für ihre ältere Schwester gehalten wird. Es ist uns wichtig, dass Anna weiß, wie einzigartig sie ist, unsere Erstgeborene, auch neben der extrovertierten, schillernden Lena. Lena schöpft ihre Selbstsicherheit vor allem aus dem Rückhalt der älteren Schwester.

Dass es gut läuft, heißt nicht, dass Werner und ich uns mit den Kids nicht in einer bedeutenden Umbruchphase wiederfänden, dass die Turbulenzen um sie herum an uns vorbeigingen. Werner ist manchmal eifersüchtig auf die Mädchen, weil sie mich wieder so belegen wie damals, als sie klein waren, mich für ihn ein Stück weit unzugänglich machen. Aber obwohl die »Wohngemeinschaft« uns stetig und heftig fordert, finden wir immer noch Gelegenheit zur Zweisamkeit.

Samstag, 20.7.02

Wieder sind wir beide durch einen scheinbar harmlosen Anlass in einen verletzenden Streit gerutscht. Meist kriegen wir noch vor Sonnenuntergang die Kurve, wenn wir streiten. Diesmal ist es nicht einfach, uns zu versöhnen. Mir kommt es vor, als ob Sprache, Körpersprache, Erleben und Sein von Mann und Frau manchmal schier unüberwindliche Klüfte und Missverständnisfallen sind.

Ich werde nie begreifen, wie wir in unserer Ehe so schnell und unvorhersehbar pendeln zwischen Vertrautheit und Fremdheit. Da genügen Worte, um alle Geborgenheit ins Wanken zu bringen; Gesten, die die Eintracht, die eben noch da war, zerstören. Eine Äußerung, scheinbar sachlich und arglos in den Raum gestellt, und etwas entgleist. Blitzschnell wird mein Allernächster mir fremd, bricht in Sekunden dieser Schmerz auf, der wohl seit der ersten Ehekrise der Weltgeschichte dazu gehört. Mit Zurückweisung kann ich besonders schlecht umgehen.

Streit macht mir Angst. Seine Vorhersehbarkeit und Unberechenbarkeit, seine Bereitschaft zu eskalieren, die Fremdheit, die dadurch entsteht, die Einsamkeit, die folgt, die Wucht der Gefühle…

Werner zeigt Profil. Zum Beispiel wenn es darum geht, seine Bedürfnisse zu nennen. Er ist der »Ich weiß was ich will-Typ«. Mich quält es regelrecht, wenn ich klar sagen soll, was ich möchte. Ich bin eher der »Ich will es allen recht machen-Typ«. Das sind nicht die besonders netten, sondern die besonders entscheidungs- und konfliktscheuen Menschen. Eine unserer Fallen ist die, dass ich versuche herauszufinden, was Werner möchte, und eigene Wünsche zurückstelle, um es ihm »recht zu machen«. Wenn dann nicht Dankbarkeit und Gegenleistung in Form von ähnlichem Entgegenkommen folgt, wenn er nicht versucht, von sich aus auf meine Bedürfnisse einzugehen, bin ich enttäuscht und verletzt. Das ist kindisch, aber die Wahrheit.

Meine Gefühlslage ist stark von seiner abhängig. Ich rudere zwar dagegen an, aber sie scheinen mit einem unsichtbaren Gummiseil verbunden zu sein. Wenn Werner gut drauf ist, ist meine Stimmung meist auch gut; ist er muffig, kann ich mich nur selten abgrenzen. Ich möchte auch Profil zeigen. Aber Wahrhaftigkeit schließt die Bereitschaft zum Konflikt ein und ausgerechnet in meiner wichtigsten Beziehung fällt mir das schwer, sind mein Harmoniebedürfnis, mein Wunsch nach Zustimmung und meine Verlustangst größer. Dabei möchte ich lernen, meine Sehnsüchte, Bedürfnisse, Grenzen offen zu nennen.

Ehe ist großartig, aber Ehe ist auch sehr anstrengend! Anders kenne ich es nicht. Wie viel Bodenbearbeitung und Unkrautjäten muss man für die Ernte in Kauf nehmen. Wir müssen so viel miteinander reden und dafür Gemeindeaktivitäten, Fernsehen, eigene Interessen und sogar die Kinder zurückstellen, unter Schmerzen das Streiten üben, Feste der Vergebung feiern, anderen gegenüber immer wieder nein sagen, uns abgrenzen, uns wichtig nehmen. Keiner hat gesagt, dass es leicht wird. Aber es hat auch keiner gesagt, dass es so schwer wird!

Ich will nicht zu viel für mich machen und zu wenig für unsere Ehe, die Familie. Von Werner erwarte ich dasselbe. Und was ist das richtige Maß, wer bestimmt das? Doch wir beide. Also reden wir … Manchmal habe ich, obwohl es unsere Rettung ist, das ewige Reden satt. Dennoch erlebe ich, dass unsere Beziehung nur wächst an der Art, wie wir miteinander reden und mit Konflikten umgehen.

Sonntag, 21. 7. 02

Heute war ich Königin. Nachdem ich in der Reitschule monatelang das Islandpony bekommen und aufgrund mangelnden Ehrgeizes und sportlicher Schlichtheit meinen Status als schwächstes Glied des Stalls gefestigt hatte, habe ich heute Amsella geritten. Sie ist berühmt-berüchtigt als überaus träges Trampeltier und ich habe sie geritten wie ein temperamentvolles Wüstenschiff! Herr Zimmerer war begeistert. Ich auch. So schlecht ist das Pferd gar nicht. Wahrscheinlich zeichnen sich bei mir allmählich Muskelchen an den Waden ab durch das Training mit Chopper, unserem Pflegepferd.

Menschen können Mutmacher sein, wenn sie das Gute, das Potenzial im anderen sehen und es hervorglauben. Steigbügelhalter. Jeden Mittwoch in der Reitstunde bin ich dem Menschen dankbar, der mir die Steigbügel hält, damit ich in diese verflixten Dinger reinschlüpfen kann und auf mein Pferd komme. Je nachdem, wer mir dabei hilft, erhalte ich noch ein ermutigendes Wort zum Losreiten, und dann kommt mein Mutanfall. Ich richte mich auf, suche meine Mitte, finde mein Gleichgewicht auf dem Pferd und spüre das pulsierende Leben unter mir …

Sonntag, 18. 08. 02

Was hatten wir einen schönen Familienurlaub in Zeeland, nur wir fünf! Die drei Wochen waren etwas ganz Besonderes für uns, ich kann es gar nicht in Worte fassen. Tatsächlich dort zu sitzen und die Bilder, auf die ich mich so gefreut hatte, vor mir zu haben. Die Mädchen hatten nette Kontakte mit benachbarten niederländischen Jungs: haben bis nachts um 4 Uhr Monopoly gespielt und sich köstlich amüsiert. Dass sie außerhalb des Wohnwagens schliefen, war sowohl für sie als auch für uns gut. Sie haben zwei Zelte aufgebaut: eins zum Schlafen und ein

»Materialzelt«, und ihre Zuneigung zueinander wieder neu entdeckt.

Wir haben oft über sie gestaunt. Sie sind so vital, hübsch, fröhlich, offen für Kontakte, aber auch sich selbst genug. Sie ergänzen sich optimal. Wenn Anna sich freut, freut sie sich ganz still nach innen. Man muss sie schon kennen, um das zu spüren. Lenas Gefühle gehen immer nach außen. Jeder im Umkreis von 50 Metern oder zwei Räumen weiß, wie es ihr geht. Wenn Anna schüchtern ist, ist Lena mutig und bahnt Kontakte an. Wenn Anna lethargisch ist, zieht Lena sie mit. Wenn Lena mürrisch ist, ist Anna geduldig und erträgt ihre Launen gleichmütig. Sie ist die Einzige, die sich von ihr nicht auf die Palme jagen lässt. Anna hat einen großen Schritt auf Lena zu gemacht, fürchtet nicht mehr deren Konkurrenz, sondern staunt über Lenas Persönlichkeit und entdeckt ihre eigenen Stärken. Und ich staune, dass es so etwas gibt. Anna hat jetzt mit 16 erste Verehrer, aber keiner wagt sich näher an sie heran.

Montag, 19. 8. 02

Annas knappe Sprache sagt oft mehr als meine ausschweifende Art. »Diese Bürste habe ich ganz Holland vermisst! Jetzt vermisse ich ganz Holland!« Ich vermisse die Unkompliziertheit und Fröhlichkeit unseres Urlaubsfamilienalltags. Ich war so froh, den Wohnwagen noch zu haben. Dies war unser letzter Urlaub darin. Werner hat keine Lust mehr, so ein »Ungetüm« zu pflegen, zu warten, gegen Gebühr unterzustellen, durch den TÜV zu bringen, über die Autobahnen zu schleppen

Dienstag, 27. 8. 02

Anna und Lena sind im Sommerlager. Morgen kommen sie wieder. Ich vermisse sie in diesem Männerhaushalt. Jan genießt dafür unsere volle Aufmerksamkeit. Es wird leer sein, wenn Anna und Lena mal endgültig ausziehen eines Tages … Allerdings haben Werner und ich jetzt viel mehr Gelegenheit, uns nah zu sein.

Beim Mittagessen (Pfannkuchen) mümmelt Jan: »Mama, ich liebe dich!! Weil du mir immer kochst. Und mich ins Bett bringst.« Wenn Liebe nicht durch den Magen geht …

Mittwoch, 28. 8. 02

Anna und Lena sind zurück. Das Haus lebt, singt und schmust wieder. Ich habe sie zunehmend vermisst, gerade nach dem schönen Urlaub. Für Jan waren es zehn schöne Tage. Anna und Lena haben im Ferienlager viel Freundschaft erlebt und auch das geistliche Programm mitgenommen. Es hat sie in ihrem jungen geistlichen Hunger voll erwischt.

Traurig: Vulkan, unser zweites Pflegepferd, wird in zwei Tagen abgeholt. Gerade jetzt, wo wir es so genossen haben, zu zweit auszureiten. Noch nie hatten wir etwas ähnlich Entspannendes und zugleich Aufregendes miteinander. Ich bin fassungslos, wie schnell der Traum zu Ende geht, den ich – mal wieder – für unvergänglich hielt. Gerade gestern war es so himmlisch. Was sollen wir mit einem Pferd? Wir hätten Vulkan kaufen können, aber ein eigenes Pferd ist überhaupt nicht dran. Zudem ist er sehr alt. Vom Wohnwagen muss ich mich jetzt auch verabschieden.

Donnerstag, 29. 8. 02

Anna und Lena, inspiriert durch das Sommerlager, lesen zusammen in der Bibel. Sie sind so leidenschaftlich, dass ich fast lächeln möchte über den jugendlichen Überschwang, aber das Lächeln bleibt mir im Hals stecken, weil mir einfällt, dass Jesus Überschwang sehr schätzen könnte.

Samstag, 31. 8. 02

Jan ist bei einem Freund über Nacht, und Anna und Lena sind mit zwei Jungs unterwegs – Zeit für romantische Stunden nach dem Ausritt. Aber Werner will aufs Dorffest, während ich gern mit ihm zu unserem Italiener ginge. Ich krieg es nicht auf die

Reihe, dass er, als keiner mit aufs Dorffest will, lieber fern sieht. Er wagt keine körperliche Annäherung, hat offenbar keine Lust auf Zweisamkeit und kein Problem, das auch unverblümt zu zeigen. Das trifft mich schnell und tief und meine Gefühle eskalieren gegen meinen Willen. Ist es die Angst vor dem Verlassenwerden, die da immer aufbricht? Ich komme dem nicht auf die Spur. Wundere mich, dass Werner entsetzt ist, als ich ihm sage, er sei überhaupt nicht mehr romantisch. Seit er nach dem Urlaub wieder arbeitet, dreht er sich wieder mehr um sich und will daheim seine Ruhe.

Dienstag, 10. 9. 02

Auf der Fahrt zum Reiterhof kichern alle bei der Vorstellung, ich könnte Clude bekommen, das wildeste Pferd des Stalles. Mein Herz würde stehen bleiben. Saskia, die Reitlehrerin, misst mich mit forschenden Blicken und bestimmt dann: »Bei dir, Bianka, dachte ich, nehmen wir heute mal die Clude!« Werner sieht aus, als bekomme er einen Herzstillstand, ich bin erstaunlich ruhig. Clude ist eine schnelle, empfindsame, ängstliche Stute, die gern scheut, buckelt und abwirft. Ich hab schon viele auf ihr kämpfen und fallen sehen. Aber als ich in der Box mit Hilfe vorgetäuschten Selbstbewusstseins und mit Bestechung (siebzehn Zuckerwürfel) beim Auftrensen klarkomme, schwindet meine Angst. Das ist schon die halbe Miete. Saskia richtet ihre Aufmerksamkeit auf mich, gibt mir gute Hinweise, wie Clude wird – und ich komme so gut mir ihr zurecht, dass sogar Reitlehrer Zimmerer begeistert ist. Sie kann bocken wie sie will, ich sitze fest im Sattel! Das gibt mir enormen Auftrieb. Dickes Lob von meinen Leuten. Ohne zu zögern geht sie mit mir durch die Stalltür, die sie oft verweigert, weil sie sich irgendwann mal ihren Kopf angeschlagen hat.

Am Ende der Reitstunde dann die Hiobsbotschaft: Zimmerer stellt den Reitbetrieb zum Jahresende ein. Vulkan ist weg, Zimmerer hört auf – in unserer Reiterei gibt es keine Kontinuität mehr.

Samstag, 14.9.02

Alle sechs Wochen habe ich Samstagsdienst im Buchladen. Heute ist es wieder soweit. Zuerst kriegt Werner seine Samstagskrise – tausend Sachen hat er sich vorgenommen und fühlt sich nun im Stich gelassen. Dann packen die Mädchen so kräftig im Haus mit an, dass er es schafft, das Brennholz zu stapeln, Hasen zu schlachten und den Rasen zu mähen. Heute Abend kommen Mareike und Klaus, da soll es hier super aussehen. Ich sage zu Lena, die mit roten Wangen das Bad putzt: »Mareike glaubt, unser Leben bestehe aus Schneeball- und Kissenschlachten, aus Schnee- und Strandwanderungen.« Lena: »Stimmt ja auch zum Teil.« Ich: »Aber dazwischen?« Lena: »Dazwischen steckt ganz viel Arbeit!«

Sonntag, 15.9.02

Anna wird flügge, Lena nichts wie hinterher. Mein ganzes Leben ist ständig im Wandel. Ich mag das gar nicht. Ich würde es manchmal am liebsten einfrieren, seine Dynamik beunruhigt mich. Werner liebäugelt damit, einen Acker neben dem unseren zu kaufen. »Reine Wertanlage …« Ich sehe darauf schon die Koppel vor mir. Wird das Reiten Teil unseres Lebens bleiben?

Montag, 16.9.02

Jede Frau hat ihre Geschichte und jede ist besonders. Ich staune darüber, was es außerhalb von mir gibt, wie leicht sich manche mit manchem tun, womit ich mich quäle, und freue mich an ihren Gaben. Dieses Potenzial explodiert vorhersehbar auf Frauenfreizeiten.

Ich hatte lange das Gefühl, anders zu sein als andere Frauen. Ich hatte Angst vor Sentimentalität, vor Missverständnissen, Neid und Empfindlichkeit. Und dann waren es gerade diese Freizeiten, die mir halfen, stolz drauf zu sein, Frau zu sein, zu sehen, dass Frauen eine ganz spezielle Spezies sind, speziell begabt eben.

Das mit den Tränen der Frauen ist auch etwas Besonderes – vielleicht ist das eine unserer größten Stärken, dass wir zusammen weinen können. Dass wir überhaupt weinen können. Ich bin es gewohnt, Frauen weinen zu sehen auf diesen Freizeiten, aber an diesem Wochenende bin ich es, die weint. Helgas Bericht über ihre Angstzustände rührt in mir etwas bisher nicht Gekanntes an und ich finde mich schier untröstlich weinend bei einem einzigen Gedanken wieder: »Ich will nicht immer stark sein müssen.« Ich kann es niemandem erklären.

Es ist schön zu erleben, wie Anna und Lena zu Frauen heranreifen, jede auf ihrem Weg dorthin begleiten zu dürfen. Ich bin so dankbar dafür, dass sie mich daran teilhaben lassen, dass sie mich fragen, mir zuhören, mit mir lachen, über mich lachen, sich abgrenzen, sich mir von einer neuen Position aus wieder nähern, gewachsen, reifer; ich freu mich mit ihnen über ihre arglose Freude an ihrer aufbrechenden Weiblichkeit. Ich habe nicht das Gefühl, dass Teenager ihre Mutter weniger brauchen. Höchstens zu anderen (Un-)Zeiten.

Dienstag, 17.9.02

Aus dem Augenwinkel sehe ich, wie Charly geduckt im Schneckentempo durch den Flur schleicht, um sich lautlos auf dem Wohnzimmerteppich niederzulassen, der ihm verboten ist. Nun sieht man nur noch die dunkle Schnauze. Muss ich schon wieder konsequent sein? Er ist so rührend. Ob Gott mich auch rührend findet, wenn ich, schlechtes Gewissen im Nacken, durchs Leben schleiche, um mir eine Vergünstigung zu ergaunern?

Mittwoch, 18.9.02

Das Spagat zwischen den Kindern und dem restlichen Leben ist heftig. Jans Klassenkameradin ist bei uns. Sie ist hyperaktiv und Jan gockelt nur herum. Sie spielen nicht wirklich, das

Mädchen lacht nur schrill und macht Blödsinn. Aber Jan ist froh um sie.

Ich sitze mit Anna seit einer Stunde auf meinem Bett und spreche mit ihr über den Persönlichkeitstest, den sie im Jugendkreis begonnen hat. Ich erinnere mich an meine eigene Faszination mit sechzehn, als ich mich auf den Weg zu mir machte, um mich kennen zu lernen. Ihr Vertrauen bewegt mich. Um uns tobt das Leben, aber diese Stunde ist mir wichtig. Jan und Doreen spielen Schlagzeug, das Telefon klingelt, Lena fragt viertelstündlich, wann ich endlich Zeit habe, mit ihr Englisch zu üben. Ich versuche, mich auf Anna zu konzentrieren. Dann rasselt ein Gewitter los und wir rennen, Haus und Kübelpflanzen retten. Trotzdem mache ich diesen Test mit ihr und berühre ihre Seele, auch wenn meine sich in dieser Stunde schier auflöst. Doreen geht und Jan kommt: »Mama, wo isst du? Weil, ich will da essen, wo du bist, weil, ich bin nicht gern einsam und allein …« – »Mama, guckst du mit mir 101 Dalmatiner?« – »Nein, Jan, ich mag kein Fernsehen«, sage ich und spüre die faule Ausrede dahinter. In Wirklichkeit langweilt es mich, mit Jan auf diese Art Zeit zu verbringen. Jan aber akzeptiert jedes Argument, auch ein vorgeschobenes: »Ja, ich weiß, Mama, du magst lieber Bücher verkaufen und Eier verkaufen!« Mir bleibt das Lachen im Hals stecken. Mein Gewissen ist stets bereit, mich anzuklagen, dass ich mich nicht genug um die Kinder kümmere.

Nach einer weiteren Stunde Englisch lernen und einer dritten Stunde Werner zuhören, wie sich die Firma verändert, fahre ich mit dem Hund an den See. Obwohl ich mich wirklich bemüht habe, bleibt unter meinem Tag ein Minus. Ich würde gern mal baden gehen mit den Kindern, aber Jans Terminplan zerpflückt mein Leben. Er kommt um 16.30 Uhr heim, zwischen Tag und Abend, donnerstags hat er Logopädie, freitags um 17 Uhr Jungschar, um 19 Uhr muss ich die Mädchen in den Jugendkreis fahren. Manchmal möchte ich den ganzen Sack Flöhe abschütteln und einfach nur reiten mit Werner. Wahrscheinlich würde eh keiner mehr mit mir an den Baggersee gehen; Anna geht mit ihren Freunden, Lena ins Schwimmbad und Jan hasst Wasser …

21 Uhr. Das WG-Leben ist noch in vollem Gang und weit und breit keine Ruhe in Sicht. Ich komme nicht an meinen Computer ran. Zuerst druckt Lena »voll das geniale Zeug über Pyramiden« aus dem Internet aus und hört auch noch einen Vortrag dazu. Noch nie habe ich es fertig gebracht, eine Stimme aus dem PC zu hören. Dann sitzt Anna dran, nur kurz eine Mail ausdrucken. Als ich meine Mails abrufen möchte, telefoniert Lena mit einem Jungen, der jeden dritten Abend exakt um 21 Uhr anruft. Sie trägt ein Handtuch um das frisch gewaschene Haupthaar, duftet köstlich nach meinem kostbarsten Parfüm und trägt außer Werners Bademantel nur noch seine Hausschuhe. Werner: »Du kannst gern auch noch meine Matratze haben, Lena! Kein Problem!« Jan schreit danach, dass ihm jemand die Zähne putzt, und zwar am besten ich. Werner liegt im Wohnzimmer und wartet darauf, dass der Abend für ihn beginnt. Um das zu beschleunigen, ruft er in regelmäßigen Abständen gequält: »Wie lange geht denn das noch? Um neun hätte ich eigentlich gern die Platte geputzt.« Lena erzählt, dass sie mal in Berlin studieren will, weil es dort so coole Wohngemeinschaften gibt. Schade bloß, meint sie bedauernd, dass dann die Mutter so weit weg wohnt.

Sonntag, 22. 9. 02

In Bezug auf Sexualität bin ich sehr verletzlich. Besser wird das mit dem Älterwerden auch nicht. Es fällt mir immer noch nicht leicht, meine Bedürfnisse zu nennen, und ich bin empfindlich, wenn Werner sie nicht errät. Während er zurzeit völlig zufrieden ist mit uns, bin ich es überhaupt nicht. Das war mir lange nicht bewusst. Heute haben wir darüber geredet. Ich sagte ihm, dass ich mir mehr Initiative von ihm wünsche, mehr Zärtlichkeit, mehr Romantik, mehr Zeit. Es ist nicht seine Schuld, wenn ich mich nicht artikuliere und dann frustriert bin. Nur ich bin es, die ihm sagen kann, was mir die Sicherheit gibt, geliebt zu sein. Lieber wäre mir, dass ich es gar nicht sagen müsste. In dem Moment, als ich seine Betroffenheit sehe, spüre ich wieder, dass er mich liebt. Der Weg zu entspannter Sexualität geht bei mir über meine Seele. Es ist eigentlich so einfach. Ich sehne mich nach Zärtlichkeit. Ich kann schnellen Sex haben, aber ich kann nicht davon leben. Ich möchte, dass er auf mich achtet.

Montag, 23.9.02

Immer wieder sagt Werner mir, wie sehr er mich liebt, wie attraktiv er mich als Frau findet, wie toll als Mensch. Mein Fühlen und Wollen ist so um ihn herum orientiert …

Ich bin mit dem Paket Werner mehr als zufrieden, auch mit unserer Ehe, so wie sie heute ist, und dennoch: Ich habe das Gefühl, dass es da gewisse Tabus gibt, die wir nicht anrühren, um keinen Stress zu bekommen. Dass wir uns streckenweise arrangiert haben, aber dass das nur eine Schein-Ruhe ist.

Mein Gefühl sagt mir, dass Werner und ich uns seit einigen Jahren etwas mehr streiten. Ich bin so empfindlich geworden. Das kann normal sein, wenn der gemeinsame Alltag zum Bersten voll ist und sich ständig die Anforderungen durch Kinder und Job ändern. Aber es kann auch eine Art Gärpfeife sein für Dämpfe, die – schön zugedeckelt – im Inneren brodeln. Seit einigen Jahren hat sich in unsere abendliche Freizeitgestaltung Routine eingeschlichen. Wir haben diese noch für Geborgenheit und Heimat gehalten, als sie uns schon nicht mehr gut getan hat. Liebe im Alltag bleibt eine Herausforderung.

Nicht zum ersten Mal stehen wir in der Gefahr, abzustumpfen gegenüber unseren eigenen Bedürfnisse und denen des anderen. Wie leicht geschieht es, dass der Austausch flacher wird, die gegenseitige Anerkennung geringer. Dass wir zwar noch gut funktionieren, aber uns in manchen Bereichen eher arrangieren, als unser Bestes zu geben. Hier und da nehmen wir Unzufriedenheit wahr, decken sie aber zu aus Mangel an Energie und Zeit, aus Angst, ehrlich zu sein. Es steht nicht schlecht um uns, aber auch nicht so gut, wie wir glaubten. Hin und wieder geht der Deckel hoch, und was dann an längst geklärt oder vergessen Geglaubtem ans Licht kommt, tut uns beiden weh. Es fällt uns schwer, in diesem turbulenten Haus, in dem wir keinen Raum für uns haben außer dem winzigen Schlafzimmer inmitten der drei Kinderzimmer, unsere so knapp bemessene freie Zeit zu gestalten. Dass ich ein eigenes kleines Zimmer habe zum Schreiben, ist großartig, aber es fördert auch nicht die Gemeinschaft am Feierabend.

Gewohnheit ist ein Teil des Lebens. Aber sie ist nicht das Leben selbst! Lebendig fühlen wir uns eher, wenn wir Unvorhersehbares, Aufregendes erleben, wenn Sehnsüchte sich erfüllen, Veränderung geschieht. Die Balance zwischen liebevoller Nähe und achtlosem Alltagstrott ist eine Gratwanderung. Gewöhnung hat ja durchaus gute Seiten. Sie bringt Stabilität ins Leben, Sicherheit, Geborgenheit. Aber es ist ein schmaler Grat zwischen Gewöhnung als Wärmequelle und der Achtlosigkeit und Langeweile, die sie auch bringen kann. Der Schmerz in unserer jetzigen Auseinandersetzung sitzt tief, aber wir sind auch neu aufgerüttelt.

Dienstag, 24. 9. 02

Neuer heftiger Zusammenprall mit Werner. Meine Urangst, enttäuscht und verlassen zu werden, überwältigt mich. Ich ziehe mich mit Charly zurück, liege im Gras und weine, möchte mich wie ein Embryo zusammenkauern und mit der Erde verschmelzen. Ich bete. Ich möchte nicht an meinem verletzten Stolz festhalten. Ich möchte diese Krisenzeit endlich hinter mir lassen und das Gute, das Gott darin bereithält, herausfiltern. Ich bitte Gott um seinen Frieden. Ich gehe zurück, aber nur weil es dunkel wird. Wie soll ich diesen Abend überstehen? Werner wartet auf mich. Er redet und redet, ich sage nichts. Er sagt all das, was ich hören will. Ich bin so leer. Werner beteuert unaufhörlich, dass er mich liebt, mich nicht verletzen will. Ich will ihm glauben, finde aber den Knopf nicht. Ich bringe Jan ins Bett, finde, das könnte jetzt auch mal Werner machen, aber er bietet es nicht an, und ich bin zu stolz, ihn zu bitten. Als ich zurückkomme, schläft er auf dem Sofa.

Mittwoch, 25. 9. 02

Diesmal ist es anders. Diesmal ist nicht nach zwei Tagen alles wieder gut und vergessen. Das hier ist kein kleiner Grabenkampf, keine kleine Lektion in Sachen Kommunikation. Wir schlafen aneinander ein und sind uns doch fremd. Ich bin verletzt.

Donnerstag, 26. 9. 02

Wir reden. Und weinen. Auch Werner ist traurig und verwirrt, das macht ihn mir nahbar, rührt meine Seele an. Vielleicht ist es ein Neubeginn.

Wir versuchen zu verstehen, was schief läuft. Bestandsaufnahme. Ich bin ratlos. Körperliche Nähe könnte helfen, dass unsere Seelen sich wieder finden, aber ich finde den Schlüssel dazu nicht. Am Wochenende wollten wir eigentlich gemeinsam verreisen. Nun habe ich Angst davor. Alles ist so empfindlich wie ein verletztes Stück Haut. Ja, ich möchte mit ihm alt werden, aber ich möchte auch, dass sich einiges ändert. Vielleicht muss auch ich bei mir einiges ändern.

Und Gott? Morgens vor unserem Streit betete ich noch arglos-fröhlich um seinen Segen für unsere Ehe. So schmerzhaft kann Gottes Segen ausfallen. Das nächste Mal, wenn ich ihn darum bitte, werde ich sehr viel mehr Respekt davor haben … Die letzten Tage, als ich oft traurig und grübelnd um unseren kleinen See lief, um den Kopf klarzukriegen, fühlte ich mich so leer und verzweifelt. Das Beten fiel mir schwer. Aber mir fiel immer wieder dieser Vers ein, in dem es heißt, dass »denen, die Gott lieben, alle Dinge zum Besten dienen.« Das gab mir Hoffnung.

Abends lese ich im Markusevangelium, wie die Jünger in der Nacht weit draußen auf dem See ihr Boot kaum noch steuern konnten, weil sie gegen einen schweren Sturm ankämpften. Da kam Jesus ihnen auf dem Wasser entgegen und sprach: »Habt keine Angst! Ich bin es doch. Fürchtet euch nicht!« Dann stieg er zu ihnen ins Boot und der Sturm legte sich sofort.

Freitag, 27.9.02

Jesus ist mit ins Boot gestiegen. Ich habe wieder Boden unter den Füßen, kann meine verletzten Gefühle loslassen.

Es geht mir besser und ich bin froh, dass Dinge ans Licht kommen, die wir bisher ignoriert haben – auch wenn das weh tut. Es ist unbedingt notwendig, dass in die Bereiche unserer Ehe Licht fällt, die im Schatten liegen, die wir zuharmonisieren. Wir haben schwere Tage hinter uns, aber wir stehen jetzt an einem anderen Platz als vorher, mit einem neuen Ja zueinander, immer noch fassungslos darüber, dass uns Krisen immer wieder einholen können.

Wir sitzen in Heidelberg in unserer Lieblingskneipe. Werner sagt: »Du bist der Mensch, der mir am wichtigsten ist und immer war. Immer und jetzt ganz besonders baue ich mein Leben um dich herum – gerade zurzeit frage ich mich immer wieder, wie wir beide glücklich sein können, wie wir unser Leben gestalten, wenn die Kinder größer werden. Ich hinterfrage oft, ob ich zu dominant bin, ob ich dich übergehe oder manipuliere und du aus Liebe mitziehst, obwohl es überhaupt nicht dein Wunsch ist – Wohnwagen verkaufen, Acker kaufen.« Wie habe ich es vermisst, dass er mich so ansieht wie jetzt, meinen Namen ausspricht, mich behutsam im Arm hält. Er sucht einen Weg zu mir. Ich weiß, dass er sich oft nicht auskennt bei mir. Er ist meine große, meine einzige Liebe. Wir erinnern uns daran, wie schwer wir es miteinander hatten, als Jan ein Jahr alt war. Ein Jahr lang hatten wir kaum körperliche Nähe. Mir wird bewusst, wie gefährdet wir waren in unseren Defiziten und Überforderungen durch die schwere Zeit mit dem kranken Kind. Wie sehr Gott uns bewahrt hat. Damals haben wir einen Neuanfang gemacht und unsere Beziehung ist weit hinausgewachsen über das, was sie vorher war. Wird uns das – mit Jesu Hilfe – noch einmal gelingen? In mir ist ein Lied: »Herr, ich bitt dich, komm und segne uns, lege auf uns deinen Frieden. Segnend halte Hände über uns, rühr uns an mit deiner Kraft.«

Ich möchte nicht wieder in so einen Trott verfallen und das in

Ordnung finden, möchte die Abende nicht mehr so gleichgültig nebeneinander verbringen, nicht mehr resigniert denken, dass in unserer momentanen Familienphase eben wenig Zweisamkeit möglich ist. Ich möchte Zeit freihalten für Gespräche, Nähe, Zärtlichkeit und Spaß und das auch unseren heranwachsenden Kindern vermitteln.

Ich möchte nicht mehr in Resignation und Sprachlosigkeit verfallen, wenn ich unzufrieden bin oder unerfüllte Bedürfnisse in der Ehe habe. Ich denke: »Ich habe so viel über Werner gelernt in den vergangenen Jahren, über männliches Denken und Reden, Fühlen und Sehnen, und es ist mir so ein Verlangen, ihn glücklich zu machen.« Werner sagt: »Ich möchte, dass du glücklich bist.«

Kann ich auch meine geistlichen Bedürfnisse mit ihm gemeinsam stillen? Es ist so schön, neben ihm im Gottesdienst zu sitzen, seine Hand zu berühren, wenn Jesus mich berührt. Vor ihm schwach sein zu können, mit ihm gemeinsam geistlich zu wachsen. Ich fühle mich zweimal gehalten, wenn ich weine, weil Gott mein Herz anrührt und Werner mich festhält. Könnten wir gemeinsam beten? Kann etwas ganz Neues geschehen? Wir machen eine Radtour zu zweit, liegen am Neckar in der Sonne, Werners Kopf in meinem Schoß, gehen essen, kommen uns nah.

Samstag, 28. 09. 02

Habe ich etwas über mich selbst gelernt? Mir ist neu bewusst geworden, dass ich dazu neige, mich Werner anzugleichen, mich bei anstehenden Entscheidungen reflexartig zurückzustellen, um erst mal zu sehen, was er will, dass es mir schwer fällt, Farbe zu bekennen. Ich erschrecke über diese Schwerfälligkeit, meine Bedürfnisse zu erkennen und zu zeigen. Werner beweist da mehr Profil, während ich oft damit beschäftigt bin herauszufinden, was die Menschen um mich herum zufrieden machen könnte. In mir kriecht ein Weinen hoch, das ich noch nicht kenne. Wer bin ich? Ich will nicht nur ein ausgleichendes Zünglein an der Waage sein. Ich empfinde es wie eine Behinderung, dass ich es immer wieder nicht wage, ganz ehrlich zu sein, aus Angst nicht mehr geliebt zu werden oder Beziehungen zu gefährden. Die Zeit ist reif für Neues, Mutigeres. »Mut ist Angst, die gebetet hat«, habe ich heute gelesen. Ich nehme mir vor, unangenehme Reaktionen auszuhalten. Mein Glück nicht davon abhängig zu machen, dass die Menschen um mich herum glücklich sind. Darin übe ich mich jetzt, und es fällt mir nicht in den Schoß.

Seit einer Weile schreibe ich auf, worüber wir streiten. Allmählich zeichnet sich ab, was uns Stress macht. Mal sind es Themen, die immer wieder einmal auftauchen, ohne dass mir das bewusst war; mal sind es aktuelle Anlässe. Ich sehe an meinen Aufzeichnungen auch, dass das Streiten insgesamt etwas nachlässt, aber dass wir mit unserer speziellen Kombination von Stärken, Schwächen und Bedürfnissen ein ganz bestimmtes Konfliktmuster haben. Über diese Dinge mal zu reden, ist sehr interessant. Wir machen das im Restaurant bei gutem Essen und Wein, weil wir es beide lieben, gemütlich und nur zu zweit essen zu gehen. Wenn wir gut gelaunt sind, halten wir auch mal positiv Resümee – kein schlechter Ausgangspunkt, um sich danach Dingen zuzuwenden, die nicht so rund laufen.

Sonntag, 29. 9. 02

Hundertmal am Tag sagt Werner zu mir: »Ich liebe dich, Bianka! Ich möchte mit dir zusammen alt werden.« Ich sage ihm, dass ich manchmal gern mit ihm beten würde. Er antwortet: »Daran habe ich in der letzten Woche auch ein paarmal gedacht.« Ich bin überrascht.

Jesus, bitte bleib bei uns im Boot!

Montag, 30. 9. 02

In mir ist noch viel Helligkeit vom Wochenende – eine Wohltat nach der niederdrückenden Schwere der letzten Woche. Die Zeit zu zweit hat dazu beigetragen, dass meine Seele sich beruhigt hat. Werner war so offen. Ich konnte es auch sein. Gott hat sich an sein Versprechen gehalten, dass uns alle Dinge zum Guten dienen. Uns, vor allem auch Werner, ist sehr bewusst geworden, wie reich wir mit unserer Familie sind, und dass wir viel mehr in unsere Ehe investieren müssen, anstatt einfach zu glauben, dass alles zufriedenstellend läuft. Werner ist sich meiner Liebe sicherer als vorher.

Ich kann mich wieder an seine Schulter lehnen und von seinem Glauben an unsere Liebe zehren.

Dienstag, 1.10.02

Wir haben zum ersten Mal zusammen gebetet, es war ganz natürlich und vertraut, eine besondere Atmosphäre, ein Geschenk, nach dem Schmerz gemeinsam vor Gott zu treten. Wir tasten uns neu aneinander heran. Werner sucht ein Auto für mich, ein Wunsch, der mir in diesen Tagen erst bewusst geworden ist. Ich bin verblüfft, dass er ihn verwirklicht. Es ist, als ob er mich mit neuen Augen sieht.

An Krisen wächst man. Wachsen wollen wir, Krisen nicht. Immerhin hat Werner und mir diese hier gezeigt, dass wir immer noch viel lernen müssen und uns nie zurücklehnen können. Aber auch, dass wir uns wirklich wichtig sind und dass es sich lohnt, immer weiter zu kämpfen. Und dass wir unseren Alltag anders leben wollen, reicher, tiefer. Gestern waren wir beide früh müde und sind um 21.30 Uhr ins Bett gegangen. Wir lagen einfach nur dicht beieinander. Ich habe jeden Atemzug so genossen, diese schwere warme Nähe des Menschen, den ich liebe.

Mittwoch, 2.10.02

Nora und Marleen, 14 und 10, übernachten bei uns. Anna mutiert zu einem überheblichen Teenager, der wir anderen Mitbewohner offensichtlich peinlich sind. Sie hat im Laufe ihres Lebens eine Vielzahl feiner Methoden entwickelt, mit denen sie uns zur Weißglut bringen kann. Wenn sie Besuch hat, setzt sie sich oft über Regeln hinweg, die ansonsten hier gelten. Als wir es nicht mehr im Haus aushalten miteinander, gehen wir mit allen in den Wald. Draußen geht es gleich besser, sind die Möglichkeiten, Regeln zu übertreten, ungleich geringer. Marleen lispelt froh: »Weißt du, was ich mir am allermeisten zum Geburtstag wünsche? Eine schwarz-weiß gefleckte Katze, wie Anna sie hat, und dass ich mich mal einen ganzen Tag lang dreckig machen darf, ohne dass ich dann mit irgendjemandem Ärger kriege! – Guck, zum Beispiel würde ich am liebsten jetzt einfach in diese Pfütze reintreten!« Unsere Kinder wissen gar nicht, was sie an uns haben. Ich antworte: »Marleen, weißt du, was ich mir zum Geburtstag am allermeisten wünsche? Dass sich meine Kinder einen ganzen Tag lang nicht dreckig machen! Anna, was passiert, wenn du dich dreckig machst?« Anna grinst: »Gar nichts, du wäschst alles wieder!« Marleen erklärt: »Wenn wir dreckige Schuhe haben, stellt meine Mama immer einen Eimer Wasser mit einer Bürste und so Pulver raus, da müssen wir sie erst sauber machen, bevor wir sie reinstellen!« Ich bin fasziniert. Das sind die Ideen, die das Leben einfacher machen! Kaum daheim angekommen, starte ich durch ins Haus, um Eimer, Putzmittel und Bürste zu holen. Jan heult angesichts einer solchen Zumutung nach zehn Jahren Dienstleistung, Anna murrt wenig überzeugend (sie scheint zu denken, dieser mütterliche Anfall gehe bald wieder vorüber), ich aber bin sehr zufrieden. Ich merke immer mehr, dass eine meiner höchsten Erziehungsprioritäten offensichtlich lautet: Hauptsache glückliche Kindheit, keine Entbehrungen, viele sinnliche Erfahrungen, so viel Freiheit wie möglich, so wenige Regeln wie nötig, weil ich schon gar keine Lust habe, diese zu überwachen. Heraus kommt dann dieses Bleier-Special, das man auch hinterfragen kann …

Donnerstag, 3. 10. 02

Vier freie Tage liegen vor uns – die kommen genau richtig. Vielleicht waren die jahrelang immer wieder aufflackernden Streitigkeiten mit Gefühlsausbrüchen bei Werner und Tränen bei mir eine Art Gärpfeife? Ist es möglich, dass die Luft nun grundsätzlich reiner ist? Ich versuche zu lernen, auf mich zu hören, weniger gefällig sein zu wollen. Leichter fällt es mir zu spüren, was andere möchten, die Verantwortung zu meiden, die damit einhergeht, wenn ich eigene Wünsche äußere und Entscheidungen fälle. Heute bin ich zum ersten Mal allein ausgeritten.

Freitag, 4. 10. 02

Erste Etappe: Haare waschen, mit dem Hund rausgehen, Buchhandlung.

Vor der Heimfahrt will ich Lenas Weihnachtsgeschenk besorgen, einen Fotoapparat bis 100 Mark. Ich finde keinen. Da ich immer noch in Mark denke, finde ich erst alle recht günstig, bis ich kapiere … Wieder mal. Beim Metzger: »Macht 39 Euro siebenundachtzig«, und ich gebe achtzig Euro, doppelt gedoppelt … Vermutlich gehöre ich zu der Generation, die es nie lernen wird, in Euro zu denken. Ich werde bis an mein Lebensende im Kopf die Preise verdoppeln. Ich bin schon so daran gewöhnt, dass ich »96« denke, wenn Anna ruft, dass sie 48 Kilo wiegt …

Zweite Etappe: Mittagessen zubereiten. Dazwischen vorwitzig E-Mails öffnen. Anna kommt nach Hause und will erzählen, die Mails bleiben ungelesen. Jan kommt mit dem Schulbus und weint, weil ihm schlecht ist. Es stellt sich heraus, dass er in der Schule nichts gegessen hat, weil er Gulaschsuppe als Zumutung empfindet. Als er sieht, dass es Maultaschen gibt, hat er seine Übelkeit vergessen. Ich würde Gulaschsuppe vorziehen. Werde heute Abend Toasts machen, um mein Gewissen zu beruhigen.

Ich mache mit Jan den Wocheneinkauf, weil ihm langweilig ist. Zu Hause fahre ich die Taschen und Kisten mit dem Schubkarren rein (Lena: »Peinlich!«) und verstaue alles. Ich bereite Muffinteig mit Jan zu. Werner ruft an, dass er erst um 18 Uhr heimkommt, und ob ich dran denke, ihm zu helfen, Jans Zimmer zu renovieren. Um 17 Uhr fahre ich Jan zur Jungschar, um 18 Uhr mache ich das Abendessen. Lenas Freundin isst Werners Toasts. Um 19 Uhr hole ich zwei Teens vom Bahnhof, fünf aus ihren Wohnungen und fahre sie zum Jugendkreis. Zu Sibylle, die auch chauffiert und die Wartezeit nutzt, um geschwind einkaufen zu gehen, sage ich im Vorbeifahren seufzend: »Ich habe das Gefühl, ich lebe mein Leben nur noch auf Raten.«

Der Satz klingt in mir nach. Das ist doch genau das Lebensgefühl, das ich nicht will! Aber plötzlich sagt eine Stimme in mir: »Das ist kein Leben auf Raten! Dein Leben ist nicht das, was dazwischen stattfindet! Das, was du da lebst, das *ist* dein Leben!« Keine Ahnung, woher die Stimme kommt, aber es hilft mir etwas. Manchmal braucht man wöchentlich ein neues Ja zum ganz normalen Leben. Ich möchte Jan mit nach Hause nehmen, aber Jan fehlt. Ich telefoniere herum. Günter hat ihn mit heimgenommen und vor dem Haus rausgelassen. Jan hat aber keinen Schlüssel. Ich rase zurück, Jan ist nicht da. Es ist dunkel. Bevor ich in Panik ausbreche, ruft mein Vater an: »Jan ist bei uns.« Ich fahre ihn abholen. Meine Eltern betrachten mich besorgt. Nein, ich will mich nicht hinsetzen und etwas trinken. Danke. Ich will heim und ein bisschen weinen, aber Jan kommt mir zuvor. Er weint, weil er eine Einladung der Jungschar zum Abenteuerurlaub mitgebracht hat und wir zu der Zeit in Holland sein werden. Er will keine drei Wochen nach Holland, er will eine Woche Jungschar-Abenteuerurlaub. Ich muss drei Runden Rommee mit ihm spielen, damit er sich beruhigt. Ist es vorstellbar, dass eines Tages alle drei Kinder auf Freizeiten weilen – gleichzeitig?? Ich bringe Jan ins Bett. Mir ist zum Heulen. Aber ich muss noch Muffinteig in hundert Förmchen füllen. 21 Uhr. Ich checke erst mal mein elektronisches Postfach: Es sind keine neuen E-Mails gekommen. Ein Mann auch nicht. Ist das das Leben, das ich mir wünsche? Fühlt sich so Leben an? Lebe ich?

Samstag, 5. 10. 02

Die Kinder setzen Holz auf, Werner bastelt an der Sauna weiter, ich mache den Haushalt – Familie kann so eine starke Einheit sein! Werner ist froh, wenn es so läuft. Mir ist auch nur nach einem gesunden Alltag miteinander zumute.

Noch einmal gehen wir in Heidelberg am Flussufer entlang,

im strömenden Regen laufen wir durch die Altstadt, unter einem Schirm. Die Zeit miteinander tut uns sehr gut, wir haben beide unser Ja zueinander neu bekräftigt.

Sonntag, 6.10.02

Seit Jan diese Gelfrisur hat, mag Lena ihn um ein Vielfaches. Sie findet, dass er aussieht, »als ob er dazugehört«. Als das sündhaft teure, sehr effektive Gel vom Friseur leer ist, wende ich mich ratsuchend an die Dame in der Drogerie. »Ich brauche ein gutes Gel für einen Jungen. Was nehmen denn die Jungs für eine Marke?« Ich weiß, dass sie sich das Zeug kiloweise in die Haare schmieren und immer welches zum Nachgelen dabeihaben. Man weiß ja nie, vielleicht krümmt sich ein Haar beizeiten. Sie gibt mir eine Probepackung: »Nehmen Sie mal das hier, das ist ein neues Gelwachs, das soll er mal ausprobieren. Dann sehen Sie, ob er damit zufrieden ist.« Hihi, wenn die wüsste, wie zufrieden Jan ohne Gel wäre. Jeden Morgen findet er es von neuem verabscheuungswürdig, dass ich ihm so eine Pampe aufs Haupt schmiere … Ich mute ihm diesen Eingriff in seine persönliche Freiheit zu, weil ich überzeugt bin, dass er davon profitiert. Der Gedanke, dass Jan ein Junge sein könnte, der kritisch die Marke eines Haargels prüft, amüsiert mich. Bin enorm mit meinen heranwachsenden Töchtern beschäftigt – wenn ich gewusst hätte, was da heranwächst, hätte ich vorher noch einmal tief durchgeatmet. Es ist unglaublich, wie sie mich entlasten im Haushalt – Anna hat gestern Lasagne gemacht, während ich im Buchladen war – Lasagne! Sie schmeckte königlich! Aber es ist ebenso unglaublich, wie sie mir den Atem rauben. Ich genieße die Zeit mit ihnen, aber daneben bleibt kaum mehr Platz für anderes. Der Rückgang von Kontakten in unserem Leben spitzt sich zu, je älter die Kinder, das Haus und das Auto werden. So viele interessante Menschen, die wir nicht einladen, weil unsere Kids immer interessanter werden oder unser Interesse brauchen oder kein Interesse an den Kindern der Leute haben, die uns interessieren …

Dienstag, 8.10.02

Ich gehe abends nicht mehr an den PC, und Werner schaltet nicht den Fernseher an zum Abhängen. Wir gehen früh ins Bett, genießen die Nähe und Wärme des anderen. Ich merke, dass in mir so ein Widerspruchsgeist wohnt, der Werner oft Unrecht geben will im Gespräch. Daraus sind oft Streitgespräche entstanden. Jetzt bekämpfe ich diesen Impuls, wenn er es nicht wirklich wert ist, verfolgt zu werden. Dadurch verlaufen unsere Unterhaltungen weniger aufreibend und lieblos. Uns wird immer bewusster, dass sich da gar nicht wenig tödliche Routine eingeschlichen hat und wie heilsam diese aufrüttelnde Zeit war.

Mittwoch, 9.10.02

Die bisher erfolgreich verdrängte Schilddrüsenoperation taucht vor mir auf wie ein großer Berg. Ich leide wieder unter dem Zwang, wiederholt zu gähnen, weil ich das Gefühl habe, nicht durchatmen zu können, eine unangenehme Sache, die sich verschlimmert. Ich habe Angst, dass der Knoten ein bösartiger Tumor ist.

Donnerstag, 10.10.02

Ich habe wieder diese seltsamen Atembeschwerden – als läge ein Felsbrocken auf meinem Brustkorb. Ich kann es nicht einordnen – psychisch, Lungentumor, Herzschwäche, gar nichts? Vielleicht ist es die Schilddrüsenoperation, die ich angehen muss. Ich weiß nicht, in welche Klinik ich gehen soll. Ob bald oder erst im Februar. Kein Arzt drängt zur Eile, ich soll es nur grundsätzlich in Angriff nehmen. Also kann ich es genauso gut im Februar machen, das ist sowieso der quälendste Monat für mich.

Freitag, 11.10.02

Heute nehme ich mir innerlich frei. Nach einer Woche voller Arzttermine sage ich Jans Spangenarzttermin ab und gehe reiten, höre Reinhard Mey singen »Morgen rudere ich euch wieder das Rettungsboot«. So kann ich mich wieder den Kindern widmen ohne das Gefühl im Hinterkopf, zu kurz zu kommen.

Donnerstag, 17.10.02

Das gemeinsame Reiten fehlt uns sehr. Seit Vulkan verkauft wurde, sind wir, was das Reiten betrifft, in ein Loch gefallen. Wir fragen uns immer öfter, ob wir uns ein eigenes Pferd kaufen sollen. Vor einigen Wochen schien uns das noch unvorstellbar.

Freitag, 18.10.02

Jan ist anstrengend. Er will überall dabei sein und platzt in jedes Gespräch. Für ihn ist das lebensnotwendig, aber wir brauchen enorm viel Geduld und müssen ihn dennoch immer wieder ausbremsen. Wahrscheinlich braucht er auch viel Geduld mit uns. Ich bin heilfroh, dass die Ferien vorbei sind. Jan war heute Abend zum ersten Mal seit sechs Wochen fünf Minuten am Stück still und an einem Platz des Hauses.

Jetzt werde ich mich um all das Liegengebliebene kümmern, zum Beispiel um die Sache mit Lenas Handgelenk. Zwei Jahre, nachdem sie sich einen Bruch an Elle und Speiche zugezogen hat, klagt sie immer noch Probleme. Ich rufe in der Arztpraxis an und frage, ob es gerade sehr voll sei. »Nö, sogar erstaunlich leer für montags.« Wir sausen hin. Es sind gerade noch zwei Sitzplätze frei. Wir warten zwei Stunden lang.

Lena ist es peinlich, wenn ich sie anspreche (»Die Leute haben so laute Ohren hier«), und so verkriechen wir uns in unsere mitgebrachte Lektüre. Zwischen uns sitzt eine alte Dame. Immer wieder mal wirft sie einen Blick auf mich. Nach anderthalb Stunden sind ihre Gedanken ausgegoren und sie richtet laut und klar eine Frage an mich. »Haben Sie die beiden Teile, die Sie anhaben, zusammen gekauft?« Ich bin platt. Sehe an mir herunter, was ich anhabe: kamelfarbene Hose, kamelfarbenes Shirt. Dazwischen einen roten Gürtel. Mein rotes Kordhemd habe ich an die Garderobe gehängt, weil mir warm war. Okay, sehr kamelfarben das Ganze. Aber was will sie? Ich erwidere in gedämpfter Lautstärke: »Nein, das T-Shirt besitze ich schon länger. Die Hose habe ich mir erst im Frühjahr gekauft.« Sie entgegnet mit der Narrenfreiheit einer Weisen, die sich alles erlauben darf: »Ja, das sieht man! Wenn Sie beides zusammen gekauft hätten, würde es noch besser zusammenpassen!« Und dann, nach kurzer Überlegung: »Früher habe ich mir immer so Strickensembles gekauft, die haben absolut zusammengepasst!« Lena rollt mit den Augen und dreht sich peinlich berührt weg. Die Dame ergänzt: »Aber eine schöne Farbe ist das! Kamel kann man immer sehen. Lange Zeit hat man ja gar keinen Gürtel mehr getragen, aber jetzt kann man sie wieder hervorholen. Sie können das tragen, so schlank wie Sie sind!« Lena geht auf die Toilette. Braucht ungewöhnlich lange dafür. Ich frage die Dame: »Darf ich fragen, wie alt Sie sind?« Wenn sie so direkt ist … Sie kokettiert. »Oh, so alt bin ich, das können Sie sich gar nicht vorstellen! Sie sind ja noch so jung!« Ich: »Na ja, ich werde auch jeden Tag einen Tag älter. Ich bin 39.« Sie: »Ach, 39! Da fängt das Leben erst richtig an! Da ist man nicht mehr ganz dumm, aber ein paar Dummheiten kann man schon noch machen.« Prüfend blickt sie mich an: »Ich weiß ja nicht, wie das bei Ihnen ist mit der Liebe, aber da kann man schon den einen oder anderen Liebhaber verlassen haben. Ich bin 82.« Lenas Kommentar im Auto: »Die wichtigsten Sachen lehrst du mich nicht im Leben! Woher soll man denn wissen, dass ›Null Null‹ die Toilette ist? Ich hab ewig rumgesucht!«

Samstag, 19. 10. 02

Werners Baby ist geboren. Seit unzähligen Monaten baut er an einer maßgeschneiderten Sauna. Heute hat er sie in Betrieb genommen. Als ich ihn ermutigte, seinen Traum anzugehen, habe ich nicht damit gerechnet, selbst davon zu profitieren. Ich verabscheue eigentlich extreme Temperaturen. Ich war vor zwanzig Jahren das erste und letzte Mal im Leben in einer Sauna und wusste bis letzte Woche nicht, ob ich je wieder in eine gehen würde. Ich bin in den letzten vier Tagen viermal drin gewesen. Anschließend laufen wir nackt im Dunkeln durch den Garten, kichern und lassen uns an der Luft trocknen, für mich ein völlig neues Körpergefühl. Seit vier Tagen schlafe ich tief und traumlos. Es ist schön und immer schöner, und in mir keimt die Erkenntnis, dass das gar nicht Werners Ding ist, sondern unser gemeinsames werden kann.

Sonntag, 20. 10. 02

Werners Mutter hat Geburtstag. Jan gibt sich einen Ruck und schreibt ihr einen Brief:

»Liebe Oma ich hab Dich lieb das du 69 Jahre Bist und das du schon 1933 Jahre lebst und ich Freue mich auf die wirtschaft
Alles Gube zum Geburgsag
www.Klose+Ballack+Elber.de2«

Jan spielt eine zentrale Rolle in meinem Leben. Anna und Lena suchen bei mir Rat für ihr Leben und helfen mir auch bei meinem – sie beobachten mein Leben und entwerfen das ihre. Jan dagegen lässt mich immer wieder meine Balance suchen, möchte gern beschäftigt werden, bremst mein Ego. Er hat jede Menge Defizite, aber seine Behinderung verhindert nicht, dass er sich seiner Grenzen immer bewusster wird. Er zieht sich zunehmend zurück vor Gleichaltrigen, um sich davor zu schützen, verletzt und enttäuscht zu werden. Das macht mich traurig und besorgt. Und gereizt. Jans Freunde müssen über eine gewisse Anpassungsfähigkeit verfügen. Viele Spiele kann er gar nicht spielen. Heute hat er mit zwei Jungs Verstecken gespielt, gekickt, das Lagerfeuer auf dem Acker in Gang gehalten und einer hat bei ihm übernachtet. Für ihn war das normal, für mich etwas Besonderes.

Jan hat zur Hundertjahrfeier seiner Schule einen Auftritt mit seiner Trommelgruppe. Er hat Durchfall vor Aufregung, es ist eine Riesensache für ihn. Er ist so köstlich! Sein Blick, wenn er sich geniert, ist das Beste. Er hat den charmantesten Wimpernschlag, den ich kenne. Sein ernsthaftes Bemühen, den Rhythmus durchzuhalten, rührt mich zu Tränen. An der Peripherie meiner Aufmerksamkeit nehme ich wahr, dass andere teilweise richtige Percussion-Solos bringen, aber Jan trommelt seinen Rhythmus und lässt sich durch nichts aus dem Konzept bringen, mit stolzgeschwellter Brust darüber, dass seine Mutter in der ersten Reihe sitzt.

Montag, 28.10.02

Gestern kam Anna von einem Wochenendlager zurück, sicher das Herz voll bis zum Rand, und ich hatte keine Muße, sie gebührend zu empfangen. Ich glaube, sie hatte das Gefühl, zu kurz zu kommen, und schon schloss sie die Tür zu ihrem Herzen, verletzte mich heftig mit allen weiteren Reaktionen. Erst heute Morgen beim Beten wird mir klar, was schief gelaufen ist, und ich werde den heutigen Mittag zwischen Mittagessen und Feierabend brauchen, um wieder um sie zu werben.

Werner hat auch das Gefühl, zu kurz zu kommen. Heute hat er ja Urlaub und wir reparieren einiges zusammen im Haus. Dann fahren wir auf den Acker. Ich vermute, es sind Werners zufriedenste Ehemomente, wenn er mir beim Häufeln der Kartoffeln zusieht … Unser Drang uns im Freien aufzuhalten und unsere Liebe zu Tieren verbinden uns.

Die Herbstferien sind vorbei, und Anna beginnt ein dreitägiges Praktikum im Kinderheim. Und Jan beginnt zu konstruieren! Mit elf Jahren! Den Sandkasten haben wir schon lange abgetragen. Jetzt baut er Hütten, schleppt Leitern, Schalttafeln, Sperrmüll, Kartonagen durch den Garten und schafft noch nie gesehene Konstruktionen. Ich bin begeistert. Mein Kind baut. Das Kind, das nicht schaukelt, Inliner fährt, auf den Baum im Garten klettert, guckt aus der wackeligen Hütte und isst Pudding.

Während Anna sich gern zurückzieht und viele Dinge erst einmal mit sich selbst ausmacht, redet Lena für ihr Leben gern. Sie ist so aufgeregt über die Welt im allgemeinen und besonderen. Sprachlich versiert, eigenständig denkend, beobachtet sie Mitmenschen und zieht ihre Schlüsse – und teilt sie uns mit. Morgens kommt das große Mädchen und setzt sich auf meinen Schoß, bettwarm, weich, anschmiegsam, langhaarig. Sie blüht auf wie eine große Klatschmohnblüte. Heute fragt sie, ob man das mit 40 auch noch macht – sich küssen ... Ich spüre, wie wichtig ich für Anna und Lena bin in diesen Jahren der Selbstfindung, Ablösung, der Lebensentwürfe. Es ist so lohnenswert, sie zu unterstützen, zu respektieren und zu gewinnen, statt sie zu bevormunden. Der »Lohn«: mündige Kinder und gesunde Beziehungen.

Mittwoch, 30. 10. 02

Ich leide unter einem Anfall von Hausfrauenblues, der sich wieder in mein Leben einschleicht. Ich sollte eigentlich Großeinkauf machen, aber all das Einkaufen ist ein Fass ohne Boden. Kaum ist der Kühlschrank voll, hat ihn die Meute schon wieder ausgeraubt. Ich fahre los, um bei Aldi festzustellen, dass ich meinen Geldbeutel vergessen habe. Zurück nach Hause. Zurück zu Aldi. Ich räume den Einkaufswagen voll und nehme außerplanmäßig noch dies und das mit, um an der Kasse festzustellen, dass mein Geld schon nach der Hälfte der aufgelegten Ware nicht mehr reicht. Alles ist so teuer geworden, fünfzig Euro sind kein Geld mehr. Zurück zur Bank, Geld abheben. Der Kontostand hebt meine Laune auch nicht gerade. Zurück zu Aldi. Zu Hause stelle ich fest, dass ich viel zu viel eingekauft habe und nun Mühe haben werde, nichts verderben zu lassen. Versagensgefühle. Wann endlich bin ich eine kluge Hausfrau?

Donnerstag, 31. 10. 02

Seit unserer Krise geht es Werner und mir insgesamt besser. Wir sind ehrlicher, behutsamer; Werner achtet auf mich und vermittelt mir immer wieder, wie wichtig ich ihm bin. Seither haben wir nicht mehr gestritten, und, ganz auffällig, nicht mehr bei unseren klassischen Auslösern. Hat sich grundsätzlich die Luft gereinigt? Mir geht es so gut mit ihm wie lange nicht mehr. Ich stehe gerader, bin nicht mehr beherrscht von dem Wunsch, ihm alles recht zu machen.

Heute habe ich mein Auto bekommen und freue mich über meine neue Unabhängigkeit. Ein winziges, uraltes, matt rosafarbenes Auto mit nicht viel mehr als vier Rädern und einem Lenkrad – es wird mich von A nach B bringen und meinen Handlungsspielraum erweitern. Heute Morgen noch bin ich bei Regen mit dem jammernden, bewegungsunfreudigen Jan zum Gesundheitsamt geradelt, in den Buchladen, zu den Pferden. Ich kann ganz andere Dinge unternehmen, wenn ich mobil bin. Vermutlich hätte sich Werner als Familienmann nie so lange ohne Auto arrangiert.

Montag, 4. 11. 02

Seit sechs Jahren sagt Anna, dass sie Erzieherin werden möchte. Seit dem Praktikum ist sie plötzlich unsicher. Der Ernst des Lebens holt sie ein.

Dienstag, 5. 11. 02

In einer Art Mutanfall stelle ich mich im Krankenhaus wegen der Schilddrüsenoperation vor. Werner nimmt das sehr ernst. Dankbar spüre ich seine Fürsorge, die mich erstaunt, mir aber auch den Ernst der Sache vor Augen führt. Desinteressiert klärt mich die Ärztin über die Risiken einer Operation an der Schilddrüse auf: Die Stimmbänder könnten nachhaltig geschädigt werden. Zweieinhalb Monate bis zum Termin. Als Mädchen wurde ich viermal an den Augen operiert. Seither habe ich keine Vollnarkose mehr erlebt. Ich finde den Gedanken daran gruselig.

Freitag, 8. 11. 02

Jan: »Ich wohn mal immer bei dir. Dann hast du hundert Millionen Mark. Weil ich dann bei den Freiburgern spiel. Dann können wir neun Schafe kaufen oder neunzig oder drei Hunde. Oder neun. Dann kriegt immer ein Hund zehn Schafen.« Wie schön, wenn der Sohn beginnt, für die Zukunft seiner alternden Mutter mitzudenken … Während er diese Reden schwingt, feilt sein Vater sich die Finger wund an einem Holzauto. Werner ist zurzeit in der Firma sehr gefordert. Es wird schwieriger für ihn, die Balance zu bewahren zwischen Beruf und Familie. Auftanken will er abends, aber sein Leben schreibt ihm anderes vor: Das Fahrzeug für das jährliche Autorennen der Jungschar muss aus einem kleinen Holzklotz herausgeschält werden, damit Jan am Wettbewerb teilnehmen kann. Allein schafft er das nicht. Hat Werner eine Wahl? Die Kübelpflanzen müssen zum Überwintern zu meiner Mutter in den Keller gebracht werden, ein Kälteeinbruch wird erwartet. Also brauchen wir auch Winterreifen – für alles ist Werner zuständig. Heute Abend ist Gemeindeversammlung, morgen hängt er mit Jugendlichen Plakate auf, am Samstag findet Jans Wettkampf statt und am Dienstag feiert Uli seinen 50. Geburtstag.

Beim Frühstück haben wir ewig zu fünft gelacht und erzählt, vor dem kuscheligen Ofen. Anna und Lena haben heute über den Teenkreis geplaudert. Zu viert haben wir das Haus sauber gemacht. Werner fliest die Dusche für die Sauna. Plötzlich fällt er in sich zusammen, meint, das Wetter gehe ihm auf die Nerven, der Job koste ihn viel Kraft, das Haus den Rest, er sei nur noch müde oder arbeite und körperlich fühle er sich überhaupt nicht fit. Da geschieht es wieder: Werner wird zum freien Radikalen. Er »haut einen Stopp rein« und macht gar nichts mehr. Gar nichts. Höchstens reiten. Er ringt um seine Mitte und das Reiten ist für ihn die beste Kur. Jetzt liegt er auf dem Sofa. Braucht den Abend am Kamin mit Musik und Massageöl, um sich wieder zu spüren. Ich weiß, dass er ab jetzt keine neuen Termine mehr akzeptieren , sich mit niemandem mehr treffen wird. Werner kann das. Er wird reiten, in der Wanne dösen, schlafen, schlafen, schlafen.

Sonntag, 10. 11. 02

Werner hat heute Nacht noch ziemlich spät die Mädchen abgeholt. Trotz Erschöpfung und tiefer Sehnsucht nach Ausschlafen ist er heute Morgen mit in den Gottesdienst gegangen. Er hält meine Hand, füllt mich mit Liebe und Sicherheit. Vor Gott sind wir einander nah. Öfter lassen wir jetzt abends PC und Fernseher aus und gehen in die Sauna. Diese schwere Hitze, die sich auf den Körper legt, ist unglaublich wohltuend.

Werner kauft einen Acker neben unserem Grundstück. Immer hat er klare Ziele, die er energisch angeht. Sehr männlich. Sein Argument für die Erweiterung der »Ponderosa«: »Eine gute Wertanlage.« Oder: »Für die Kinder später.« Als ich grinse, ergänzt er: »Nicht für Pferde, das ist weit in meinem Hinterkopf. Vor 50 will ich kein eigenes Pferd.« Jetzt sitzt er in der Küche und zeichnet gedankenverloren einen Plan von einer Pferdekoppel mit Weidehütte …

Dienstag, 12. 11. 02

Beim Wettbewerb der Holzautos ist Jan der Zweitschnellste! Das ist eine Sensation! Sein Eifer brachte die Kinder dazu, in Sprechchören für ihn zu rufen. Mit stolzgeschwellter Brust nimmt er seinen Pokal entgegen. Werner hat ganze Arbeit geleistet …

Abends ist Ulis große Geburtstagsfeier. Jan sorgt sich seit Wochen, dass er deswegen das Deutschlandspiel möglicherweise nicht sehen kann. Wenn es nach mir ginge, würde ich sagen: Pech. Ich sorge mich seit Wochen, dass er sich zu Tode langweilen und uns stören wird. Werner versteht ihn und organisiert, dass er das Spiel bei Opa ansehen darf. Dafür nimmt er in Kauf, erneut zwanzig Kilometer zu fahren, um seinen Sohn zum Fest zu holen. Ich stelle mich darauf ein, stundenlang Uno zu spielen. Und dann ist Jan der Held des Abends! Lena spielt Saxophon, tanzt vergnügt mit Oma und mit Werner. Es ist ein Erlebnis der besonderen Art, von Werner, einem sehr tanzfreudigen Mann, über das Parkett geschleudert zu werden. Jan hilft stundenlang beim Bierzapfen und Gläserspülen, räumt leere Flaschen und Gläser ab und bringt den Männern Bier. Ich beobachte, wie er zwei alte Männer fragt, ob sie ein Bier wollen. Einer will, und als Jan zufrieden abzieht, macht der andere eine schicksalsschwere Miene und deutet auf Jans Hörgerät, sieht ihn mit großem Ernst nickend nach – sie sind sich ohne Worte einig, dass der Junge kein leichtes Schicksal hat. Selten so viel Mitgefühl in der Miene eines Mannes gesehen. Als Jan mit einem vollendet gezapften Bier zurückkommt, hellt sich das Gesicht des Alten auf. Anerkennend nickend nimmt er es entgegen, sein ganzer Ausdruck bescheinigt Erleichterung und Jan Lebensfähigkeit – der Junge wird durchkommen! Irgendwie geht diese Zuversicht auf mich über.

2 Uhr. Jan sitzt auf der Toilette und plappert: »Ich bin so glücklich! Erst der Pokal in der Gemeinde, dann das Deutschlandspiel, und dann Ulis Geburtstag! – Nein! Erst der Pokal und dann Ulis Geburtstag, weil ich bis zum Schluss dabei war, und dann das Deutschlandspiel …«

Donnerstag, 14. 11. 02

Reitunterricht bei minus sechs Grad. Lust haben wir keine, aber es könnte eine der letzten Stunden sein. Und dann ist es eine der schönsten. Ich bin wieder Clude-Bändigerin. Ich schätze die Stute, die mich nicht abschütteln kann, immer mehr, lerne auf ihr, mich durchzusetzen. Das beginnt schon beim Satteln. Sie läuft lieber hinter ihren Lieblingspferden her als zu wenden, wenn sie soll, galoppiert gern in Lichtgeschwindigkeit, wenn ihr etwas nicht passt, so dass am Ende alle Pferde in der Mitte in Deckung gehen und ich allein außen rum rase. Aber ich bleibe im Sattel und lasse mich nicht unterkriegen. Vielleicht mag ich sie so, weil sie mir in ihrer Empfindsamkeit ähnlich ist. Zimmerer ist hoch zufrieden. Werner meint beeindruckt: »Du bist eine supergute Reiterin!« Das ist wie ein bestandenes Staatsexamen.

Freitag, 15.11.02

Ich flitze mit meinem »rosaroten Panther« durch die Gegend und arbeite meine »lange Bank« ab. Hole den Computer vom Computerfachmann, Werners Jacke von der Reinigung. Bank, Post, Aldi, Schlecker, Metzger, Bäcker. Was ich heute nicht geschafft habe, werde ich morgen erledigen: Hundefutter, Fliesenkleber, das kaputte Telefon wegbringen, den Wagen zur Inspektion fahren. Gehe stattdessen mit Lena zum Orthopäden wegen ihres Handgelenks. Wir unterhalten uns lange. Ich habe das Gefühl, dass beide Mädchen gleichzeitig erwachsen werden.

Komme unter Einsatz meines Lebens drei (!) Minuten zu spät zur Buchhandlung. (Altes Problem.) Bin vom Parkplatz hierher einen halben Kilometer gerannt. Ein Kunde steht bereits vor der Tür. Meine Erfahrung ist, dass entweder noch keiner dasteht oder ein barmherziger Samariter. Der hier ist anders. »Mit der Pünktlichkeit nehmen Sie es hier wohl nicht so genau!« Sein beleidigter Ton hat etwas an sich, das mich reizt. In mir quängelt es sofort: »Rutsch mir doch den Buckel runter, ich mach das hier ehrenamtlich und lasse dafür drei arme, hungrige Kinder im Stich, was glaubst du eigentlich!« Weil meine Kolleginnen nichts dafür können, wenn ich zu spät komme, sage ich: »Das ist mein persönliches Problem. Entschuldigung.« Vielleicht eine Spur schnippisch. Aber er ist nicht gewillt, mich so billig freizusprechen und meint rechthaberisch: »Aber jetzt war es mein Problem!« Ich frage spitz: »Wie kann ich in aller Christlichkeit versuchen, die verlorenen drei Minuten wieder reinzuholen?« Er: »Mit Ironie nicht!« Ich: »Mit Entschuldigen habe ich es ja bereits vergeblich versucht.« Krieg. Mitten in einem christlichen Buchladen. Welch ein schwachsinniger Start, der drei Viertel meines Tages vergiftet. Manchmal wünsche ich mir eine Seele wie Mutter Teresa. Oder mich in ein anderes Land, wo Verspätung keinen Gesetzesbruch darstellt. In Italien gilt Unpünktlichkeit nicht als Unhöflichkeit, sondern als Preis für die Unvorhersehbarkeit der Dinge.

Auf dem Heimweg freue ich mich darauf, heute Abend in Ruhe zu schreiben. Werner kommt heim: »Heute ist Freitag, weißt du das??« Stimmt, heute ist Freitag … Freitagabends sind alle Kinder im Jugendkreis … Nicht immer sind wir in der Lage, diese wertvolle Zeit für uns zu nutzen, aber manchmal sind das die Stunden, von denen aus wir wieder ins Leben starten können.

Dienstag, 19. 11. 02

Jan hat (mit unserer Unterstützung) immer wieder hier und da Kontakte. Im Gegensatz zu manchen benachbarten Familien haben wir nichts dagegen, wenn bei uns Kinder im Garten kicken; wir haben Tiere; die Mädchen sind lebensfroh und hören coole Musik, ich koche Grießbrei, Pudding und Milchreis für coole Jungs, Jan hat einen PC und ein Schlagzeug und immer ein freies Bett für Gäste in seinem Zimmer. Werner nimmt die Jungs auf dem Traktor mit in den Wald und macht mit ihnen Lagerfeuer, sie können bei uns zelten und reiten. Manche kommen aus zerrütteten Ehen und suchen ein Stück heile Welt, andere sind hyperaktiv und kommen bei Jan zur Ruhe; andere, in der Schule tonangebend, spielen bei ihm mit rasierten Augenbrauen (der Trend zur Zeit) Kasperletheater.

Sonntag, 24. 11. 02

Annas Ausbildungsstelle zur Erzieherin hier bei uns am Ort schien ihr ziemlich sicher. Allmählich verstreicht die letzte Frist sich zu bewerben. Vermutlich wird sie nie wieder in einen Kindergarten gehen, und wie so oft wirft sie radikal und mühelos über Bord, was unumstößlich schien – das heiß ersehnte Klavier, das Reiten, den lang gehegten Berufswunsch. Das macht mich traurig. Ich bin auch enttäuscht darüber, dass Anna kein Interesse mehr an unserem Pflegepferd Chopper hat. »Null Böcke«, sagt sie mit Verachtung in der Stimme. Vor einem Jahr hätte sie gern gehabt, dass wir ihn kaufen. Sie wirkt desorientiert und kraftlos. Meine Geduld für ihr Phlegma ist am Ende.

Da tritt Werner in die Bresche, versteht, dass ihr Liebestank leer ist und ihr Leben an der Schwelle zum Erwachsensein Kräfte zehrend. Er schmust und albert mit ihr, bringt ihr Wertschätzung und Liebe entgegen. Zum Glück sind wir zu zweit! Abends sitzen wir an ihrem Bett und spielen heiteres Beruferaten – Floristin, Gärtnerin, Krankenschwester, Pferdewirtin, Arzthelferin, Tierarzthelferin, Apothekenhelferin, Polizistin, Hotelfachfrau, Umweltschutzassistentin, Ergotherapeutin, Logopädin, Physiotherapeutin …

Mittwoch, 4. 12. 02

Fußballtag für Väter und Söhne der Gemeinde. Jan liebt es, sein Leben zu strukturieren. Die Tatsache, dass der Mittwoch seine Bestimmung hat, gefällt ihm. Das heißt für ihn: Beim Bäcker einen Amerikaner kaufen, die Sporttasche mit dem Lieblingstrikot packen, Getränk mixen aus Apfelsaft, Orangensaft und Mineralwasser, Kekse einpacken, Werner drängeln, Jacke und Schuhe anziehen, wie der Tiger im Käfig hin- und herlaufen, bis sie gehen … Heute hat er ein Tor geschossen, ganz alleine, ohne dass ihn jemand begünstigt hat. Hat Frederico den Ball abgenommen und es einfach »reingesetzt«. Werner ist superstolz auf ihn! Er nimmt ihn gerne mit. Als ich ihn ins Bett bringe, meint er: »Mama, ich bin so froh, dass es mich gibt und dass du meine Mama bist!«

Mittwoch, 11. 12. 02

Den ganzen Tag ist mir bewusst, dass Chopper Bewegung braucht. Es ist sonnig trotz Minusgraden und Wind. Ich habe das Auto und zwei Fenster geputzt, acht Maschinen Wäsche versorgt und Holz gesetzt. Jetzt beschließe ich, mir und ihm Gutes zu tun und auszureiten. Ich dachte, Pferde stammen aus der Prärie und mögen Wind, aber Chopper scheint ihn zu verabscheuen und er scheint sich auch nicht geborgen zu fühlen, als ich allein mit ihm losreite. Er will gar nicht vom Hof. Er hat viel zu lange in der Box gestanden und ist sehr schreckhaft. Als ich ihn unterwegs anhalten will, um ihn zu beruhigen, galoppiert er stattdessen los. Als er den langen Schatten entdeckt, den er in der Abendsonne wirft, erschrickt er und geht endgültig durch. Ich gerate nicht in Panik, aber ich habe keine Kontrolle über ihn und Angst, dass er auf den vereisten Schollen stürzt. Nach einem Kilometer fällt er endlich in Trab, aber erst im Stall entspannt er sich. Ich komme zwar heil an, aber der Schreck sitzt tief. Stunden später habe ich noch weiche Knie, bin enttäuscht und desillusioniert. Ich bin weit entfernt davon, mir ein eigenes Pferd vorstellen zu können.

Samstag, 14. 12. 02

Lena spielt im Adventsstück der Gemeinde Herrn Fridolin, eine Hauptrolle. Sie malt sich einen Bart ins Gesicht, der es in sich hat, zieht meine neue braune Cordjacke an und alle Blicke auf sich. Hinten im Saal stehen Jungs aus dem Jugendkreis, machen La-Ola-Wellen, fuchteln mit ihren Daumen in der Luft rum und bringen sie ständig zum Lächeln. Ich freue mich, dass sie sich nicht geniert und Profil entwickelt.

Anna und Lena werfen ihre Klamotten zusammen. So hat jede doppelte Auswahl. Sie sind einander die besten Freundinnen. Anna bewundert Lenas Talent und Ehrgeiz und ihre Gabe, mit Sprache umzugehen. Lena bewundert Annas emotionale Ausgeglichenheit, ihre Beliebtheit, ihr selbstbewusstes Auftreten in der Gruppe, ihr In-sich-Ruhen. Als Lena neulich von einer Frau zu Unrecht angegriffen wurde, explodierte Anna und verteidigte sie. Anna hört Lena in ihrer Theaterrolle ab, macht ihr Frisuren, liest ihr Geschichten vor, sie massieren sich gegenseitig. Heute treffen sie sich am Bahnhof und fahren zusammen nach Karlsruhe zum Bummeln. Dass sie sich so gut verstehen, macht mein Leben reich.

Montag, 16. 12. 02

Anna fragt mich: »Was machst du heute Abend?« – »Nix.« – »Kuschelst du dich noch zu mir?« – »*Nein*! Ich bin gestern schon bei dir eingeschlafen! Heute lass ich mich nicht verführen. Ich will noch etwas haben von meinem Abend!« – »Aber ich will dir was erzählen.« Sofort gehe ich mit ihr hoch. Es ist immer interessant, wenn sie mir was erzählen will. Irgendwie ahne ich, was kommen könnte. Sie grinst glücklich: »Der Tobias und ich sind jetzt zusammen!« Schlichter könnte man es nicht ausdrücken … Anna hat einen Freund! Ich kenne ihn gut. Seit 15 Jahren. Er ist so alt wie Lena. Eleonore und ich haben unsere Kinder Seite an Seite in der Kinderstunde gewickelt … Anna hat es für sich behalten bis zum Schluss! Verwirrt freue ich mich mit ihr.

Ein Zimmer weiter, Jan beim Zubettbringen: »Machst du mir den Regenwurm?« Ich habe eigentlich längst keine Lust mehr, diese zehn Jahre alte Abendtradition fortzuführen, die mich oft blaue Flecken kostet, und beschließe spontan, sie zu beenden. Der Gag besteht darin, zu rufen: »Guck mal, was ich gefunden hab, ein langer dünner Regenwurm, der zappelt noch. Mist jetzt ist er weg, die Hose hat ein Loch, so ein Mist, so ein Mist, dass der Wurm in die Hose gekrabbelt ist!« Das reimt sich, und während ich mein Sprüchlein sage, versuche ich, in Jans Schlafanzughose zu krabbeln und dort zu bleiben, bis der Reim zu Ende ist. Jan wird immer wehrhafter und das Ganze ist in einen abendlichen Ringkampf ausgeartet. Ich sage: »Jan, ich mag nicht mehr, weil ich keine Chance mehr habe, du bist zu stark geworden! Ich muss zu heftig kämpfen!« Jan sieht mich an, schwankt, grinst plötzlich: »Ja, Mama, so ist das mit großen Jungen!« Alle werden größer. Auch mein kleiner Junge.

Mittwoch, 18. 12. 02

Ich möchte kein eigenes Pferd. Ich möchte nicht täglich mit meinem Pferd arbeiten müssen. Ich möchte nicht so eine schicksalsschwere Beziehung eingehen. Nicht jetzt. Dennoch kaufe ich ein Pferdebuch nach dem anderen …

Mittwoch, 25. 12. 02

Erster Weihnachtsfeiertag – ein langer Familientag. Jan ist einsam inmitten der Menge. Ein Cousin verspottet ihn. Lena schlägt den Jungen und sagt, dass er so mit ihr umgehen kann, aber nie wieder mit ihrem Bruder. Jan kann sich nicht einfach einer Gruppe Kinder anschließen, er braucht die volle Zuwendung einer Person.

Donnerstag, 26. 12. 02

Der zweite lange Familien-Weihnachtsfeiertag – und schon sind meine Nerven am Ende. Mit Jan ist es heute noch schwieriger. Keiner kümmert sich um ihn; innerlich angespannt läuft er ständig hin und her, platzt in Gespräche wie ein Kleinkind. An solchen Tagen wird mir klar, wie ausgeprägt seine Hör- und Sprachbehinderung ist. Sie schließt ihn aus von dieser Art Leben. Er versucht aber verzweifelt, dabei zu sein, und ich bin hin- und hergerissen zwischen schmerzlichem Mitleid und Aggression. Keine Minute bin ich entspannt, parallel zu allem, was ich tue, höre, rede, nehme ich wahr, was Jan tut. Abends weine ich, als Lena sich über ihn beschwert.

Freitag, 27. 12. 02

Werner wundert sich, warum sein neues Edelwässerchen so schnell zur Neige geht. Er sagt auf Verdacht hin zu Lena, dass Hormone in seiner Pflegeserie seien, die Haare auf der Brust wachsen lassen. Später sieht er sie mit Sorgenfalten auf der Stirn vor dem Badespiegel stehen …

Werner mixt sich sein Müsli zusammen. Ich blättere in einer Zeitschrift für die Frau ab vierzig. Ich finde es irgendwie abturnend, als sähe ich mich selbst im Spiegel. Werner Müsli mampfend: »Die Models in den üblichen Frauenzeitschriften sind alle dreizehnjährige magersüchtige Hüpferchen!« Zu den Frauen in der Zeitschrift ab vierzig meint er anerkennend: »DAS sind Frauen!« Dann, während er Obst in seine Tasche packt: »Du bist für mich eine sehr schöne, attraktive Frau!« Wie Rücken stärkend!

Wer sich für einen Menschen entscheidet, bekommt immer das ganze Paket. All inclusive sozusagen. Im Paket Werner ist vieles, was ich zum Leben brauche: Ich liebe seine Sinnlichkeit, seine Nahbarkeit, sein Interesse an Familie, seine Häuslichkeit, seine Tierliebe und Naturliebe, seine Menschenkenntnis, seinen gesunden Menschenverstand, seine Kritikfähigkeit und seine praktische Begabung. Er weiß immer, wo Norden ist, kann alles reparieren und ist ziemlich selbstbewusst. Ich mag es, dass er für uns sorgt und dass er so kontinuierlich seine Träume verfolgt. Er ist ein Körpermensch, der weiß, was ihm gut tut, und mich dabei mitnimmt. Ich liebe seine Liebe zu mir, die Tatsache, dass er hinter mir steht und dass er mich schön findet. Ich bin heilfroh, dass er ja zu mir gesagt hat – auf lebenslang!

Montag, 30. 12. 02

Meine Verzweiflung wegen Jans Einsamkeit und meiner Überforderung scheint Gott zu Ohren gekommen zu sein! Es ist ein starker Tag für Jan! Uwe und Wolfi haben sich zusammengetan, um ihn heute zu überraschen: Sie holen ihn ab, um mit den Kids von der Jungschar seinen Geburtstag zu feiern … Judith kommt zuerst: »Ich schenk dir einen Luftballon und draußen hat's noch mehr davon!« Nacheinander kommen so zwanzig Kinder rein, alle mit einem Riesenspaß dabei. Auf der Treppe singen sie, dass er ein Volltreffer Gottes ist. Jan sieht ihnen die ganze Zeit still begeistert in ihre strahlenden Gesichter. Sie schenken ihm einen Ball von Bayern München und entführen ihn, um Toasts und seine Lieblingsspiele zu machen. Jan zehrt davon den ganzen Tag. Vermutlich wird er es nie vergessen.

Donnerstag, 2. 1. 03

Das sind die anstrengendsten Weihnachtsferien, die ich je erlebt habe. Ich bin so erschöpft. Ich merke, wie ich den nahenden

Operationstermin die ganze Zeit erfolgreich verdrängen konnte. Nun steht er am Horizont wie eine näher rückende Schlechtwetterfront, bedrohlich, feindlich, kalt. Ich fürchte mich vor dem »Jetzt«, wenn es keine Verdrängungsmöglichkeit mehr geben wird und ich ganz allein sein werde. Ich bin froh, wenn der Knoten weg ist, hoffe, dass er gutartig ist, fürchte hormonelle Schwankungen, weiß nicht, was an Belastung und Schmerzen auf mich zukommt. – Für Anna und Lena sind es vermutlich die schönsten aller Weihnachtsferien. Sie sind ständig mit Jugendlichen aus der Gemeinde unterwegs.

Samstag, 4. 1. 03

Werner ist zynisch und aufreizend und verdirbt uns schon beim Frühstück die Laune. Später nennt er mich Sensibelchen, das ist zu dem Zeitpunkt, als ich das Gefühl habe, auseinander zu fallen. Vermutlich sind wir beide am Limit. Ich putze Schuhe, beziehe Betten, wasche neun Maschinen Wäsche, bügle, koche, sauge, räume auf. Sensibelchen … Ich brauche eine Pause. Anna und Lena sind schwimmen gegangen, Jan ist bei den Schwiegereltern, Werner räumt seine Werkstatt auf, schiebt Schnee. Ich setze mich ins blitzblanke Wohnzimmer, esse überbackene Brötchen, trinke Wein und lese einen Roman. Es beginnt wieder zu schneien. Ich merke immer zu spät, wann ich Pausen brauche.

Sonntag, 5. 1. 03

Wir schwänzen den Gottesdienst, fahren die Kinder in die Gemeinde und laufen um den verschneiten See. Wie wohltuend. Werner geht reiten. Ich möchte immer weniger ein eigenes Pferd, er immer mehr. Abends sehe ich mit den Mädchen einen Liebesfilm, während Werner mit Jan Tischfußball spielt – es lebe der Alltag. Was die nahende Operation betrifft, so versuche ich eine Mischung aus Gottvertrauen, Verdrängen, Aktivismus. Bis jetzt geht es.

Montag, 6.1.03

Nieselwetterspaziergang, heitere Stunden voller Händchenhalten und Geplauder. Zwei aufgeregte Mädchen erzählen uns aus ihrem Leben. Waren das lange, volle Weihnachtsferien! Heute bin ich auch glücklich. Auf dem Heimweg erwähnt Jan, dass er Strafzettel an alle Autos unserer Straße verteilt hat. Einige hängen tatsächlich noch. Es sind handbeschriebene Seiten aus Werners Ausbildungsordner …

Anna hilft mir beim Kochen. Zu zweit stehen wir in der Küche, inzwischen fast auf Augenhöhe. Hund und Katze liegen, die Augen auf Halbmast, wie zwei zufriedene Fellhügel vor dem Feuer.

Meist halte ich in den letzten Dezembertagen eine Art Rückblick auf das vergangene Jahr, um aufgeräumt ins neue Jahr hineinleben zu können. Manchmal habe ich dabei interessante Erkenntnisse jenseits meiner subjektiven Eindrücke. Bisher bin ich noch nicht dazu gekommen, aber nun ziehe ich mich zurück, verbanne Jan in sein Zimmer und blättere in meinem Tagebuch, versuche, die Fäden meines Lebens zu entwirren. Beim Zurücklesen merke ich, dass in unserer Ehe Grundsätzliches geschehen ist. Werners Stimmungseinfluss auf mich hat abgenommen. Nach wie vor prallen wir aufeinander, aber die Schärfe ist weg.

In der frühen Dunkelheit gehe ich mit Charly durch den verzauberten Winterwald. Die vom Schnee gebeugten Äste bilden ein dichtes Dach. Das allgegenwärtige, stille Hellgrau ist bezaubernd. Meine Angst vor der Operation ist eher unterirdisch. Nachts träume ich apokalyptisch.

Dienstag, 7.1.03

Unser gemeinsames Gebet wird selbstverständlicher. Werner lehnt meinen Vorschlag nie ab. Die Stunde X rückt näher, wirft Schatten auf meine Tage und lähmt mich irgendwie. Nächste Woche ist es soweit. Bei der Punktion für die Laborwerte bekomme ich einen Vorgeschmack davon, wie die OP sein wird. Dieses Mal ist es ziemlich schmerzhaft. Ich komme mir so ausgeliefert vor. Ich liege auf der Liege und habe keine Wahl als stillzuhalten. Zwei Praktikantinnen sehen dabei zu. Es erscheint mir widersinnig, mich quälen zu lassen, obwohl der Knoten mir keinerlei Beschwerden macht. Als ich heimkomme, fühle ich mich von Anna im Stich gelassen. Sie hat keine der Aufgaben erledigt, um die ich sie gebeten hatte. Sie ist zu ihrem Freund gefahren. Das Haus ist kalt, kein Holz zum Anfeuern da.

Donnerstag, 9. 1. 03

In meiner Seele sind furchtbare Erinnerungen aus Kindertagen. Ich war sechs, als ich meine letzte Narkose bekam, und es war ein traumatisches Erlebnis. Wie wohl heute der Zustand nach einer Narkose ist? Ein unangenehm umnebeltes Dahindösen? In meinem turbulenten Leben erscheint mir die Vorstellung eines Dämmerzustandes fast verführerisch … Manchmal bin ich fast gespannt. Immer noch bin ich erstaunlich ruhig.

Freitag, 10. 1. 03

Der schönste Moment des Tages ist der, als ich mit Werner Chopper auf den Auslauf stelle. Er sieht wundervoll aus mit seinem schwarzen Teddyfell. Wir laufen auf unseren schlafenden Acker und sehen die Sonne untergehen, die die Schneelandschaft in Pastellfarben taucht.

Mein erster Gedanke beim Aufwachen ist nun stets: Operation. Ich bin froh, wenn es vorbei ist. All mein Denken und Fühlen konzentriert sich allmählich darauf. Ich bin unruhig und arbeite ununterbrochen, lenke mich ab, so gut es geht. Ich staune, dass sich meine Angst dennoch in Grenzen hält. Ich habe den Verdacht, dass der eine oder andere für mich betet.

Ich gebe Gott noch einmal neu in die Hand, mit mir nach seinem Willen zu handeln. Ich habe Vertrauen zu ihm, ich weiß aus Erfahrung, dass er da ist, mitgeht, und dass alle Dinge mir zum Besten dienen. Ich lese im Jakobusbrief: »Das Gebet eines Frommen, der unbeirrt glaubt, hat große Kraft.« Da gehe ich zu Jan und bitte ihn, für mich zu beten. Geehrt erfüllt er mir meinen Wunsch. Er vergisst nichts von dem, was mir wichtig ist, und betet mit Vollmacht. Betroffen gehe ich dann aus dem Zimmer.

Sonntag, 12. 1. 03

Alle Berge vor der OP sind bewältigt, der nächste ist die OP selbst. Noch erscheint sie mir sehr unwirklich. Ich fühle mich hilflos. Als kleines Mädchen saß ich vor einer Augenoperation einen ganzen Tag lang auf dem Schoß meiner Mutter und weinte herzzerreißend: »Ich will nicht operiert werden!« Wem kann ich jetzt damit in den Ohren liegen? Es ist dieselbe Angst wie damals, die Angst vor dem Ausgeliefertsein. Nur dass ich mich heute selbst ausliefere. Das ist Erwachsensein.

Andrea hat mir Verheißungen aufgeschrieben. Sie schreibt: »Nimm sie so, als ob Gott sie dir ganz persönlich sagen würde. Er weiß um deine Angst. Der häufigste Imperativ in der Bibel ist: Fürchte dich nicht! Ich bete für dich, dass Gott dir die Furcht nimmt und ganz besonders auf dich aufpasst. Er geht mit dir.« Die erste Verheißung stammt aus Jesaja 35,4: »Fürchte dich nicht, sagt dem Verzagten, hab Mut, denn Gott wird kommen und dich retten.« Die letzte: »Hab Vertrauen, ich bin es. Jesus kommt dir im Sturm entgegen, er geht über das Wasser« (Matthäus 14,27). Das kommt mir bekannt vor … Gott kann beides: Entweder er beruhigt den Sturm – oder er lässt den Sturm toben und beruhigt die, die ihm vertrauen.

Montag, 13. 1. 03

Anna geht es schlecht. Sie hat sich im Haushalt überarbeitet, ihre Passbilder für Bewerbungen sind peinlich geworden, »völlig unbrauchbar«, sie hat ihre große Zimmerpflanze umgeworfen.

Sie weint wegen tausend Sachen, aber in Wirklichkeit, glaube ich, weint sie wegen mir. Jan weint aus Solidarität mit. Sie brauchen mich alle noch so. Jan betet abends bereitwillig für mich. Wie einfühlsam! Henkersmahlzeit mit Werner beim Italiener. Auch Werner ist ungewöhnlich fürsorglich, seine Antennen empfangen das kleinste meiner Signale.

Dienstag, 14. 1. 03

Bis jetzt ist mir Jesus ganz nah, trotz des flauen Gefühls im Bauch und der traurigen Gedanken im Kopf: Es geht. Ist schon eine Mutprobe für mich. Als der Internist persönlich heute Morgen um 7.30 Uhr anruft, um das Ergebnis der Punktion mitzuteilen, denke ich eine Sekunde lang: »Krebs!« Er sagt: »Es konnten keine bösartigen Zellen gefunden werden! Aber ich bin froh, wenn Sie trotzdem zur OP gehen!« Halleluja! Das ist eine gute Nachricht, dann muss nicht so radikal operiert werden. Ich wundere mich ein wenig, dass er deswegen anruft.

Jetzt wünsche ich mir, dass ich die Narkose gut vertrage, dass ich nicht in Panik gerate in den Stunden davor und dass die Kinder nicht zu traurig sind. Angela schreibt: »Das möchte ich für dich jetzt beten: Dass Gott dich, ganz unabhängig von den äußeren Umständen und Erfahrungen der Vergangenheit, übernatürlich durch die ganze Sache hindurchträgt. Dass all das nur dazu dient, dass du seine Gegenwart, Macht und Fürsorge besonders erlebst, ihn noch besser kennen lernst! Wirf alle Sorgen auf ihn!« Sie wünscht mir Philipper 4,6: »Macht euch keine Sorgen! Ihr dürft Gott um alles bitten. Sagt ihm, was euch fehlt, und dankt ihm! Gott wird euch seinen Frieden schenken, den Frieden, der all unser Verstehen, all unsere Vernunft übersteigt.« Das Wunder ist, dass ich diesen Frieden tatsächlich spüre – damit hatte ich nicht gerechnet. Ich schreibe Karten für die Kinder und verstecke sie mit ihren Lieblingssüßigkeiten unter ihren Kopfkissen wie immer, wenn ich über Nacht wegbleibe, das tut mir und ihnen gut.

Ich habe mir einen Frisörtermin auf heute Abend gelegt,

letzte Wohltat vor der Operation. Ich gebe Gioacchino freie Hand und er ändert meine Haarlänge spontan von lang auf kurz. Hinterher bereue ich es sofort. So radikal wollte ich mich gar nicht verändern. Werner ist begeistert. Ein letzter Saunaabend, Sinnlichkeit und Nähe, friedlich schlafe ich in Werners tröstenden Armen ein. Morgen früh fahre ich ins Krankenhaus und das eigentliche Wunder ist, dass da wirklich einer ist, der mich unendlich sanft in seinen Händen hält. Ich habe immer noch keine Panik und finde keine natürliche Erklärung dafür. So reagiere ich normalerweise nicht angesichts solcher Bedrohungen.

Mittwoch, 15.1.03

Der Friede, der allen Verstand übersteigt, begleitet mich bis ins Stationszimmer. Werner begleitet mich ebenfalls. Ich habe gebetet, dass ich nicht vor ihm und den Kindern weine, und ich schaffe es. Es hilft uns allen. Werner ist nervös und sagt mir oft, dass er mich liebt und braucht. Jetzt sitze ich hier in einem kleinen Zweibettzimmer mit Frau Lacher, einer 80-jährigen Dame aus der Pfalz, und plötzlich umgibt mich die Realität des Krankenhauses. Ich habe ein Bett am Fenster mit Blick auf einen schönen Altbau. Der Stationsarzt meint, dass ich nach dem Eingriff vielleicht gar keine Schilddrüsenhormone einzunehmen brauche, weil man weniger Gewebe entfernen wird als befürchtet. Mit 99,9 Prozent Wahrscheinlichkeit sei das eine harmlose Zyste. Der charmante Anästhesist bescheinigt mir: »Sie sind eine junge, gesunde Frau.« Und: »Die heutigen Medikamente verursachen in den allermeisten Fällen keine Beschwerden, auch keine Übelkeit, und sind so gut aussteuerbar, dass man nicht mehr ewig rumdämmert, sondern schnell wieder klar ist.« Unglaublich, aber hoffentlich wahr: Der Schmerz nach so einem Eingriff soll klein sein. In mir wächst Zuversicht.

Als ich nach unserem letzten gemeinsamen Nachtspaziergang in die Klinik zurückgehe, wird mir doch schwer ums Herz.

Donnerstag, 16. 1. 03

Ich bewahre diese übernatürliche Ruhe bis zum Schluss. Dass sie nicht aus mir kommt, weiß ich dankbar. »In einer halben Stunde ist der Eingriff vorbei, in zwei Stunden sind Sie wieder munter«, verheißt der operierende Stationsarzt. Ich komme als Erste dran. »Es ist das Ausgeliefertsein, das Angst macht. Liefere dich, wenn die Angst hochsteigt, immer ganz bewusst Gott aus und du wirst voll Ruhe sein«, schrieb mir Luise. Das tue ich jetzt, als mich ein Pfleger durch die unterirdischen Korridore schiebt. Als ich im Vorraum des OP-Saals liege, mit grünem Tuch und sterilem Häubchen abgedeckt, höre ich, dass jemand einen 7,5er Katheter für mich sucht. Ich frage noch, ob ich suchen helfen soll. Das ist meine letzte Erinnerung.

Irgendwann, Jahre später, beugt sich ein Arzt über mich. Ich bin irritiert, weil er mich in meinem Tiefschlaf stört, höre ihn erklären, dass er ein Epithelkörperchen reimplantiert hat und hofft, dass es seine Aufgabe wieder übernimmt. Ich verstehe nur Bahnhof und entscheide mich für das Reich der Dämmerung. In mein Zimmer komme ich erst am Nachmittag. Ich wundere mich etwas über die Uhrzeit. Aus meinem Hals kommen zwei Drainageschläuche statt einem. Ich registriere, dass das kein gutes Zeichen ist, habe aber keine Empfindung dabei, schlafe den restlichen Tag, was sich wie Gnade anfühlt. Werner kommt abends und erzählt mir dies und das. Dass ich ihm nicht wirklich folge, merkt er, als ich flüstere: »Warst du das Fischlein, das eben durch das Netz geschwommen ist?« Nachts schlafe ich überhaupt nicht. Die Drainagen stören, die Wunde schmerzt stechend und Frau Lacher schnarcht, dass die Balken krachen.

Freitag, 17. 1. 03

Ich befinde mich in einem kaum beschreibbaren Zustand. Es ist Visite. Ich frage den Stationsarzt, warum ich zwei Drainageschläuche brauche. Meine Stimme ist wieder da. Das heißt, dass meine Stimmbandnerven nicht verletzt wurden. Schön! Er antwortet: »Ich hole den operierenden Arzt.« Ich warte in einem luftleeren Raum. Der Oberarzt setzt sich auf mein Bett. Ungeheure Angst überfällt mich. Er sagt: »Wir mussten die ganze Schilddrüse entfernen, Frau Bleier.« Ich frage matt, während ich schon verstehe: »Warum?« Er sagt: »Der Knoten war ein Karzinom. Damit haben wir nicht gerechnet. Wir konnten ihn vollständig entfernen. Wir haben ihn ins Labor geschickt, während Sie in Narkose waren, und von dort die Empfehlung erhalten, sämtliches Schilddrüsengewebe auszuräumen. Ich habe die Operation danach übernommen. Nun müssen wir das Ergebnis der Pathologie abwarten. Danach besprechen wir das weitere Vorgehen – eventuell Entfernung von Lymphknoten und weiteren Zellherden, Radiojodtherapie. Aber machen Sie sich mal nicht allzu viele Gedanken, bei einer Skala von Null bis Zehn sind Sie ziemlich unten.« Er geht.

Damit habe ich auch nicht gerechnet. Mechanisch greife ich zum Telefonhörer und rufe Werner an: »Ich habe Krebs!« Er fährt sofort los. Während ich zitternd im Bett liege, vor mich hinstarre und nicht denken, geschweige denn beten kann, ruft Lou an. Sie wollte mich besuchen, war aber im falschen Krankenhaus. »Ich habe da einen Vers auf meinem Kalenderblatt, von dem ich mich frage, ob der vielleicht für dich ist, Bianka. Aber er erscheint mir gar nicht angemessen.« Ich sage bebend: »Lou, mir geht es schlecht, ich habe Krebs, bitte lies ihn einfach.« Da liest sie: »Stärkt die kraftlosen Hände! Lasst die zitternden Knie wieder fest werden! Sagt denen, die sich fürchten: Fasst neuen Mut! Habt keine Angst mehr, denn euer Gott ist bei euch. Gott selbst kommt, um euch zu helfen und euch zu befreien!« Jesaja 35! Das ist der Vers, den Andrea mir mit auf den Weg gegeben hat! Darunter steht: »Hoffnung macht sich breit, wenn ich mich unter Tränen und Trauer dazu durchringe zu sagen: Gott, ich versteh dich nicht, aber ich will dir vertrauen.« Bevor ich in der Verzweiflung versinke, ist Gott da! Als Werner kommt, bringt er mir eine Karte von Jutta, auf der genau dieser Vers steht. Ich bin fassungslos! Meine Gefühle drehen sich im Karussell. Ich stehe an einem Scheidepunkt: Leben? Tod? Siechtum?

Der Satz des Anästhesisten dröhnt in meinen Ohren: »Sie sind eine junge, gesunde Frau.« Was sind wir Menschen, dass wir so etwas sagen können? Immerhin hat Gott auf meine Stimmbänder aufgepasst. Ich kann schon super reden. Dafür kann ich umso schlechter beten. Zu souverän scheint mir Gott, als dass er sich in seinem großen Plan von einem unverfrorenen Gebet noch umlenken ließe. Ich bin nicht blind. Ich übersehe nicht seine Liebesbeweise, aber auch nicht, was täglich auf der Welt passiert. Aber als ich schier verzweifle wegen der störenden Drainageflaschen, der stechenden Schmerzen, die die Klammern an meiner Wunde verursachen, und der Aussicht, die Nacht halb sitzend zu verbringen, lege ich wie Gideon in der Bibel ein Vlies aus, um zu spüren, ob Gott da ist. »Bitte Herr, lass mich schlafen heute Nacht, bitte nicht noch einmal so eine schlaflose Nacht.«

Samstag, 18. 1. 03

Ich habe eine ruhige, bequeme, schmerzfreie Nacht hinter mir … Gott, bist du da? Ich bin berüchtigt für meinen sensiblen Schlaf. Heute Nacht war ich tatsächlich in der Lage, halb sitzend zu schlafen. Aber heute Morgen überrollt mich wieder die Angst. Die Ungewissheit zieht mir den Boden unter den Füßen weg. Alles wankt. Wird mein Glaube halten? Muss ich sterben? Was ist mit meiner Freude auf das Paradies angesichts einer schlechten Prognose? Realer Trost oder leere Worte? »Jesus, bitte zeig deine Macht! Lass mich leben!«

Ich trauere um meine Schilddrüse. Bisher hat sie mich noch nie interessiert. Vierzig Jahre lang hat sie mir gedient. Nun ist sie weg. Mitsamt meinen Nebenschilddrüsen, wie ich heute erfahren habe, vier linsengroßen Epithelkörperchen, die für den Kalziumhaushalt zuständig sind. Das war es, was der Arzt meinte, als er mir erklärte, er habe eines wieder eingepflanzt. Ich finde es unheimlich zu wissen, dass ich für den Rest meines Lebens Schilddrüsenhormone und Kalzium zuführen muss. Wenn ich es nicht tue, sterbe ich. Seltsame neue Abhängigkeit.

Bestürzt denke ich an meine arglose Haltung vor der OP, die sich im Großen und Ganzen auf die Angst vor der Narkose beschränkte. Wie unwesentlich die Narkose im Nachhinein ist, das Ereignis, das im Vorfeld so große Bedeutung für mich hatte. Wie gut habe ich sie vertragen, ohne jede Übelkeit. Wie gut ist die Operation verlaufen! Wie treu hat mir Gott die Ruhe und die Kraft geschenkt, meine Einsamkeit und das Ausgeliefertsein auszuhalten. Immer wieder denke ich voll Dankbarkeit an Jans Gebet!

Den Eingriff als solchen habe ich relativ gut überstanden, es ist die Angst, die mir jetzt so furchtbar zu schaffen macht. Die Ungewissheit, die Konfrontation mit der eigenen Endlichkeit, mit der unerwartet schweren Krankheit, mit dem Sterben. Und: Die Erkenntnis, dass ich eben nicht unbeirrt glaube … Gott ist da, aber ich ringe sehr mit ihm.

Das Leben ist so unerträglich kurz. Ich sehe es an meiner schwer kranken Bettnachbarin. Wenn die Begegnung mit dem Tod nicht jetzt kommt, dann kommt sie eben in vierzig Jahren. Kommen wird sie. Ich stehe am Fenster vor dem dramatisch roten Abendhimmel und bin gleichzeitig froh darüber, dass ich an die Realität des Himmels glaube, dass ich dort aufgenommen werde und es mir gut gehen wird für immer – und voller Angst darüber, dass das Tor so eng ist, der Weg so schwer! Ich möchte in dieses Naturschauspiel hinausschreien: »Gott, wenn schon Tod, warum so widerwärtig grausam?? Warum machst du es uns so schwer, von hier wegzugehen?« Das Thema Sterben rührt eine archaische Angst in mir auf. Irgendwann wird es mich einholen, vielleicht früher, als ich je gedacht hätte. Wenn ich mich *jetzt* nicht bereit fühle und vor Angst zergehe, wird es je anders sein? 40 Jahre oder 80 Jahre – was ist das schon für eine Zeitspanne?

Während es mich im letzten Jahr irritierte, dass ich statistisch gesehen die Halbzeit überschritten habe, frage ich mich nun: Wie lange noch? Ein Jahr? Zwei? Vier? Wie wird meine restliche Zeit aussehen? Werde ich je das Gefühl kennen, mein Leben »ausgelebt« zu haben?

Man kann lange so leben, als stünde einem alle Zeit der Welt zur Verfügung. Dabei vergisst man leicht, dass das ja erst im nächsten Leben der Fall ist … Heute weiß auch der letzte Zipfel meines Ichs: Mein Leben kann jederzeit zu Ende sein. Gott gibt jedem von uns eine begrenzte Zeit, die er kennt – und wir nicht. Danach bietet er uns die Ewigkeit an. Bis gestern hatte mein Leben noch eine Perspektive, heute weiß ich überhaupt nicht, worauf ich mich einstellen kann.

Fontane kommt mir in den Sinn, Thema meiner Deutsch-Abschlussprüfung vor über zwanzig Jahren: Was ist Glück? Sind es die Highlights, die idealen, besonders wertvollen Momente? Nein. Mein Glück ist mein ganz normaler Alltag. Arbeiten dürfen und ruhen, Gemeinschaft haben, helfen, lachen, weinen und wieder arbeiten. Glück ist, das tägliche Leben zu inhalieren. Glück heute ist, viele Geschwister zu haben, die im Gebet für mich und uns einstehen. Hansjörg schreibt: »Liebe Bianka, auch wenn wir alle noch ziemlich geschockt sind: Die Befehle an die Engel sind längst ausgegeben. Die Boten unseres himmlischen Vaters schieben an deinem Bett rund um die Uhr Wache! Er selbst ist da und hat deine Sache in die Hand genommen. Er ist der Fels, auf dem unser Leben sicher steht. Und noch ein guter Grund, warum alles gut wird: Wir haben das schon fest eingeplant, mit dir und Werner alt zu werden, auf einer Bank bei einem Glas Rotwein den Sonnenuntergang am Meer zu bestaunen, zu lachen, zu erzählen. Also beten und vertrauen wir, dass du wieder ganz gesund wirst. Wir lieben dich!«

Ich würde gern richtig weinen, aber es tut so weh. Außen und innen.

Der Arzt, der mich operiert hat, fragt, wie es mir geht. »Na ja, ich habe Schmerzen und ich bin psychisch angeschlagen.« Er setzt sich wieder auf meine Bettkante. »Gegen die Schmerzen lassen Sie sich bitte etwas geben! Und lassen Sie die Dinge mal auf sich beruhen und warten Sie voller Mut ab!« Auf Erlösung hoffend frage ich: »Muss ich mir nicht über Leben oder Tod Gedanken machen?« Er meint: »Es ist immer gut, sich über Leben und Tod Gedanken zu machen – wissen Sie, ich bin überzeugter

Christ!« In dem Moment bekomme ich Boden unter die Füße. Ich sage: »Das bin ich auch, aber alles ist plötzlich anders, wenn es einem an den Kragen geht.« Das sage ich wirklich … Der Arzt: »Es ist gut, dass der Knoten entdeckt wurde, Sie haben gute Heilungschancen. Aber ich möchte Sie nicht in falscher Sicherheit wiegen. Wenn das Ergebnis der Pathologie da ist, sehen wir weiter.«

Ich brauche Hilfe, kann aber nicht in der Bibel lesen. Sie ist mir zu groß. Ich lese Angelas Mail noch einmal. »Macht euch keine Sorgen! Ihr dürft Gott um alles bitten. Sagt ihm, was euch fehlt, und dankt ihm! Gott wird euch seinen Frieden schenken, den Frieden, der all unser Verstehen, all unsere Vernunft übersteigt.« Hat er mir nicht schon seinen Frieden geschenkt? Wird er nicht auch zu dem anderen Teil treu stehen? Ich will es versuchen: »Ich brauche Geduld, Vater, und Mut.«

Ich gehe allein ins Bad, mich waschen und mein Totenhemd gegen meinen weinroten Lieblingspyjama eintauschen. Das Unterfangen kostet mich meine ganze Kraft. Ich bin noch so unsicher meinem Körper gegenüber. Den Notrufknopf im Auge wurstle und nestle ich, immer um die Drainagenflaschen herum, und kriege außer einer Katzenwäsche sogar meine Haare gewaschen. Es gruselt mich, dass aus meinem Körper Schläuche kommen und Klammern meine Haut zusammenhalten. Um meine kurzen Haare bin ich jetzt richtig dankbar. Ich fühle mich gealtert.

Eine Welle von Zuwendung fließt über mich. Telefonate, Briefe, Karten. Meine Mutter trifft es besonders hart. Als sie anruft, höre ich, wie sie sich zusammennimmt: »Du schaffst das, Schatz, weil *ich* es nämlich will!« Eleonore ruft an: »Es ist so schwer, am Telefon zusammen zu schweigen.« Meine Cousine: »Wollte mich bloß mal melden, brauchst du Besuch? Die Kinder habe ich jetzt mal auf Montag zum Essen eingeladen.« Manche überlegen konkret, wie sie entlasten können. Claudia will putzen. Helga kochen und chauffieren. Brigitte schreibt: »Die Endlichkeit des Lebens ist auf einmal ganz nahe gerückt. Ein Gefühl von Ausgeliefertsein, in dem ganz viel ›Aus‹ steckt, greift nach deiner Seele. Halte deiner Angst entgegen: Ja, ich bin ausgeliefert – der starken Hand Gottes! Zart hält er mein Leben und lässt mich nicht los! Solange ich gehen kann, leitet er mich. Wenn ich falle, fängt er mich mit seinen ewigen Armen auf. Der Gott des Lebens kann es – und will es!« Darunter ein Bild aus der Bibel, das mich sehr anspricht: »Er, der ewige Gott, breitet seine Arme aus, um euch zu tragen und zu schützen.« Das ist ein Gedanke, der mir hilft: Mich Gott auszuliefern heißt doch alles andere als ausgeliefert sein. Mich in seinen ewigen Armen bergen, das möchte ich so gerne.

Freunde kommen – unsicher, ob sie stören, ob sie helfen können, ob ich mich verändert habe. Sie hören mir zu und weinen mit mir. Manche bringen ein Wort mit. Ein Wort von Gott. Manche beten an meiner Seite. Sie beten da, wo ich nicht mehr kann, sie glauben für mich, wo mein Glaube schwindet. Sie warten mit mir, dass die Nacht vorübergeht. Es tut gut, dass sie fragen: »Wie geht es deiner Seele?«, dass sie sagen: »Du fehlst uns!« Gemeinschaft verbindet mich mit dem Leben. Ich werde dieses Bild nie vergessen, wie meine Freunde da sitzen, mir ganz nah.

Werner kommt mit den Kindern und seiner Mutter. Die Mädchen wissen Bescheid. Jan genügt es bereits vollauf, dass ich im Krankenhaus liege. Er hat mir eine Tafel Schokolade von seinem Taschengeld gekauft und seinen Lieblingsstoffhund mitgebracht. Lena wirkt mitgenommen. Mit großen, verschleierten Augen steht sie am Bettende, sieht mich schweigend an, weigert sich, zu mir zu kommen. Ich weiß, dass ihre Fantasie und ihre Angst größer und klarer sind als die Annas. Die sitzt plaudernd auf meinem Bett und hält die Moral der Truppe aufrecht. Jan kuschelt sich scheu zu mir, ist dann aber schnell zufrieden, als ich Trinkerchen und Legos rausrücke. Dann bin ich wieder allein.

Warum muss in alles Schöne wie ein Wermutstropfen die Trauer bereits eingewebt sein? Gott, hast du das so gewollt? »Wir sind nur Gast auf Erden …« Ich bin ratlos, traurig und zermürbt. Wie lange schon nehme ich meine Kraft zusammen? Ich möchte gern auf einem guten, starken Schoß zusammenbrechen und weinen. Und dann soll alles gut sein. Ich möchte gern den

Himmel bestürmen, aber in mir sind nur tausend ungeweinte Tränen. Wird Gott mich heilen? Will er es? Wird mir auch diese Geschichte zum Besten dienen? Wenn ich glaube, dass Gott mich liebt, dann kann ich auch glauben, dass er ausgerechnet zu mir gnädig sein will.

Gott heilt, aber wie kann ich wissen, was das für ihn und mich konkret heißt? Gott möchte, dass ich lerne, treu zu sein. Zu welchen Mitteln wird er greifen, um mir dabei zu helfen? Glaube heißt, Gott auch das zu überlassen.

Werner kommt noch einmal, und das tut mir sehr gut. Er weint mit mir, redet mit mir, ich sage ihm all meine Ängste und Nöte, lasse mich fallen. Werner sagt: »Ich bin so sauer, dass dir das passiert ist, und weiß noch nicht einmal, auf wen.« Er trägt so eine große Liebe zu mir in sich.

Ich habe große Angst vor dem endgültigen Ergebnis der Gewebeuntersuchung. Sind die Lymphknoten in Hals und Nacken schon von Metastasen befallen und müssen auch »ausgeräumt« werden? Wie weit war die Krankheit fortgeschritten?

Andrea bringt mir eine CD mit, worauf Jesaja 35 vertont ist. Die Nachricht, dass immer mehr Menschen für mich beten, erfüllt mich mit Skepsis. Ich frage sie, ob Gott denn bei einer größeren Beterschar gnädiger gestimmt sei, aber sie entgegnet, dass er gern Bitten erfüllt, die von seinen Kindern kommen. Punkt. Das ist genau das, was ich brauche.

Abends wird die rechte Drainage gezogen, ein ekliges Gefühl, danach Erleichterung. Dann bin ich allein mit der schnarchenden Frau Lacher. Ich bin leer. Am Abend setzt plötzlich ein unangenehmer Reizhusten ein. Die Wunde schmerzt heftig dabei. Ich fühle mich wie ein verwundetes Reh, das sich ängstigt vor weiteren Verletzungen. Ich kann nicht mehr denken. Mein Herz rast vor Angst. Ich weiß nicht, wohin mit meinen Gefühlen, sehne mich nach einem Ort, wohin ich fliehen kann wie als kleines Mädchen. Ich sehne mich danach, zur Ruhe zu kommen. Je länger ich in dieser Situation gefangen bin, desto mehr schwindet das Gefühl, irgendetwas in der Hand zu haben. Die Nacht ist dunkel und einsam. Ich gehe Wege, auf denen mir keiner folgen kann. In den schwierigsten Stunden bin ich ganz allein. Allein mit Gott. Er ist da. Abba, Vater, willst du mir etwas sagen? In meiner Panik wage ich ein zweites »Vlies«. »Herr, gehe wieder mit mir in diese Nacht, stille meinen Husten, lass mich schlafen.«

Sonntag, 19. 1. 03

Unglaublich, wie Gott mir Hoffnung macht. Der Husten hat aufgehört, Frau Lachers Schnarchen ebenfalls, und ich konnte schlafen. Heute morgen hieß es in der Bibellese: »Sie schrien zum Herrn in ihrer Not, der rettete sie aus der Todesangst. Er sprach ein Wort, und sie waren geheilt; so bewahrte er sie vor dem Grab. Nun sollen sie dem Herrn danken für seine Güte, ihn preisen für seine wunderbare Rettung!« Gilt das mir, Bianka, seiner Tochter? Darf ich ihm danken? Bin ich geheilt?

Die Losungen sind eine Fundgrube für mich. Ein Leitfaden in meinem Fragen und Zweifeln. Gott will durch sein Wort zu mir reden und es ist nicht mehr langweilig, die Losungen oder eine Bibellese durchzugehen, sondern ein Abenteuer. Von allein würde ich nicht auf solche Verheißungen stoßen. Es ist, als sage Gott persönlich zu mir: »Seid fröhlich in der Hoffnung darauf, dass Gott seine Zusagen erfüllt. Seid standhaft, wenn ihr verfolgt werdet. Und lasst euch durch nichts vom Gebet abbringen« (Römer 12,12). Ängste und Zweifel sind meine Verfolger. Ich habe aufgehört zu beten. Wird Gott nicht tun, was ihm gefällt? Wird er nicht sowieso seinen Plan zu Ende führen? Warum sollte er ausgerechnet auf meine kleine Stimme hören? Gottes Souveränität erscheint mir so groß, dass ich seine väterliche Barmherzigkeit kaum sehen kann. Schon gar nicht mir gegenüber. Ich weiß, dass das Äußerste geschehen kann. Warum sollte ausgerechnet ich verschont bleiben? Norbert, Familienvater aus einer Nachbargemeinde, ist mir gegenwärtig. Er starb letztes Jahr an einem Gehirntumor. Für ihn wurde so viel gebetet. »Das Gebet eines Frommen, der unbeirrt glaubt, hat große Kraft.« Genau da fühle ich mich schwach. Ist das, was da aus meinem Herzen stolpert, noch Gebet zu nennen? Wenn ich Jesus sage, dass ich nicht mehr beten kann – ob das bereits ein Gebet ist?

Die Diagnose Krebs hängt eng zusammen mit der Diagnose meines Gebetslebens. Ich sehe sehr klar, wie es damit aussieht, wo mein Glaube trägt und wo er wankt. Und wie diese Zweifel ganz unten am Fundament nagen: Stimmt es, was ich seit vielen Jahren glaube? Wie real ist Gott? Wie stark? Hört er wirklich unsere Gebete? Ändert er deswegen seine Pläne? Ist er ein Gott, der sich umstimmen lässt? Durch mein schwaches Gebet?? Spüre ich seinen Hauch aus der Ewigkeit in meinem Krankenzimmer?

Ich spüre aber auch, wie treu Gott ist, obwohl ich am Abgrund stehe. Dass Gott mich bis jetzt getragen hat, gibt mir Mut zu glauben, dass er es auch tun wird, wenn es noch härter kommt. Ich werde ruhig in meiner Angst, nicht genug glauben und beten zu können. Ich bin berührt von Gottes persönlicher Fürsorge mir gegenüber.

Andere beten für mich und ich lasse mich in dieses Wissen fallen. Ich bin Gottes Kind. Auch wenn ich nichts verstehe. Gibt es nicht eine Stelle in der Bibel, wo Paulus schreibt, dass der Heilige Geist für uns betet, wenn wir es nicht mehr können? Ich finde sie im Römerbrief: »Aber ebenso wie wir seufzt und stöhnt auch der Geist Gottes, der uns zu Hilfe kommt. Wir sind schwache Menschen und unfähig, unsere Bitten in der rechten Weise vor Gott zu bringen. Deshalb tritt sein Geist für uns ein mit einem Stöhnen, das sich nicht in Worte fassen lässt. Und Gott, vor dem unser Innerstes offen liegt, weiß, was sein Geist in unserem Innern ihm sagen will« (Römer 8,26 ff).

Wenn Gott mich liebt, dann hält seine Liebe auch, wenn ich verstumme. Dann weiß er auch ohne meine Worte, was ich fühle und brauche. Diese Erkenntnis bewirkt, dass ich ruhig bleibe in Gott, auch wenn ich nicht beten kann, dass ich bete ohne Worte, dass ich Gott auf den Geist verweise. Nichts kann mich trennen von der Liebe Gottes – auch nicht meine Sprachlosigkeit, Schwachheit oder die Angst vor seiner Größe. Ich klammere mich an meine beiden Vliese.

Heute hat sich wieder Besuch angekündigt. Ich weiß nicht, ob ich das durchhalte. Reden strengt mich sehr an. Mein Hals ist gereizt, ich habe Husten und meine Luftröhre tut weh. Ich möchte keine besorgten Gesichter sehen, niemanden trösten müssen. Aber dann ist es gut, nicht allein zu sein.

Meine Eltern kommen. Ich ahne, was in ihnen vorgeht. Sie reißen sich gewaltig zusammen und gehen nach einer halben Stunde wieder, wollen nicht zur Last fallen. »Wenn das hier überstanden ist, schenken wir dir eine Reise zu zweit für eine Woche Erholung!« Das ist ihre Liebessprache. Als der Arzt mich mit ihnen im Flur sitzen sieht, setzt er meine Thrombosespritzen ab. Mittags bekomme ich die zweite Drainage gezogen.

Brachzeit. Nichts von all der Lektüre, die ich mir hoffnungsvoll für die Tage der Genesung mitgebracht habe, interessiert mich. Ich nehme Anrufe entgegen, dazwischen tue ich gar nichts. Langeweile. Manchmal halte ich Gedanken im immer aufgeschlagenen Tagebuch fest. Ich muss mich frei denken. Ab und zu höre ich Jesaja 35 auf der CD.

Ich lasse mein Leben Revue passieren. Szenen tauchen vor mir auf. Glückliche, unbeschwerte Momente. Auf dem Rücken der Pferde. In der Sauna. Radeln mit Werner. Reden mit den Mädchen. Urlaubstage. Die Momente mit Jan zwischen Segen und Zumutung. Werner, der mich unterstützt nach Kräften. Soll mein Leben nach der OP so weitergehen wie bisher?

Sibylle kommt und es tut so gut. Sie hat mir ein Buch von Henri Nouwen mitgebracht über das Gebet, mein Thema hier. Ich bin so gebeutelt. Nichts hilft mir mehr, als wenn Menschen mit mir beten. Ich bin dankbar für jedes Angebot. Sie schenkt mir eine Karte: »Was betrübst du dich, meine Seele, und stürmst so ruhelos in mir? Harre auf Gott! Denn ich werde ihm noch danken.« Psalm 42. Ich lasse mich fallen in ihr Gebet. Ich muss nicht, wenn ich nicht kann, meine Freunde tun das für mich. Sie bringt mir Literatur über Schilddrüsenkarzinome, aber da ich nicht weiß, ob ich ein differenziertes oder indifferenziertes Karzinom hatte, ist weiterhin alles offen. Damit ist schwer zu leben, aber immer noch leichter als mit einem negativen Ergebnis. Ich bin nicht beruhigt, ich versuche lediglich, die Zeit bis Dienstag zu überleben, bis der Befund kommt. Ich befürchte so, dass er schlecht ausfällt und dann erst das Unheil offiziell seinen Lauf nimmt. Dann ist das hier noch die bessere Zeit. Bei indifferenzierten Karzinomen ist die Überlebensrate unter zehn Prozent, bei differenzierten über 90 …

Andrea ruft an und erzählt mir, dass sie nach dem Gottesdienst mit Anna geredet hat. Weil sie sich vorstellen konnte, wie es ihr geht und wie schwer es ihr fällt, Dinge in sich auszumachen und auszusprechen, fragte sie nach und Anna fing an heftig zu weinen. Es geht ihr schlecht, viel schlechter als sie zeigt. Sie glaubt stark sein zu müssen für die anderen. Lena hält sich an ihr fest, sogar meine Mutter profitiert von Annas Haltung. Für Jan will sie da sein. Und Werner und mich nicht belasten. Wohin also mit ihren Gefühlen? Ich bin Andrea dankbar.

Werners Freund Mike hat zu Lena gesagt, ich solle Psalm 91 lesen. Ich kenne ihn, ein wundervoller Psalm, den Andrea mir auch geschrieben hat. Schade nur, dass Andrea und Mike ihn für mich ausgesucht haben und nicht Gott. Gibt es das nicht als Lied von Layna? Vergeblich suche ich es in meinem Liederbuch. Ich bin traurig. Würde jetzt gern dieses Lied hören.

Ich bekomme immer mehr Karten, lese sie immer wieder. Jeder, der sich an Gott festhält, bringt eine Karte. Menschen, die nicht an einen großen Gott glauben, haben keine Worte, die sie mir bringen. Es ist gut, dass Geschwister nicht nachlassen, Verheißungen zuzusprechen, Glauben zu stärken. Ich brauche es immer wieder von Neuem. Es ist gut, dass sie anrufen und kommen, gegen alle Scheu und Unsicherheit. Gemeinschaft tut gut, lenkt ab, gibt mir wieder das Gefühl von Leben.

Als es ruhig wird in unserem Zimmer, lese ich im Jakobusbrief. Ich suche die Stelle über das Krankengebet, bleibe an einer anderen hängen: »Ihr braucht nicht zu verzweifeln, wenn euer Glaube immer wieder hart auf die Probe gestellt wird.« Ja, genau so fühle ich mich, das Leben aus den Angeln gerissen, am Fundament meines Glaubens gerüttelt. »Im Gegenteil: Freut euch darüber! Denn durch solche Bewährungsproben wird euer

Glaube fest und unerschütterlich. Bis zuletzt sollt ihr so unerschütterlich fest bleiben, damit ihr in jeder Beziehung zur vollen geistlichen Reife gelangt.« Mir ist klar, dass mein Glaube hieran nur wachsen kann oder scheitern. Fast bin ich selbst gespannt, ob er tragen wird. »Falls jemand von euch nicht weiß, was der Wille Gottes in einer bestimmten Sache ist, soll er um Weisheit bitten. Ihr wisst doch, wie reich Gott jeden beschenkt und wie gern er allen hilft. Also wird er auch euer Gebet erhören. Betet aber in großer Zuversicht und zweifelt nicht, denn wer zweifelt, gleicht den Wellen im Meer, die vom Sturm hin- und hergetrieben werden.« Aber was ist, wenn ich mich genau hier schwach fühle? Ich sehne mich nach den guten Tagen, an denen es leicht fällt, an einen Gott der Liebe zu glauben. Ich gleiche so einer Welle. Diese Stelle macht mir Angst.

Lena ruft an. Ich bin erschüttert, als sie erzählt, dass Werner gestern sehr geweint hat, in ihren Armen. Das wird sie nicht vergessen. Immer noch sind wir ihr Fels, der nicht wanken soll.

Werner hält mich für eine Heldin. Ich halte mich für einen Schwächling. Schwächer habe ich mich noch nie gefühlt. Dass »Gott in meiner Schwachheit mächtig« ist, fand ich schon immer einen schönen Vers. Nun füllt er sich mit Inhalt. »Verlass dich ganz auf meine Gnade. Denn gerade wenn du schwach bist, kann sich meine Kraft an dir besonders zeigen« (2. Korinther 12,9). Tief in mir wächst die Erlaubnis, schwach sein zu dürfen. Die Zusicherung, dass Gott zu mir stehen wird, meinen Mangel ausfüllen möchte. Dass ich keine Gebetsleistung erbringen muss, um Gott wohlgefällig zu stimmen.

Ich muss nicht mehr stark sein. Ich ergebe mich. In diesem Augenblick bricht ein Damm, kann ich wieder zu Gott reden: »O Gott, ich flehe dich an, erhöre das Gebet all meiner Freunde, erhöre mein Bitten: Mach mich wieder ganz gesund, erhalte mir mein Leben und mich meiner Familie, lass mich nicht an Krebs dahinsiechen, gib mir Vertrauen in deine Liebe und dein Vaterherz, sei mir nah und stärke mich, wenn der Befund kommt, gib den Ärzten Weisheit und bereite du alles zu – nach deinem Willen. Nimm mir die Angst vor deiner göttlichen Souveränität, stärke meinen Glauben, lass mich all die vielen Verheißungen ganz persönlich in Anspruch nehmen. Herr, bitte sorge du für mich wie ein Vater für sein Kind. Ich liebe dich. Amen.«

Der Tag war lang, voll Schmerzen und Tränen, aber auch gut und hilfreich. Vielleicht wird mein Leben nie mehr sein, wie es einmal war – aber es kann wieder gut werden. Ich bin erschöpft, aber Gott ist da. Er reicht mir seine Hand. Was immer noch geschehen mag in den Tagen, die er mir gibt, dies möchte ich nie und nimmer loslassen. Hinkend im Vertrauen darauf, dass er mich durchträgt, mache ich mich wieder auf den Weg.

Montag, 20.1.03

In der Nacht schlafe ich ruhig, ich habe gute Träume. Ich gewöhne mich an die halb sitzende Rückenlage. Das Bett ist erste Sahne, hochmodern und stufenlos verstellbar. Frau Lacher muss sich mit einem uralten Modell zufrieden geben. Gott war wirklich schon vor mir hier, um alles vorzubereiten. Sein Versprechen, dass Jesus vorgegangen ist, um Wohnungen für uns zu bereiten, bekommt eine neue Dimension. Aber die Dämmerstunde ist die Zeit, in der ich wieder mit Gott ringe. Ich denke so sehr an die Kinder.

Die Wucht meiner Gefühle ist mir fremd. Ich habe mich noch nicht oft so gefühlt. So ängstlich, so verzweifelt, so mutlos, so wütend, so resigniert, so verzagt hoffend. Vater, hältst du mich und meine Gefühle aus? Hörst du mich, Gott?

Verwirrt und ängstlich flehe ich in meiner Einsamkeit: »Herr, bitte hilf mir durch den kommenden Tag. Ich bitte dich um Kraft für diesen einen Tag. Oder für die nächste Stunde. Um Beistand bitte ich. Um Hoffnung. Um ein tröstendes Wort. Bitte, Vater, schenk mir heute wieder ein Wort!« Zuversichtlich suche ich nach dem Aufstehen in den Losungen. Da steht, dass ich gastfreundlich zu den Fremdlingen sein soll … Egal, der Tag ist lang, Gott wird mir schon ein Wort schenken.

Dann ist Visite, heute mit dem Klinikchef. Von weißen Jüngern umringt neigt der Professor sein Ohr dem Chefarzt zu, der meine Geschichte in wenigen Sekunden auf Latein wiedergibt. Ich verstehe kein Wort. Jetzt reden sie über mich: »Sie weiß Bescheid über den seltsamen Befund.« »Hat ein Gespräch mit ihr stattgefunden?« »Ja.« »Wie groß war der Knoten?« »Anderthalb Zentimeter.« »Und der Schilddrüsenlappen?« »Entfernt.« Der Professor sieht mich an, nickt und sagt: »Das ist überstanden!« Zehn weiße Kittel verlassen rauschend den Raum. Ich bin wie vom Blitz getroffen. Mein Wort! Es ist, als hätte Gott selbst zu mir gesprochen. »Es ist vollbracht!«, kommt mir in den Sinn. Von mir fällt eine Zentnerlast ab.

Die Station ist angenehm ruhig, von Pflegenotstand ist hier nichts zu spüren. Die Atmosphäre tut mir gut. Die Schwestern sind freundlich, meine Zimmernachbarin angenehm, wir lachen oft miteinander, generationenübergreifend. Jetzt schweigen wir miteinander. Die Sonne scheint auf mein Bett und in mir ist auch Ruhe.

Heute bin ich schmerzfreier, aber etwas taumelig. Das Fehlen der Schilddrüsenhormone … Das Weinen fehlt mir auch, es würde mir helfen.

Andrea kommt und schenkt mir eine CD-Karte – mit dem Layna-Song!! Ich fasse es nicht. *Jetzt* ist Psalm 91 von Gott, für mich. Wie zärtlich! Wie geduldig! Er spricht so lange zu mir, bis ich wirklich verstehe. Lena hat mir ihren Discman geliehen. Ich hatte noch nie im Leben so ein Ding auf den Ohren. Musik damit zu hören ist ausschließlich und intensiv. Ich höre das Lied immer wieder und bin ganz erfüllt von seiner Aussage.

> Wer unterm Schirm des Höchsten wohnt
> und im Schatten des Allmächtigen schläft,
> weiß genau, dass da jemand ist,
> der auch in dunklen Stunden durchträgt.
> Gott lässt keinen los, der sich fallen lässt
> in seine starke Hand.
>
> Wenn Sorgen dich befallen
> vor Krankheit, Krieg, Tod und Leid

und du vor Lebensangst
nicht einmal mehr beten kannst,
wenn du am wenigsten daran denkst –
dann ist er da …

Andrea hat Anna und Lena mitgebracht; Werner hat ihnen erlaubt, den Nachmittagsunterricht zu schwänzen. Sie machen sich einen schönen Tag daraus, stecken mich an mit ihrer Lebenskraft. Wir haben lustige Stunden miteinander. Dass sie mich so lieben, macht mein Leben reich.

Die Anteilnahme reißt nicht ab. Damit hätte ich nie gerechnet. Daniel predigte neulich über die Schönheit der Gemeinde – ich spüre sie bis an mein Krankenbett, bis an das Fensterbrett mit den bunten Karten.

Liebe ist, wenn alle, die heute eintreten, erschreckt sagen: »Du siehst erschöpft aus!«, bis hin zu: »Du siehst schlecht aus!« – und Werner heute Abend entzückt lächelnd immer wieder sagt: »Du siehst so gut aus! Dein neuer Haarschnitt steht dir sehr gut!« Er ist glücklich, dass ich die Mädchen aufgemuntert habe.

Gestern habe ich ihm Karten für die Kids mitgegeben. Jan hatte ich geschrieben, dass sein Stoffhund unter mein Bett gepinkelt hat. Jan hat sich an den Kopf gegriffen, gelacht und gerufen: »Die ist ja verrückt! Das ist doch nur ein Stoffhund!« Ein voller Erfolg! Ich kichere, weil Werner nicht mit Jans Kleidung zurechtkommt: »Das ist eine Katastrophe. Lauter Unterhemden, Pullis, T-Shirts …« Nachher wird er mit Lena Physik üben. Er hält tapfer die Stellung. Ich bin stolz auf ihn!

Wir testen meinen Kreislauf und machen einen Spaziergang aus der Klinik. Ich fühle mich, als würde ich ein Gefängnis verlassen. Der Himmel ist voll mit Mond und die Luft zum Schneiden klar. Als Werner geht, weine ich nicht. Das Liebste hier ist Frau Lacher mit ihrem rosa Bettjäckchen, der riesigen Hornbrille und dem köstlichen Pfälzer Dialekt: »Ich lech mich schlofa. Wonn ich schnarchzl, mocha Se Radau!«

Immer wieder kehren die wenigen Sätze der Ärzte von meinem Bettende in mein Bewusstsein: »Es war ein bösartiger Tumor.« – »Auf einer Skala von null bis zehn …« – »Sie dürfen sich jetzt nicht verrückt machen.« – »Hat ein Gespräch mit ihr stattgefunden?« – »Sie weiß Bescheid über den seltsamen Befund.« – »Das ist überstanden.«

Plötzlich ist Zeit zum Nachdenken da. Ich denke lange über diesen Tag nach, die Begegnungen, mein bisheriges Leben. Dankbarkeit wächst in mir. Ich bin dankbar für jeden Menschen, der jetzt zu mir steht, mich auch in dieser schweren Zeit aushält. Jedes ehrliche Gespräch tut mir gut. Jedes Austauschen, jedes Lachen. Ich bin so geliebt. Ich bin so froh um die Gemeinde, die Werner, mir und den Kindern Familie, Heimat, Kraftquelle ist. Welch ein übergroßer Reichtum. Ich sehe auch den Reichtum in meiner Ehe. Wie viele Gemeinsamkeiten wir haben, die unser Leben ausfüllen. Ich will leben!

Immer noch scheue ich mich »groß« zu beten, aus Angst vor Enttäuschung. Aber Gott geht liebevoll auf meine kleinen Anfragen ein. Es geschehen unerwartete Dinge. Am Ende des Tages erkenne ich erschüttert, dass er bei mir war. In mir wächst Mut. Ich übe weiter, wie ein Kind zu bitten, die Hilfe dessen in Anspruch zu nehmen, der Himmel und Erde erschaffen hat und darin auch mich. Ihm die Entscheidungen zu überlassen.

Dienstag, 21. 1. 03

6.30 Uhr. Gerade hat das Gedankenkarussell begonnen, wieder zu kreisen, als das Licht angeht. Zack, zack, zack sind meine Klammern von der Wunde weg, bevor ich mir noch die Augen reiben kann. »Wollen Sie eine zur Erinnerung behalten?« Wie sich das anfühlt! Eine schmale Wurst liegt jetzt an meinem Hals. »Die glättet sich in zwei Wochen! Ihr Mann kann Ihnen schon einmal eine Perlenkette kaufen!« Jeden Tag wird es besser.

Dass ich Gott nicht sehen kann, wird mir immer wieder zum Problem. Ich sehne mich oft nach einem Lebenszeichen von ihm, damit ich weiß, dass er noch da ist. Ab und zu kommen mir noch grundsätzliche Zweifel, ob mein Glaube ein großer Irrtum ist, ob es diesen unsichtbaren Schöpfer wirklich gibt, der sich für mich interessiert und der eingreift in meine Geschichte – aber unterm Strich sagt meine Erfahrung klar: Ja! Gott, der in meine Seele sieht, bleibt nicht abstrakt. Er berührt mein kleines, ängstliches, zitterndes Herz. Das macht, dass ich mich nie allein fühle. Hoffnung wächst, wo ich nicht zu hoffen gewagt habe. Glaubenswissen macht sich auf den Weg vom Kopf in mein Herz.

»Am Anfang war das Wort« – jeder Tag hier ist geprägt dadurch, dass Gott Wort ist, dass er durch das Wort erschafft und heilt. Das Medium, das wie kein anderes meines ist, es erreicht mich durch Karten, Briefe, Telefonate, Bibelverse, Losungssprüche – Gott spricht in meiner Sprache zu mir und erreicht damit meinen Kopf und mein Herz. Ich bin jeden Morgen neu gespannt auf die Tageslosung und den Bibellesetext. Es ist schier unglaublich, wie Gott durch sein Wort in mein Leben spricht. Heute lautet der erste Satz: »Ich will sie trösten und erfreuen nach ihrer Betrübnis« (Jeremia 31,13). Und weiter geht es mit Jesu Frage an die zwei Blinden: »Was wollt ihr, dass ich für euch tun soll?« Das fragt er jetzt auch mich und ich staune, dass es für mich nicht einfach ist, ihm meinen innigsten Wunsch zu nennen: am Leben zu bleiben und wieder gesund zu werden – aus Angst vor Enttäuschung.

Oft bleibt mein Gebet ein Stammeln: »Herr, Vater, Papa, hier ist deine Tochter.« Es ist ein Prozess, anzukommen bei meinem Vater, auf seinem Schoß. Langsam tritt Gottes Barmherzigkeit aus dem Schatten seiner Souveränität heraus.

Die Gespräche mit Freunden sind lebensnotwendig für mich, helfen mir in meinem Kampf gegen die täglich aufwallende Angst.

Ich rede mit Anneliese über meine Angst vor dem Sterben. Anneliese hat schon manche ihrer Lieben dabei begleitet. Sie sagt, dass Sterben kein Akt ist, sondern ein Weg. Für manche ist er weit und für andere kurz, für manche schwer, für andere leicht. Anneliese sagt, sie sei Weltmeisterin im Kämpfen und wolle mich dabei unterstützen. Gott schickt mir alles, was ich brauche. Ich möchte mich jetzt in seine Hand legen und hören, was die Ärzte sagen. Ich hoffe so, dass keine bösen Überraschungen mehr folgen.

Dass ich die Spannung des Wartens so ruhig aushalten kann, ist genauso übernatürlich wie meine Ruhe vor der OP – ich bin all den Betern so dankbar und fühle mich so getragen.

Frau Lacher darf heute gehen. Sie hat eine hübsche graue Bluse an, bringt den Schwestern die Schachtel Mon Chéri mit dem Kuvert (»Sou, jetzt isch des a erledischd!«). Sie hat eine wohl tuende Ruhe auf mich ausgestrahlt, mich unterrichtet in Geduld und gesundem Menschenverstand und nie schlecht über jemanden gesprochen. Sie war genau die richtige Bettnachbarin für mich. Am liebsten würde ich sie mit heimnehmen.

Der Befund ist da: Ein Karzinom von 1,5 Zentimetern Durchmesser, mit der Entfernung der Schilddrüse, aus chirurgischer Sicht ausreichend behandelt. Das Abschlussgespräch findet übermorgen statt, morgen bin ich beurlaubt. Der Stationsarzt wirkt nicht mehr abwartend, sondern beruhigend. Ich entspanne meinen Nacken, rufe meine mitbangenden Leute an und gehe spazieren. Die frische Luft ist eine Wohltat. Ein Vogel singt wunderschön im Klinikpark.

Die Nacht allein im Zimmer – ein komisches Gefühl. Zu Hause möchte ich sein, wo die sind, zu denen ich gehöre. Sibylle hat einen Kuchen gebacken. Meine Eltern wollen mit Sekt mit mir anstoßen. Manuela will für mich kochen. Heinz will Olivenbrot für mich anbraten. Die Luft riecht nach Entwarnung und ich hoffe, dass ich es bald überstanden habe.

Donnerstag, 23. 1. 03

Jetzt macht sich Freude in mir breit. Ich habe mich nicht gewundert über ihr Ausbleiben. Ich kenne dieses Phänomen, dass die Lähmung erst vorübergehen muss, wenn Entwarnung nach großer Anspannung kommt. Dass die alten Gefühle nur langsam den neuen Platz machen.

Neun Tage Warten auf den Befund, neun Tage Zeit zum Nachdenken – ich habe jeden einzelnen gebraucht. Jetzt warte ich auf

Werner, der mich hier rausholt. Auf einmal fühle ich mich schwach und kraftlos. Ich lese einen Brief von Lena – und heule. Ich höre noch einmal die CD von Layna – und breche wieder in Tränen aus. All die Tage konnte ich nicht weinen, wegen der Wunde am Hals, wegen der Besucher, wegen Frau Lacher. Nun, als alles sich zum Guten zu wenden scheint, öffnen sich die Schleusen. Der Schock löst sich, Angst ist da vor Metastasen, Therapien, dem Strahlenschutzbunker. Als Werner mich abholt, hält er statt einer jubelnden eine aufgewühlte, zerknitterte Frau im Arm. Er tröstet mich: »Deine Seele muss erst nachkommen, das ging alles zu schnell.« Als ich heimkomme, wird mir ganz mulmig. Werner hat noch Zeit, mit mir zu frühstücken und einen kleinen Spaziergang mit dem Hund zu machen, dann bin ich allein. Ich will mich fallen lassen, einfach die Tränen fließen lassen, aber ständig kommen Anrufe und Besuche – und ich bin ja so dankbar über die Anteilnahme. Meine Cousine bringt Abendessen, Andrea die Kinder zum Zahnarzt. Der Hund ist anhänglich und liebestoll.

Hinter mir das Tal. Warum weine ich immer wieder, den ganzen Tag lang? Obwohl Gott wohl einen Befreiungsschlag für mich gemacht hat, fühle ich mich wie eine große Wunde. Er hat mich geschlagen, er soll mich auch wieder heil machen. An Leib und Seele. Wie er versprochen hat: »Unauslöschlich habe ich deinen Namen auf meine Handflächen geschrieben, deine zerstörten Mauern habe ich ständig vor Augen!«

Körperlich geht es mir täglich besser. Jede Nacht bringt Heilung. Das Schlucken ist besser geworden, mein Kreislauf stabilisiert sich. Aber seelisch geht es mir bescheiden. Ich bin völlig kraftlos.

Werner ist unendlich dankbar, auch für die Unterstützung der Gemeinde. Immer wieder sagt er: »Du bist ein Held, du Tapfere!« und hält meinen Arm hoch wie bei einem Sieger auf dem Treppchen. Morgen erfahre ich, wie die Nachbehandlung weitergeht. Mein Vertrauen ist noch nicht groß. Ich habe die schmerzhaftesten Tage der letzten Jahre hinter mir und bin völlig im Ungleichgewicht. Ich wünsche mir Zuversicht, Vertrauen in Gott, Vertrauen in die Ärzte. Vertrauen in das Leben.

Abends informiere ich mich stundenlang im Internet. Papilläres Schilddrüsenkarzinom: Behandlungsrichtlinien, Nachsorgeabläufe – ich bekomme wieder Angst. Wieso sollte alles schon ausgestanden sein? Was, wenn die Lymphknoten befallen sind? Völlig erschöpft weine ich mich in Werners starken Armen in den Schlaf.

Freitag, 24. 1. 03

Nach der irritierenden Sucherei im Internet fühle ich mich überfordert, sehne ich mich nach einem Arzt, dem ich mich in den kommenden Jahren anvertrauen kann. Werner fährt mich zur radiologischen Abteilung zum Abschlussgespräch. Es ist gut, dass er mich begleitet. Das gibt mir Kraft. Der Arzt holt sich zuerst die Akte, geht sie lesen und holt anschließend den passenden Patienten dazu. Kommt mir ziemlich spontan vor, diese Vorgehensweise. Während ich zwei Stunden lang in einem altmodischen Korridor im Keller der Radiologie warte, schrumpft mein Vertrauen dem Nullpunkt entgegen. Die Gesichter um mich herum wirken abgestumpft. Ein Klima der Resignation hängt in der Luft.

Als der Arzt mich reinholt, jubelt er, welch gute Prognose ich habe, welch ein Glück ich gehabt habe! Er stuft den Tumor als rechtzeitig entdeckt und endgültig behandelt ein und gibt vollständige Entwarnung! Geheilt! Keine Therapie. Keine weitere Untersuchung. Engmaschige Blutkontrolle zum Einstellen des Kalziumwertes und der Hormone. Fertig. Kontrolle, lebenslang, aber keine belastende Therapie.

Nachdem ich dreimal irritiert nachgehakt habe (»Im Internet stand, dass alle anderen Kliniken eine Radiojodtherapie anschließen an ein Karzinom dieser Größe«) und Werner mir gegen das Schienbein tritt, vertraue ich ihm. Ich will ja! Wenn er die Radiojodtherapie für eine Übertherapierung hält, deren Nebenwirkungen größer wären als der Nutzen, verzichte ich gern darauf. Das ist doch genau das, was ich mir im Innersten so gewünscht hatte: Vollständige Heilung, keine unheimlich klingende Therapie. Hat Gott unsere Erwartungen noch übertroffen?

»Sie haben dieselbe Lebenserwartung, als hätten Sie diesen Tumor nie gehabt. Es war ein bösartiger Tumor, der sich noch gutartig verhalten hat. Die Lymphknoten waren nicht befallen, das Schilddrüsengewebe gesund. Ein absoluter Zufallsbefund, glücklicher hätte das Unglück nicht laufen können! Nehmen Sie die empfohlenen Nachuntersuchungen wahr, aber leben Sie so, als hätten Sie nie Krebs gehabt. Gehen Sie angstfrei in Ihre Zukunft!« Ich darf gehen. Als wir vom Kellergeschoss ins Freie treten, schwillt in mir stakkatoähnlich Händels Halleluja an, keimt leise Frühlingsahnung. Ein freundliches Lachen schlummert in meinem Herzen. Alles ist anders als heute Morgen. So fühlt sich Gnade an! Barabbas-Gnade. Ein Kinderlied setzt sich wie ein Ohrwurm für den restlichen Tag in meinen Kopf: »Wiedergeboren zu neuem Leben …« Blumen will ich haben in meinem Leben. Immer wieder will ich mir Blumen schenken. Tulpen vom Aldi. Rosen vom Lidl.

Waren das zehn Tage! Jetzt erscheint mir das Ganze schon fast unwirklich. Ich war in einer anderen Welt. Nun bin ich daheim! Die Mädchen wirken total ausgeglichen. Werner schläft wie ein Bär auf dem Sofa. Mein Vater öffnet Krimsekt und schenkt mir Tulpen. Viele Freunde rufen an und freuen sich mit. Ein Päckchen kommt, ein Kalender mit Versen für jeden Tag, ich sehe nach, was heute drin steht. Es ist nicht zu fassen. »Und wenn sie fallen, ist er da, er breitet seine Schwingen unter ihnen aus und fängt sie auf« (5. Mose 32,11).

Abends kommen Andrea und Hansjörg mit Fertigpizza und Rotwein unter den Armen und glücklich feiern wir ein Auferstehungsfest. Lachen, Weinen, Danken. Das Leben hat mich wieder.

Samstag, 25. 1. 03

Den ganzen Morgen Jubel. Anneliese bringt mir Tulpen und eine Torte, Inge meine Schilddrüsenhormone. Fassungslos glücklicher Familienvormittag mit überbordender Freude. Endlich kann ich mich so richtig fallen lassen in die Freude der anderen. Mitten hinein in unser Glück – so unerwartet wie die schier unglaublich günstige Prognose – ein Anruf vom Radiologen. »Ich habe einen Fehler gemacht, Frau Bleier. Ich habe mir Ihre Unterlagen mit nach Hause genommen und in Ruhe noch einmal durchgelesen. Internet war das Stichwort ... Ich habe mich verlesen, habe Zentimeter und Millimeter verwechselt. Ich dachte, Sie hätten ein Mikrokarzinom. Das ist nicht weiter schlimm für Sie, aber wir sollten nun doch die Therapie machen, wie Sie es ja bereits geahnt hatten. Lassen Sie die Hormone noch weg. Am Montag machen wir einen Termin aus. Sie haben keinen Schaden dadurch erlitten.« Ich stammle: »Außer dass ich mich zu früh gefreut habe.« Er entgegnet: »Ja, und das tut mir sehr Leid!«

Ich habe nur ein dünnes Fell über meiner Wunde. Schweißgebadet laufe ich mit zitternden Knien durch die Wohnung, ohne zu wissen, wohin mit mir. Wieder dieses Gefühl abzustürzen. Verzweifelt gehe ich ins Wohnzimmer. Anna will mir eine Freude machen, putzt Fenster, hört dabei die CD, die Andrea mir gebracht hat. Ich bin todtraurig, durcheinander, schockiert. Lena wittert meine Stimmung, fragt vorsichtig: »Das ist jetzt komische Musik für dich, oder?« Ich höre hin. Es läuft mein Lied. Die CD hat sechzig Minuten Spieldauer. Zwölf Titel. Und gerade jetzt läuft Lied Nummer neun, worauf Jesaja 35 vertont ist. Das Lied dauert 6:32 Minuten. Ich konzentriere mich auf den Text. »Stärket die schlaffen Hände und befestiget die wankenden Knie! Saget zu denen, welche zaghaften Herzens sind: Seid stark, fürchtet euch nicht! Siehe, euer Gott kommt. Er selbst kommt und wird euch retten.« Die Zeilen, die mir Lou gleich nach der Diagnose vorgelesen hatte. Diese Stelle kommt nur einmal in dem Lied vor ... Mir versagen die Beine. Noch bevor ich an Gott denke, wartet er schon im Wohnzimmer auf mich. Fassungslos weine ich. Lena ist bestürzt: »Anna, ich habe nur gesagt, die Musik ist komisch, und jetzt weint Bianka ganz arg.« Ich aber bin zutiefst getroffen von Gottes Barmherzigkeit und

Lebendigkeit. Mit denselben Worten, voller Liebe und Geduld, sagt er mir wieder und wieder, dass er bei mir ist und mir helfen wird. Genau dort, wo mein tiefster Zweifel nagt, ob Gott gerade mir gegenüber barmherzig sein möchte, begegnet er mir. Ich erlebe so etwas nicht so oft in meinem Leben. Ich weine mich in den Armen von Anna und Lena aus, werde ruhig, erkläre ihnen, was in mir vorgeht. Ich bin aufgewühlt und ratlos, aber auch voll Hoffnung und Dankbarkeit. Dennoch, ein Wermutstropfen bleibt. Für den Rest des Tages ist meine Stimmung gedämpft. Ich weiß nicht, was ich von diesem Arzt halten soll, der so flüchtig eine Akte liest, der sich aber auch so menschlich verhält und sich entschuldigt. Kann ich ihm vertrauen? Nachdem ich gedacht hatte, ich könnte alles zu den Akten legen (ich hatte tatsächlich meine Unterlagen alle schon abgeheftet), geht das Kämpfen weiter. Meine Hoffnung ist, dass ich wirklich keine Metastasen habe und die Therapie inklusive Vorbereitungszeit gut verkrafte. Meine Narbe heilt gut.

Abends mailt mir Luise ein Gedicht:

Unbehaust zu Hause sein

Plötzlich
hat die Zukunft
kein festes Haus mehr
Du wohnst in Zelten
und flatternden Planen

Unbehaust
ist dein zagendes Herz
wie schwer
fällt das Vertrauen
selbst wenn der Sterne
unzählbar viele dir sagen
dass Gott sich dir naht
getreu seiner Verheißung
bei dir zu sein

Du stehst hinter dem Eingang
des Zeltes wie Sara
Nein, zum Lachen ist dir nicht zumute
weinen würdest du
ließe dich dein bleiernes Herz
jetzt, da alles dagegen spricht
dass morgen
neues Land vor dir liegt

Tritt vor das Zelt
Gott ist schon da
lade ihn ein zum Gespräch
In der Stille der Nacht
höre sein Reden

Wie lang die Nacht auch sein wird
du wirst eine andere sein
wenn das Morgenlicht
aufgehen wird
über dem neuen Tag

Sonntag, 26.1.03

Ich bin hin- und hergerissen, ob ich in der Gemeinde etwas sagen kann und soll. Trotz meiner Angst vor dem Mikrofon ist in mir ein Drängen, mich den Menschen mitzuteilen, die mit uns gebangt und gebetet haben. Aber ich weiß nicht, ob ich dem emotional gewachsen bin. Werner betet für mich, dass ich mir keinen Krampf daraus mache. Und Gott hat Humor. Mitten in meinem Zaudern lese ich in der heutigen Bibellese in Psalm 107,32 sprachlos:

»Sie schrien zum Herrn in ihrer Not, der rettete sie aus der Todesangst. Er ließ den Sturm zur leichten Brise werden und die tobenden Wellen legten sich. Da wurde ihnen wieder leicht ums Herz und er brachte sie zum ersehnten Hafen. Nun sollen sie dem Herrn danken für seine Güte, ihn preisen für ihre wunderbare Rettung! In der Gemeinde sollen sie davon erzählen, im Rat der Ältesten ihn dafür rühmen …«

Als ich in Vers 36 lese »Dort können die Ausgehungerten leben …«, muss ich schallend lachen über Gott, weil mich das mitten in mein Mitgefühl mit meinen armen Schilddrüsenhormonen trifft, die »ausgehungert« werden sollen. (Ziel ist, dass sich in der Radiojodtherapie radioaktiv angereichertes Jod an eventuell noch vorhandene Schilddrüsenzellen oder Metastasen anlagert und diese zerstört.) … In der Gemeinde tränenreiche, vorsichtige, zerquetschende Umarmungen, ein einziges Nach-Hause-Kommen.

Die Mädchen fahren Snowboard auf dem Feldberg, Jan ist bei Freunden. Wir essen zu zweit beim Italiener. Werner umhüllt mich mit Liebe und ich lasse mich hineinfallen. Gemütlicher Nachmittag auf dem Sofa vor dem Feuer. Ich kann wieder lesen!

Ich habe die OP überstanden!! Darüber habe ich mich bisher noch gar nicht freuen können. Ich bin ganz zufrieden mit der Wunde und froh, dass sie nicht ein zweites Mal geöffnet werden musste. Nicht jedes Krankenhaus praktiziert einen Schnellschnitt bei Tumorverdacht.

Den Kindern geht es wieder gut, wenn auch sie ein wenig aussehen wie scheue Rehe, aber der Alltag kehrt vorsichtig zurück und nichts ist für mich schöner als das ganz normale Leben. Ich glaube, Gott hat jedes einzelne Gebet in seinen Plan mit einbezogen. Werner meint: »Ich war jetzt zehn Tage in einem schlechten Film, jetzt hat er ein Happy End.« Es ist so schön, mit ihm zu beten.

Montag, 27.1.03

»Ich gratuliere Ihnen zu Ihrem Befund!«, sagt der Internist. Das klingt seltsam in meinen Ohren. Ich sage: »Das kann nicht Ihr Ernst sein!« Aber er sagt: »Wenn Sie noch zwei Jahre gewartet hätten, wären vielleicht Metastasen da gewesen. Ich hatte kein gutes Gefühl bei Ihrem Knoten.« Mir fällt sein seltsamer Anruf kurz vor der OP ein: »Es waren keine bösartigen Zellen zu finden. Aber ich bin froh, wenn Sie trotzdem gehen.«

»Wenn ich mir ein Karzinom aussuchen müsste, dann würde ich mir genau Ihres aussuchen«, sagt er – und ich bin, außer dass ich mich irgendwie wund und geschlagen fühle, glücklich und voll stiller Ruhe und Dankbarkeit, die langsam von innen nach außen dringt.

Vier Frauen haben mir Mahlzeiten gebracht. Das ist die größte Entlastung für mich. Ich friere sie in Portionen ein. Die schönsten Minuten des Tages: Werner legt kubanische Musik auf und tanzt zärtlich mit mir.

In drei Wochen werde ich wieder in die Klinik gehen.

Freitag, 31.1.03

Nicht weiterleben, als wäre nichts geschehen. Jeden neuen Tag, den Gott mir schenkt, dankbar entgegennehmen, wissend, wie kostbar er ist, wie vergänglich. Ich lebe! Ich liebe meinen langsam erwachenden Alltag so. Ich kuschle mich zu Werner, wir reden ein wenig oder beten. Ich stehe zuerst auf und richte die Schulbrote für die Kids. Alles regt sich. Werner mampft sein Müsli, Jan lässt den Hund und die Katze rein, sie lauern in der Tür voller Hoffnung auf Essensreste, ich scheuche sie auf ihre Plätze. Jan wartet laut auf den Schulbus. Die Mädchen kommen, wohl überlegt gestylt, mit duftendem Haar und getauschten Klamotten, packen ihre Brote ein und düsen los. Kurz danach bin ich allein. Zeit zum Nachdenken, Schreiben, Lesen, Beten. Zeit zum Danken.

Samstag, 1.2.03

Einkaufen ist ein Kraftakt für mich. Ich bin so langsam und nach kurzer Zeit überfordert. Ich fühle mich wie ein Kriegsheimkehrer. Als hätte ich eine schwere Schlacht gekämpft. »Gesund geschrieben«, aber zu erschöpft um mich zu freuen. Ist dieser Zustand des Durchatmen-Könnens bereits Glück? Körperlich geht es mir besser, aber meine Seele ist angeschlagen. Ich habe mit dem Engel gekämpft und mir die Hüfte verrenkt. »Ich lasse dich nicht, du segnest mich denn …« Gott, ich will dich nie loslassen. Ich habe mit dir Schmerzen erlebt, aber ich war dir lange nicht mehr so nah.

Werner reitet glücklich. Ich bin froh, wenn er sich erholt am Wochenende. Er macht große Fortschritte beim Reiten, während ich nur Pferdebücher lese. Seit Chopper mit mir durchgegangen ist, bin ich nicht mehr geritten.

Montag, 3.2.03

Wieder lebe ich auf einen Termin zu. In zwei Wochen beginnt die Radiojodtherapie. Bis dahin darf ich keine Schilddrüsenhormone einnehmen, und das macht sich (wie könnte es anders sein) nun mannigfaltig bemerkbar. Schlaflosigkeit, latente Übelkeit und Schwindelgefühl.

Es geht mir nicht besonders. Ich bin dünnhäutig. Wenn mir übel wird oder schwindlig, kommt gleich noch die Angst mit dazu. Ich rutsche immer wieder ab. Drei Ampullen Blutabnahme heute – das genügt, dass ich mich krank fühle. Entsetzt entdecke ich, dass aus meinem Hals von innen ein Faden wächst. Das weckt mein Grauen wieder. Dennoch ist Gott da, das ist eine reale Erfahrung. Er ist treu und stark. Sehr präsent. Hinter mir steht geschlossen eine tapfere, liebevolle Familie und Freundesschar, so dass ich weder kochen noch waschen, bügeln, mit dem Hund ausgehen oder im Buchladen arbeiten muss. Eine außergewöhnliche Lebenssituation.

Werner ist unglaublich einfühlsam, ich kenne ihn so überhaupt nicht, das tut mir sehr gut. Ich bin dankbar für jede fürsorgliche Regung.

Ich sammle meine Gedanken, verarbeite so vor mich hin und harre der Dinge, die da kommen.

Ich sollte eigentlich glücklich sein, aber ich bin es nicht. Stattdessen Tränenstürze. Ich bin nah am Wasser gebaut, sehe das Leben durch tausend neue Facetten. Ich fühle mich innerlich sehr wund und verletzbar. Vielleicht ist die Abwesenheit von Panik ja schon Glück.

Vielleicht kann ich mir nur wegen der guten Prognose den Luxus leisten, mich in diese Tiefen fallen zu lassen.

Klassische Erschöpfung nach einer großen Anstrengung? Die Tage vor den Tagen? Schilddrüsenunterfunktion? Oder ist es vor allem meine verletzte Seele, die versucht nachzukommen? Ich kann meine Gefühle schlecht einordnen – wahrscheinlich ist es von allem etwas. Egal, ich werde wieder zu Gott gehen.

Wie geht es mir also? Froh, daheim zu sein. Dankbar für alles, was ich habe, und besorgt, alles verlieren zu können. Ich empfinde die Nähe zu Gott und unwahrscheinlichen Respekt vor ihm. Meine Grundfesten sind erschüttert. Der Abgrund, an dem ich zu stehen glaubte, gruselt mich immer noch zutiefst. Ich habe Wegweisendes mit Gott erlebt, aber es hat ziemlich weh getan. Und Mut gemacht. Und Angst. Und Glück. Oje …

Werner holt mich raus, wir sitzen im gemütlichen Hinterzimmer seiner Lieblingskneipe.

Dienstag, 4. 2. 03

Mir geht es zunehmend »unterfunktionär«. Ich habe wieder diesen Druck auf der Brust, kann nicht wirklich durchatmen. Ich hatte eigentlich gehofft, dass dieses Symptom nach dem Entfernen des Knotens verschwinden würde, und bin enttäuscht. Vermutlich ist es doch der Druck auf meiner Seele, dieses ständige Auf und Ab. Jetzt ist es das Warten auf die Therapie. Noch fühle ich mich nicht frei, nicht wirklich gerettet.

Die Arbeit in der Buchhandlung mache ich freudlos.

Ich helfe Anna, sich für ein soziales Jahr zu bewerben. Sie möchte im Diakonissenkrankenhaus in Rüppur Einblick erhalten in den Beruf der Gesundheits- und Krankenpflegerin, wie man jetzt zu Krankenschwester sagt. Sie braucht viel Nähe, ist auch nah am Wasser gebaut. Jan ebenso.

Die Frauenärztin zieht mir bei der Krebsvorsorge (!) den Angst erregenden Faden aus der Wunde am Hals. Große Erleichterung. Ich hatte schon Angst, dass nachoperiert werden muss.

Werner baut mich immer wieder auf. Er lenkt mich ab, nimmt mir Entscheidungen ab, versucht, mir den Alltag zu erleichtern, hält mir den Rücken frei. »Du wirst noch ein halbes Jahr im Bademantel bis um 12 rumlaufen, und dann wirst du wieder voll durchstarten.« Der Gipfel an Fürsorglichkeit ist, wenn er spürt, dass ich nicht schlafen kann und fragt: »Sollen wir beten? Soll ich für dich beten?« Dann nimmt er mich fest in den Arm und betet für mich. Ich weine die ganze Zeit, und er hört nicht auf, vor Gott für mich einzustehen.

Mittwoch, 5. 2. 03

Endlich mal wieder eine Nacht voll Tiefschlaf! Heute geht es mir wesentlich besser. Fühlt sich an, als beteten Menschen für mich. Ich selbst kann es nicht gewesen sein. Habe wieder diesen Automatismus der Resignation in mir. Gott ist so geduldig mit mir. Mein Tag verläuft ruhig, das ist wohltuend. Abends sehe ich mit Anna »Jenseits von Afrika«.

Donnerstag, 6. 2. 03

Conny ruft an: »Ich war so sauer auf Gott, dass er dir diesen Einbruch in dein Leben zugemutet hat. Aber unser Gott ist eine lebendige Klagemauer, er hält unsere Wut aus.« Sie schenkt mir ein silbernes, klingendes Herz, wunderschön! Conny weiß, wie ich mich fühle, ihr Mann Bernd wurde vor vier Jahren an Hautkrebs operiert, sie selbst ist an Leukämie erkrankt.

Ich stelle mich wieder meiner Krankheit und informiere mich im Internet. Ich muss das tun, Angstbewältigung. Anschließend heule ich mich in den Schlaf.

Freitag, 7. 2. 03

Wenn ich es langsam angehe, bleiben Schwindel und Übelkeit erträglich. Also mache ich eine Heimkur. Mein Vater geht mit dem Hund aus. Ich bitte jeden, der helfen möchte, mir ein Mittagessen zu schenken. Meine Kühltruhe ist voller Kostbarkeiten. Ich fühle mich bei jedem Überraschungslunchpaket sehr geliebt, auch bei mir geht Liebe durch den Magen.

Ich dusche jeden Tag, mit Kneippschen Güssen zum Abschluss. Wenn ich langsam mache, geht es mir spürbar besser und ich merke, dass ich meinen Körper oft überhöre. Diesen Luxus sollte ich mir immer weniger leisten. Ich möchte nicht mehr gegen meinen Körper anleben. Ich möchte nicht mehr freiwillig in der Überforderung verharren. Ich möchte mir noch einmal Gedanken um meine Ernährung machen. Das ist schon eine Erschütterung, dass sich etwas Bösartiges im »Tempel« zusammenbraut, während man ihn doch längst für rein hielt. Trotz positiver Lebenseinstellung, gesunder Lebensführung, Hundespaziergängen und Vollkornbrot …

Ich bin versucht, noch intensiver leben zu wollen. Vielleicht sollte ich eher langsamer leben. Mit mehr Musik. Wo kann ich mein Leben entschleunigen? Wo Abstriche machen? Wie geht das, für sich Sorge tragen neben all den Aufgaben, von denen ich annahm, Gott habe sie mir gegeben, mitten in den Aufbaujahren mit den Teens, mit dem Mann, der in der Firma gefordert ist – wo Abstriche machen, wenn man erkennt, dass das Leben zu voll ist? Gibt es Christen, die da überall treu sind – *und* ihre Rückengymnastik machen, sich vollwertig ernähren, ein ausbalanciertes Leben führen?

Ich bin mir oft über meine Bedürfnisse im Unklaren, weil ich mich für vieles verantwortlich fühle, umgeben von einem Mann und einer Tochter, die die blanken Mußemenschen sind, und einer weiteren Tochter, die ist wie ich … Die Mußemenschen schütteln dann gelegentlich den Kopf, finden mich ruhelos. In meiner Dauerpower frage ich mich manchmal, wo ich langsamer machen könnte, und fühle mich dennoch gar nicht frei dafür. Hier müsste der eine leiden und dort der andere, da sind die Aufgaben der Gemeinde und dort der Buchladen, hier der Haushalt und dort die Freunde, meine Eltern und die Pferde, die heranwachsenden Mädchen, die Begleitung brauchen auf den letzten Schritten, und Jan mit seiner speziellen Geschichte. Und dann unsere Ehe.

Ich habe Angst, in den alten Trott zu fallen, als wäre nichts geschehen. Alles wegzuschieben wie einen bösen Traum und nichts davon ins Leben mitzunehmen. Werner meint: »Keine Angst, du wirst nie mehr die Gleiche sein. So etwas schüttelt man nicht ab wie Staub von den Füßen. Das nimmt man mit im Reisegepäck.« So ist es.

Hanna, meine ehemalige Lektorin, ruft an. Ich bedauere es sehr, beruflich nicht mehr mit ihr zu tun zu haben. Umso erfreuter bin ich, dass wir den Faden nicht verloren haben. Freundschaft wird mir immer kostbarer. Ich bin dankbar für ihre ehrliche Anteilnahme. Nach dem Gespräch bin ich fast heiter und kann seelenruhig einschlafen.

Samstag, 8. 2. 03

Bis 15 Uhr bin ich allein. Werner nimmt seine drei Helfer mit in den Wald. Ich habe das Gefühl, ihre Welt ist in Ordnung, Hauptsache ich bin zu Hause. Ein gutes Gefühl. Werner findet mich tapfer und meine Stimmungsschwankungen legitim. Normalerweise kann ich nicht mit so viel Verständnis rechnen, wenn ich einen Durchhänger habe. Das zeigt, dass es sich hier um andere Dimensionen handelt.

Andrea bringt Schnitzel und Kartoffelsalat. Ich fühle mich schwach, aber ich komme über die Runden, Tag für Tag.

Sonntag, 9. 2. 03

Daniels Predigt spricht mitten in mein Leben. Thema: Krise. Er sagt, Christen besäßen zusätzliches Krisenpotential: die Glaubenskrise. Da kann ich mitreden! Das Wort Krise kommt aus dem Griechischen und bedeutet so viel wie Wendepunkt, Entscheidung. Wachstum geschieht nicht ohne Krisen, aber Krisen führen nicht automatisch zu Wachstum. Es ist nicht egal, wie wir auf eine Krise reagieren. Auf dem Gipfel der Krise muss der gläubige Mensch eine Glaubensentscheidung treffen, eine neue Sicht einnehmen, neues Vertrauen investieren. Krise bedeutet nicht Passivität, Rückzug, sondern Herausforderung zu einer Entscheidung. Das ist mein Schmerz. Den Wendepunkt akzeptieren. Ich will es ja.

Montag, 10. 2. 03

Durch mein Leben geht ein Riss, an den mich meine Narbe erinnert. Sibylle bringt mir zwei Liter Bolognesesoße und einen getöpferten Engel. Er ist auf die Erde gefallen, bevor sie ihn mir schenken konnte, sein Kopf dabei abgebrochen. Sie hat ihn wieder angeklebt. Er hat eine Linie an der Stelle, wo ich eine Narbe habe, eine Art »Sollbruchstelle«.

Ich besuche Anneliese im Buchladen, die meine Arbeit mit übernimmt, mache einige Bestellungen. Der Laden ist mir fremd, er läuft so gut ohne mich, dass ich ihn ganz nach hinten stelle. Andrea, mit der ich die Leitung habe, gesteht mir das zu. Das ist sehr befreiend.

Anna fürchtet sich davor, das Soziale Jahr im Diakonissenkrankenhaus zu beginnen. Aufgrund der Schichtarbeit wird sie oft dort übernachten müssen. Es ist, als würde sie halb ausziehen. Soll sie es nicht lieber im Krankenhaus der Nachbarstadt versuchen, auch wenn viele ihr davon abraten? Lena wird sie schrecklich vermissen, auch Jan wird sie schmerzlich fehlen, jedem von uns auf seine Weise. Welch ein Einschnitt. Ich bin nicht so weit.

Und Jan möchte ins Ferienlager – kann er dort überleben? Ich habe Angst um seine Seele.

Dienstag, 11. 2. 03

Solange ich mich schone, kaum Haushalt mache, nicht im Buchladen arbeite, geht es mir soweit gut mit der Unterfunktion. Wenn ich aber glaube, loslegen zu können, stürze ich ab. Dann wird mir übel und schwindlig, der Hals krampft, ich bekomme

Durchfall und kämpfe mit Schlaflosigkeit und Kribbeln in mir. Komischer Gedanke: Ohne diese kleine weiße Tablette eine Viertelstunde vor dem Frühstück würde ich sterben.

Manchmal frage ich mich, ob es nicht vermessen ist zu glauben, dass es wirklich überstanden sein könnte nach dieser Therapie. Dann wieder bin ich überwältigt davon, wie Gott mich geschützt hat durch die Umstände, wie der Tumor entdeckt und entfernt wurde, und dann wieder bin ich ratlos, wie ich mich selbst schützen könnte vor weiteren Tumoren. Ich sehne mich danach zu reiten, in die Sauna zu gehen, nach Frühling, ich vermisse das Gefühl von Glück. Dann wieder bin ich einfach nur dankbar dafür, keine Todesangst mehr zu haben.

Zwischen-Zeit. Freigestellt. Ich räume in meinem Leben auf. Ich schreibe. Werner schläft auf dem Sofa ein, ich mache den Fernseher aus, setze mich zu ihm und lese Adrian Plass: Das Wiedersehen. Mit Spannung und Interesse.

Mittwoch, 12. 2. 03

Lese Plass mit großem Gewinn vom Frühstück bis zum Mittagessen. So etwas hab ich noch nie gemacht. Andrea tut es regelmäßig. Eine ungewöhnliche Erfahrung. Schon lang nicht mehr hat mich ein Buch derart gefangen genommen. Seine Themen sind meine, aber er geht mir voraus. Wie gut mir diese Schaffens-Freizeit tut. Allmählich kommt meine aufgewühlte Seele etwas zur Ruhe.

Donnerstag, 13. 2. 03

Ich werde unglaublich entlastet und kann es annehmen. Ich weiß nicht, wie ich je wieder all meine Aufgaben übernehmen soll. Was mir fehlt, ist die Natur. Mit dem Hund durch Wald und Wiesen streifen. Sobald ich nur eine kleine Strecke gehe, wird mir übel und schwindlig, und es ist, als würge mich jemand am Hals. Ich sehne mich danach, dass alles wieder beginnen kann. Ich bin auch schon seit acht Wochen nicht mehr geritten.

Montag, 17. 2. 03

Es prasselt ein herrliches Männerfeuer. Ich decke den Frühstückstisch. Mein Blick fällt auf die Kommode. Zwischen Kerzenleuchter, Bilderrahmen und Muscheln liegen eine Schachtel mit stinkenden Ölanzündern und Streichhölzer, die Schublade steht offen, eine Kunststoffschachtel ragt unter dem Möbelstück hervor. Ich ärgere mich. Bin ich denn immer für das Hinterherräumen zuständig? Wie viel weniger Arbeit hätte ich, wenn jeder diese wenigen Handgriffe selbst erledigen würde. Ich werde das jetzt sagen, ich möchte so nicht mehr weitermachen. Ich öffne den Mund – und treffe beim Luftholen eine andere Entscheidung. »Wie gemütlich, dass du den Ofen schon angemacht hast!«, höre ich mich zu meinem Erstaunen sagen. Und denke plötzlich: Was soll das eigentlich? Er holt Holz rein und trägt die Asche raus, er schichtet und zündet an, und ich räume die paar Utensilien weg. Wir sind ein Team, haben gemeinsam für Feuer gesorgt. Ich bin zufrieden mit dieser Wende und habe den Eindruck, dass etwas Grundsätzliches dahinter steht. Peanuts. Prioritäten ändern sich.

Durch das Fenster fallen schräg hoffnungsvolle Sonnenstrahlen. Ich höre »Wer unter dem Schutz des Höchsten wohnt«. Morgen in der Abschlussuntersuchung wird man mich auf restliche Schilddrüsenzellen und Metastasen hin durchchecken. Ulrike schreibt: »Ich freu mich, dass Gott in allem, was er dir zumutet, ganz dicht an dir dran ist. Es gibt einen Spruch von Gorch Fock: Du kannst dein Leben nicht verlängern, noch verbreitern – nur vertiefen. Ich glaube, Gott vertieft dein Leben gerade.«

Dienstag, 18. 2. 03

Radiologische Abteilung. Ich schlucke zwei radioaktiv belegte Jodkapseln für die Szintigrammuntersuchung. Meine Stimmung ist gedämpft. Was kommt noch auf mich zu? Ich sehe das wunderschöne Wetter und sehe es doch nicht. Ich bitte Gott, an meiner Seite zu bleiben.

Dr. Peter erklärt: Je nachdem, ob und wie viel restliches Schilddrüsengewebe nachgewiesen werde, müsse eventuell nachoperiert werden. Nur damit ich das schon mal wisse. Das Szintigramm zeigt rechts und links am Hals cirka fünf Millimeter Restgewebe, laut Dr. Peter eine zwar erhebliche, aber nicht ungewöhnliche Menge. Es scheint schwierig, bei einer Schilddrüsentotaloperation alles Gewebe restlos zu entfernen. Der Arzt klingt nicht beunruhigt. »Dass das ein Karzinom ist, glaube ich jetzt nicht.« Aber er setzt für mich eine hoch dosierte Radiojodtherapie an, statt der geplanten zwei muss ich mindestens fünf Tage in der geschlossenen Strahlenschutzabteilung bleiben. Ab morgen früh. Kein Besuch, weil ich so viel »Ausstrahlung« haben werde.

Freue ich mich jetzt darüber, dass keine erneute OP nötig ist, oder fürchte ich mich vor diesen fünf Tagen? Sollte ich nicht froh sein über diese relativ elegante Therapieform (»Nebenwirkungen wie Gastritis, Speicheldrüsenentzündung, bleibende Mundtrockenheit nehmen wir in Kauf«)?

Aber fünf Tage Isolierhaft machen mich unruhig. Wie soll ich diese Zeit füllen? Ich bereite mich den ganzen Tag mental darauf vor, kaufe mir aus Ratlosigkeit Sockenwolle, besorge mir in der Bibliothek einen Sprachkurs. Ich bin ein hoffnungsloser Aktivist, dem ausgedehnte Zwangspausen offensichtlich Angst machen. Während Werner besorgt und aufgeregt wirkt, werde ich im Laufe des Tages immer ruhiger. Bin gespannt, wie ich die Tage ertrage, mit wem ich mein Zweibettzimmer teile, ob die Therapie anschlägt. Mein ganzes Leben ist durchgerüttelt …

Ich habe Angst, wieder voll funktionieren zu müssen. Ich möchte nicht mehr in diese Atemlosigkeit. Ich bin mir nicht sicher, ob ich noch im Buchladen arbeiten soll. Braucht oder will Gott mich noch da? Soll ich mich aufs Schreiben konzentrieren? Auf unsere Ernährung? Auf das Reiten? Ich finde eine Karte von Lena auf meinem Kopfkissen: Ein Schaf, das über einen Zaun springt, die anderen sehen aufmunternd zu und sagen: »Du schafst das schon!« Sie schreibt: »*Wir* alle schaffen das! Du bist nicht alleine! Du bist *nie* alleine!«

Mittwoch, 19. 2. 03

Wieder in der Klinik. Aufklärungsgespräch über die »sehr hohe Dosis«, die ich erhalte, um den »doch relativ hohen Restteil von Schilddrüsengewebe« zu zerstören, und über die möglichen Nebenwirkungen.

Ich habe Angst vor dieser unheimlichen Therapie. Meine Ruhe droht zu schwinden und ich bete: »Jesus, du kannst doch machen, dass das nicht eintritt.« Als ich hochblicke, sehe ich direkt in seine Augen. Er hängt an einem Kreuz mir gegenüber. Er hat nur einen Arm. Er wirkt sehr lädiert. Mir ist, als wolle Jesus mir etwas sagen. Mir fällt die Tageslosung ein: »Bei mir findet ihr, was euerm Leben Sinn und Ruhe gibt. Ich meine es gut mit euch und bürde euch keine unerträgliche Last auf.« Die Ärztin trägt Schutzhandschuhe und schüttet die Kapsel aus einer Bleidose direkt auf meine Hand. Welch ein Irrsinn, so etwas zu schlucken … Sie bleibt neben mir stehen, bis ich es getan habe. Meine Zimmernachbarin erhält eine Kapsel mit 270 MDB, ich 3215!! Weil die Speicheldrüsen gefährdet sind, soll ich die ganze Zeit Drops lutschen, um den Speichelfluss in Gang zu halten, und literweise Flüssigkeit zu mir nehmen, damit die radioaktive Strahlung sich schnell wieder abbaut.

Donnerstag, 20. 2. 03

Ich habe das Gefühl, der Kreis meines Lebens schließt sich, weil ich wieder auf einem Balkon in der Sonne sitze und in Ruhe Socken stricke, wie damals, als Anna ein Baby war und mein Leben in ruhigeren Bahnen verlief. Es macht mir richtig Spaß. Gestern Abend, als Lena recht spät anrief, war mir latent übel und ich hatte keine Kraft zu telefonieren. Als Werner vom Fußball heimkam, sagte sie zu ihm: »Bianka geht's ganz arg schlecht.« Er konnte heute Nacht kaum schlafen und hat sehr viel für mich gebetet. Vielleicht konnte ich deswegen ganz ordentlich schlafen. Dass er so glücklich war, als er heute Morgen hörte, dass es mir gut geht, macht mich meinerseits glücklich –

er liebt mich. Zu Lena hat er gestern Abend gesagt: »Ich hab mich bestimmt schon zehnmal in Bianka neu verliebt und im Augenblick ist es gerade wieder ganz arg!«

Freitag, 21. 2. 03

Ich übe Niederländisch. Außer leichten Schmerzen am Hals und im Magen geht es mir dank der vorbeugenden Cortisongabe gut. Ich langweile mich nicht und trotz Schwester Olas Gepolter bin ich ans Fenster umgezogen, meinem tiefen Bedürfnis nach Sonne und Ausblick folgend. Ola ist eine launische schwarze Krankenschwester, die ihren Frust an Patienten ablässt. Wenn sie lacht, dürfen wir ein bisschen mitlachen. Wenn ihr etwas gegen den Strich geht, sucht sie Opfer.

Samstag, 22. 2. 03

Bisher ging es mir relativ gut und ich konnte auch die viele ruhige Zeit irgendwie genießen, aber seit heute habe ich trotz des Cortisons starke Schmerzen im ganzen Innen- und Außenhals, wo sich die Strahlen offensichtlich niedergelassen haben, was grundsätzlich auch gut so ist.

Täglich ringe ich um eine Haltung der Hoffnung, des Vertrauens. Zaghaft gehe ich immer wieder neu diesen Weg.

Sonntag, 23. 2. 03

Schwester Ola macht mir das Leben schwer. Was ich wirklich überhaupt nicht brauchen kann, ist gemobbt zu werden von einer Krankenschwester, die über ihre Hautfarbe und die Arbeit in der Strahlenschutzabteilung frustriert scheint.

Heute wurde das Cortison abgesetzt. Mein Hals fühlt sich innerlich an wie verbrannt. Ich muss abführen, habe Durchfall und Darmkrämpfe. Ich habe Angst vor dem Ergebnis morgen und bekomme meine Periode. Meine Tapferkeit, für die Werner mich bewundert, bricht jetzt deutlich ein …

Montag, 24.2.03

Wieder daheim. Körperlich fühle ich mich ziemlich runtergewirtschaftet. Die Therapie war anstrengend. Neben der Schilddrüsenunterfunktion und der Radiojodtherapie hat mir der Abführtag den Rest gegeben. Ich war noch nie im Leben so krank wie zur Zeit. Mein Kopf versucht das zu begreifen. Jetzt bin ich einfach froh, dass ich wieder zu Hause bin und und diese seltsame Therapie hinter mir habe. Ab heute darf ich Schilddrüsenhormone einnehmen. Ich harre auf Stärkung. Gott war wieder da. Diesmal ruhiger, sanfter. Ich lese den Beipackzettel des Medikamentes, von dem ab jetzt mein Überleben abhängt, eine unerfreuliche Vorstellung. Das Gefühl, mein Leben irgendwie in der Hand zu haben, ist ganz verloren gegangen. Aber hatte ich es denn je? Hängt nicht seit jeher mein Leben von Gottes täglichem Willen ab?

Ich bin gesund, sagen die Ärzte. Neu geschenktes Leben. Wie lange? Das Erlebte sitzt tief. Auf dünnem Eis taste ich mich in meine neue Chance hinein. Ich bin gesund, aber nicht mehr dieselbe. Was ich erfahren habe, verändert mein Leben, verändert mich. Vielleicht habe ich für immer meine Unbeschwertheit eingebüßt, den letzten Überrest aus der Kindheit. In meinem Panzer ist ein Leck. Ich bin gesund, sage ich mir immer wieder – aber ich bin auch endlich. Mein Hals tut so weh, mein Darm auch. Im Gegensatz zum Krankenhaus komme ich daheim nicht zur Ruhe. Abends breche ich erschöpft zusammen, knapp an einem Weinanfall vorbei. Werner bringt Jan ins Bett und nimmt sich zurück, macht den Fernseher wieder aus, sieht mit uns alte Dias an. Noch einmal gerettet.

Freitag, 28.2.03

Kontrollszintigramm, ob sich alle Strahlung abgebaut hat. Soweit alles in Ordnung. In drei Monaten die erste Kontrolluntersuchung. Erst dann wird man feststellen können, ob die Therapie erfolgreich war. Umsonst gesorgt.

Sonntag, 2.3.03

Meine Haltung meiner Schilddrüse gegenüber hat sich gewandelt. Während ich in den ersten Wochen um sie getrauert habe, bin ich heute froh, dass sie entfernt wurde. Sie hätte mich das Leben gekostet. Und während ich über die Hormontabletten dachte: »Jetzt bin ich ein Leben lang von diesen blöden Tabletten abhängig!«, nehme ich jetzt dankbar jeden Morgen aufs Neue eins dieser Juwele zu mir in der Hoffnung, dass sich die neue Menge an Hormonen freundlich zu den vorherigen addiert. Ich habe Freundschaft mit ihnen geschlossen.

Ich bin nicht mehr dieselbe. Sibylle versucht, mich aufzumuntern: »Wenn du hormonell gut eingestellt bist, wirst du schnell wieder Bianka sein.« Ich frage irritiert: »Bin ich jetzt nicht Bianka? Ist Bianka nur stark, fröhlich und leistungsfähig?« Ich weiß, wie sie es meint, aber mir wird klar, welch ein Riss durch mein Leben gegangen ist und dass ich verändert bin. Und empfindlich. Ich kenne mich nicht mehr aus in mir. Werner meint: »Du hast Schweres hinter dir und du hast das Recht, aufgewühlt zu sein, erschöpft, durcheinander, traurig, verängstigt.«

Wir sind dieses Wochenende allein und bleiben einfach ganz gemütlich zu Hause, um uns diese Zeit zu schenken. Ein Erlebnis, das alle zwei Jahre einmal vorkommt. Es tut uns gut. Ich denke an unsere Zukunft, wenn wir (so Gott will) allein in diesem kleinen Haus sein werden, das dann wohl zu groß sein wird, wehmütig im Blick auf ein Leben ohne Kinder. Aber ich kann der Aussicht auch Gutes abgewinnen, als sie am Sonntagmittag alle mit Rucksack und Wäschebergen einrücken.

Vorsichtig erobere ich Raum um Raum meines Lebens zurück. Wie heilen Seelen? Heilt Zeit wirklich? »Keine Euphorie« ist ein treffender Ausdruck für mein Lebensgefühl. Und Rückzug. Meine Wunden lecken. Es fällt mir schwer, Muße zu entwickeln, mir Gutes zu tun, innezuhalten. Dafür muss Werner sorgen, er weiß das und tut es auch. Freunde sind uns wichtig.

Mittwoch, 12. 3. 03

Jeden Abend neu freut sich Werner sichtbar auf zu Hause und genauso sichtbar fällt er oft frustriert zusammen, fühlt sich vom Leben überrollt, scheint er nicht mit diesem Alltag gerechnet zu haben. Er ist nie allein und leidet manchmal unter den allgegenwärtig scheinenden Kindern, die aber auch den ganzen Tag unterwegs waren und sich auf die Oase Heimat gefreut haben. Von seiner Stimmung hängt es ab, ob sie im Wohnzimmer willkommen und integriert sind in seinen Feierabend oder ob er sie vergrault wie ein Leitwolf, der nach einer anstrengenden, langen Jagd seine Ruhe braucht. Morgens dasselbe – die Mädchen rennen die Treppen hoch und runter, Jan redet laut über Fußball, der Hund versucht sich reinzudrücken, und Werner will einfach nur still frühstücken und seine Frau wenigstens einmal in Ruhe drücken.

Donnerstag, 13. 3. 03

Ich versuche, den Berg Liegengebliebenes in den Griff zu bekommen. Paradontosebehandlung beim Zahnarzt, Jans zu kleine Eckzähne aufbauen und die ISDN-Anlage installieren. Steuerangelegenheiten, Versicherungsgeschichten, Arztbesprechungen wegen Jan und mir, Riesterrente, Bausparvertrags-Tarifänderung … Die Hälfte davon verstehe ich nicht, immer fehlt ein Papier und das Wartezimmer ist voll.

Dienstag, 18. 3. 03

Ich hab's getan! Ich bin geritten. Zum ersten Mal seit einem Vierteljahr! Hab mich mit Werner dazu verabredet. Er hat nie Druck ausgeübt. Nicht einmal sanft. Er hat einfach gewartet. Es war schön. Meine Lust am Reiten kommt immer erst auf dem Pferd. Ich bin so froh, dass ich mich überwunden habe. Frühling, danach sehne ich mich auf noch nie da gewesene Weise.

Freitag, 21.3.03

Eine Frau kommt zum ersten Mal in die Gemeinde. Ich gehe auf sie zu, damit sie sich willkommen fühlt. Sie freut sich. Ich freue mich, dass sie sich freut, aber dann nimmt das Gespräch eine befremdliche Wende. Vermutlich hält sie mich für belastbar. Auf keinen Fall spürt sie, was ich brauche. Sie plaudert, sie kenne mich indirekt, Arbeitskolleginnen von ihr betreuten alte Menschen in unserer Straße. Die kennen mich und haben auch schon über mich geredet. Ich würde arrogant wirken und selten grüßen. Nicht mit jedem reden. Sie hätten den Eindruck, ich würde mich für etwas Besseres halten. Da sie jetzt einen anderen Eindruck von mir gewonnen habe, möchte sie mir das nur mal als Hilfe sagen. Irritierender Erstkontakt … Ihre Worte berühren mich unangenehm und ich merke, wie ich beginne, mich empört zu verteidigen. Doch, schreit das Mädchen in mir, ich bin lieb! Ich bin überhaaauupt nicht arrogant!! Und wenn ich jemanden nicht grüße, dann doch nur, weil ich ihn, geistig abwesend vielleicht, nicht wahrgenommen habe! Ich würde doch sofort jeden grüßen, den ich kenne, sobald er mir über den Weg läuft! Und von mir aus auch noch alle, die ich nicht kenne und die freundlich zu mir sind. Souverän ist anders …

Ich mache einen Scherz mit einer anderen Frau aus der Gemeinde, die mir sympathisch ist, ohne dass ich privat Kontakt mit ihr habe. Sie freut sich und spricht mich später an: »Das war lustig, dass du mich heute Morgen so persönlich begrüßt hast. Ich habe dich bisher immer für arrogant gehalten. Noch gestern habe ich zu jemandem gesagt, du seist eine Frau, die immer über andere hinwegsieht.« Ich scherze zurück, dass das vielleicht damit zusammenhängt, dass sie einen Kopf kleiner ist als ich, aber ich finde es nicht wirklich lustig. In Wirklichkeit will ich lieb sein und das Mädchen in mir sehnt sich danach, dass alle Menschen es nett finden.

Arrogant!? Ein Vorwurf, den ich aus meiner Teenagerzeit kenne, als ich, innerlich zergehend vor Unsicherheit, äußerlich mühsam verkörperte Sicherheit, erhobenen Hauptes und mit

Scheuklappen am Kopf zum Schutz vor Verletzungen durch die Schulflure wandelte. Ich will nett sein, aber ich will auch entscheiden dürfen, wann es gut ist, anderen freien Zutritt zu meinem Inneren zu gewähren, und wann ich die Tür schließen darf.

Wenn ich jedem erlaube, in meinem Innersten aus- und einzugehen, wann es gerade passt, verliere ich meine innere Heimat, fühle ich mich benutzt. Wer kommt und geht, nimmt auch immer etwas mit. Bald bin ich leer. Es muss Zeiten geben dürfen, in denen ich die Tür geschlossen lassen darf, allein mit mir bin oder nur mit denen Gemeinschaft habe, die mir sehr nahe sind. Dann muss ich es aushalten, auf den, der vor dieser Grenze steht, abweisend und gefühllos zu wirken.

Sonntag, 23. 3. 03

Heute wird Josia gesegnet, ein Sohn von Freunden, der das Down-Syndrom hat.

Hansjörg predigt über Behinderung und projiziert ein Foto von Jan an die Leinwand. Während mich mein Sohn überlebensgroß anblickt, spricht Hansjörg darüber, was er von seinem Freund Jan lernen will. Wie Jan mittwochs beim Fußball sich so freut, wenn er ein Tor schießt, dass sich sogar die gegnerische Mannschaft mitfreut. Ich weine die ganze Zeit. Unsere Freunde da vorne stehen noch am Anfang mit ihrem besonderen Kind und meine eigene Geschichte rollt wieder auf. Gut, diese Gemeinde zu haben, die mitträgt. Helga sagt zu mir: »Anna und Lena haben großes Glück, dass sie mit einem behinderten Bruder aufwachsen dürfen, weil sie so viel lernen können durch ihn, an ihm, wofür andere ein halbes Leben brauchen!«

Mittags reite ich Chopper gut und glücklich, dann setzt sich Jan aufs Pferd und ich führe ihn. Frühling! Obwohl lange herbeigesehnt, kommt er dennoch überraschend und wie immer gerade rechtzeitig. Die ersten warmen Sonnenstrahlen sind eine Verheißung. Ich pflanze ein paar Vergissmeinnicht und Narzissen in Kübel. Anna baut einen großzügigen Auslauf für die jungen Stallhasen, die in der neuen, nie gekannten Freiheit senkrecht in die Luft springen. Der erste Busch blüht, aus Erfahrung weiß ich, dass er den Reigen eröffnet. Ich genieße die Sonne, die laue Luft, den duftgeschwängerten Wind, die Blumen, die aufbrechenden Knospen in den kahlen Zweigen.

Charly rennt hechelnd ins Haus und wieder hinaus, immer wieder. Mir dämmert, dass er mir etwas zeigen will. Wie damals, als er so empört war, als die Katze im offenen Backofen den Käsekuchen anknabberte, wo er sich längst solche Ungepflogenheiten verkneift. Jetzt petzt er wieder: Die Hasen sind aus Annas Auslauf ausgebrochen und Charly versucht, seiner Aufgabe als Schäferhund gerecht zu werden und die Herde zusammenzutreiben.

Dienstag, 25. 3. 03

Mir fällt ein, dass ich letztes Jahr vor meinem vierzigsten Geburtstag Gott einen Blankoscheck ausgestellt hatte, im Wissen, dass er so etwas mit an Sicherheit grenzender Wahrscheinlichkeit einlöst. Ich betete darum, dass er mich von meiner Bindung befreien möge, jung, faltenfrei und gesund sein zu wollen. Hat Gott mich beim Wort genommen? Ist eingetreten, wovor ich damals Angst hatte? Wie unwichtig ist mir mein Alter heute, wie unsicher bin ich, ob ich überhaupt noch den Hauch von einer Halbzeit vor mir habe. Ich bin schockiert über diese Erkenntnis. Gott ist mir fremder und gleichzeitig vertrauter denn je. Es ist ein Akt des freien Willens, daran festzuhalten, dass er Vertrauen nicht missbraucht.

Dienstag, 1. 4. 03

Zum ersten Mal seit vielen Jahren feiere ich meinen Geburtstag. Bisher kam es mir sehr gelegen, wenn er auf den Osterurlaub am Lago Maggiore fiel. Wenn nicht, floh ich mit Werner in die Pfalz zum Wandern und versteckte mich abends mit ihm in einer Gaststätte, bis die letzte Gefahr drohender Gratulanten vorüber war.

Aber im Krankenhaus wuchs in mir die Sehnsucht, ein Auferstehungsfest zu feiern, wenn ich mit einer guten Lebensperspektive rauskommen würde. Und letzte Woche erlebte ich bei einem Freund, mit welch kindlicher Freude er sich an seinem Geburtstag feiern ließ. Das war die Initialzündung. Ich dachte: »So einfach ist das« und begann einzuladen und zu planen. Heute feierte ich mit dreißig Leuten in unserem kleinen Haus, das schier aus den Nähten platzte. Es war ein schönes Fest und die, die bis zum Schluss ausharrten, hatten die schönste Zeit miteinander. Beste Freunde halfen nachts um 2 Uhr beim Saubermachen, was meinen Aufwand minimierte.

Lenas Geschenk ist der Clou – ein Tagebuch, woran sie zwei Jahre lang geschrieben hat, voller Fotos, Liebeserklärungen, Offenbarungen. Welche Seelenverwandtschaft! Meine Eltern schenkten mir Geld für eine Reise mit Werner! Anna schenkte mir Tulpen, ein Postkartenbuch und ein leeres Tagebuch, dessen erste Seiten sie mit Pferdekarten und Untertiteln versehen hat – ein eigenwilliger Humor kommt da zutage. Irgendwie genial trocken. Jan hat sich einen Taschengeldvorschuss geben lassen, um ein Geschenk für mich zu kaufen. Ich bekomme zwei Riegel Schokolade à 20 Cent. Für Annalena kauft er einen Zehnerpack …

Mittwoch, 2. 4. 03

Bin froh, dass ich den Haushalt wieder allein schaffe, aber es bleibt so wenig Kraft übrig. Dennoch: Rein körperlich geht es mir allmählich besser. Schwindel und Übelkeit haben sich gelegt, die Wunde am Hals heilt von innen nach außen, ich habe angefangen, meine Aufgaben wieder aufzunehmen. Was darüber hinausgeht, kostet mich allerdings alles. Heute Mittag muss ich mit Lena wieder in die Kinderklinik wegen ihres Handgelenks. Es zeichnet sich keine Besserung ab. Sie hat chronische Schmerzen. Der Oberarzt will operieren. Nach zwei Jahren Rätselraten tippt er auf Pseudoarthrose zwischen Elle und Speiche. Sein Plan: »Blutleer machen, auffrischen, Dreimillimeterschraube rein.« Lena fügt sich gefasst.

Donnerstag, 3. 4. 03

Anna verblüfft mich. Ich zeige ihr meine Mappe mit verschiedenen Spendenprojekten und erzähle ihr, dass ich seit Jahren eine Patenschaft übernehmen möchte, es aber einfach nicht anpacke. Sie pickt sich einen von vielen Prospekten raus, liest ihn und füllt den Überweisungsschein aus – für neun Euro ihres Taschengeldes wird ein Kind einen ganzen Monat lang satt werden …

Freitag, 4. 4. 03

Nach dem Motto »Nichts speist die eigene Mitte so sehr wie schöpferische Arbeit« kaufe ich Sommerblumen und pflanze sie ein. Es ist warm. Ich arbeite draußen in luftiger Kleidung.

Samstag, 5. 4. 03

Ich habe wieder genug Kraft für meinen Alltag, aber nicht darüber hinaus. Ich habe keine Reserven für Probleme anderer Menschen, halte mich fern von Konfliktherden. Ich möchte nirgends den Eindruck erwecken, kompetent zu sein, fühle mich im Gegenteil selbst bedürftig.

Thea Eichholz-Müller hat ein neues Lied geschrieben: »Gewöhn mein Herz an die Ewigkeit.« Als ich den Titel las, hatte ich das Gefühl, eine Überschrift für meine derzeitige Verfassung gefunden zu haben.

Wenn mich jemand fragt, wie es mir geht, bin ich ratlos. Geht es mir schlecht? Nein. Auf keinen Fall. Aber es ging mir schlecht, und das fällt wie ein Schatten auf meinen Alltag. Geht es mir gut? Es fühlt sich nicht so an. Ich habe das wieder, was ich mir im Krankenhaus so sehnlich gewünscht habe: Meinen ganz normalen Alltag. Die Endlichkeit des Lebens ist eine Realität geworden, die mir über die Schultern guckt beim Grießbreikochen, das macht alles anders. Aber auf keinen Fall schlechter. Ich habe etwas verstanden, was ich lernen musste, es ist nicht lustig im eigentlichen Sinne, aber sinnvoll. Mein Leben ist endlicher geworden, ich fühle mich eher abrufbar, aber auch die Unendlichkeit ist heute eine greifbarere Dimension für mich. Nichts, was mein Kopf nicht gewusst hätte. Aber jetzt sitzt es tief. Es ist, als teile eine Linie mein Leben in vorher und nachher.

Viele Worte um ein Gefühl in mir, das ich kaum greifen kann. Ich fühle mich seltsam gelassen, vielleicht aber auch nur leer, blicke abwartend den Untersuchungen entgegen, die nächste Woche beginnen.

Donnerstag, 10.4.03

Heute war ich mit Jan in Heidelberg (35 km) in der Kieferorthopädie, nur um festzustellen, dass ich seine Spange nicht dabei hatte. Auf dem Heimweg stöhne ich: »Jan, ich ärgere mich so!« Jan einfühlsam: »Du kannst ja heute Abend dein Lieblingsessen machen! Oder ich spiel mit dir!« Jans Lehrerin sprach auf dem letzten Elternabend von Jans empathischen Defiziten – der Junge ist doch die Fleisch gewordene Empathie!

Morgen muss ich zu Dr. Peter. Erfolgreich Verdrängtes kommt heute Abend in mir hoch, macht mich nicht gerade glücklich.

Freitag, 11.4.03

Kontrolltermin in der Radiologie. Ich bin nervös. Wird diese Krankheit mein Lebensbegleiter bleiben oder werde ich sie überwinden? Dr. Peter sieht auf meine Schilddrüsenwerte und sagt: »Wir haben es fast.« Genauso fühle ich mich. Kurz unterm Limit. Ich sage zu Dr. Peter: »Ich bin unsicher, wie meine Prognose ist.« Dr. Peter spontan, überzeugt: »Gut, Frau Bleier! Gut! Der Tumor war sehr klein, früh entdeckt, hat noch nicht gestreut!« Ich will ihm so gern glauben.

Am Dienstag wird Lena am Handgelenk operiert. Gleichzeitig lässt sie sich die Haut am Fuß lasern, wo sie von Geburt an ein Hämangiom hat, ein handtellergroßes Blutschwämmchen, auf das sie ständig angesprochen wird.

Montag, 14.4.03

»Auffrischen und eine 3-mm-Schraube einfügen«. An Lenas Handgelenk stellt sich als dreistündiger Eingriff heraus. Damit habe ich nicht gerechnet. Ich gehe spazieren, draußen ist Stadtfrühling mit Straßenbahngequietsche, aufblühenden Baumriesen, Sonne. Lena ist so tapfer! Abends nehme ich sie mit nach Hause.

Ein Paket vom Versandhaus ist gekommen. Ich husche zwischen Annas Spiegel, der wahrhaftig ist, und meinem, der mich auf ganzer Größe zeigt, hin und her, tausche Schuhe, runzle die Stirn, seufze, ziehe den Bauch ein bei den drei Badeanzügen, die mir alle gleich gut gefallen und die sich ziemlich ähnlich sehen – man sollte meinen, die Wahl fiele dadurch leichter, aber das Gegenteil ist der Fall. Ich steige von kurzen auf lange Röcke um, noch im Trend, weil aus Jeans und Cord, sieht gar nicht mal schlecht aus – stellt sich nur die Frage, welche Schuhe man zu so was trägt. Plötzlich steht mir feminine Kleidung besser, trotz des Kurzhaarschnittes. Ich habe Lust auf Neues.

Dienstag, 15.4.03

Ich werde Anna sehr vermissen. Ich liebe sie so. Wenn sie auszieht, kommt sie nur noch als Besucherin. Dann teilen wir nicht mehr unseren Alltag miteinander. Das ist etwas völlig anderes.

Lena hat so starke Schmerzen, dass ich wieder mit ihr ins Krankenhaus fahre. »Das darf weh tun, Lena«, sagt Dr. Knobloch – und Lena kann es schon besser ertragen. Es tut mir Leid, dass sie schon so lange Schmerzen an ihrem Arm erleiden muss.

Ich bete, dass Gott einen Weg zeigt, ob und wie es mit dem Reiten weitergehen kann. Oft ist Werner allein mit Chopper unterwegs. Manchmal passt das gut, weil ich dann schreiben kann, aber oft verhindert das auch, dass wir Dinge als Paar oder als Familie gemeinsam unternehmen.

Donnerstag, 17. 4. 03

Ich entdecke in einer Anzeigenzeitschrift bei der Suche nach einer gebrauchten Tischtennisplatte eine Annonce: »Schwarzer Wallach, 14 Jahre. Stockmaß 166 cm, lieb, schmiede- u. verladefromm, hauptsächlich im Gelände geritten, umständehalber in gute Hände abzugeben. Inklusive Zubehör. Preis VHB.« Im Nachbarort! Werner ruft sofort an.

Freitag, 18. 4. 03

Das Pferd zu sehen ist ein Déjà-vu – Prinz scheint der dickere Zwilling von Chopper zu sein. Werner reitet mutig aus mit Herrn Krieger, einem Reitlehrer, der das Pferd vermittelt. Krieger kritisiert Werner konstruktiv, aber massiv (»Von Ihren 150 Reitstunden waren wahrscheinlich 100 umsonst, so wie Sie die Beine noch hochziehen, dieses Pferd schlurfen lassen und es nicht angaloppieren können!«) und bietet Reitunterricht an, für 15 Euro die Stunde. Das wäre eine reale Möglichkeit für uns, Korrektur zu erhalten auf einem eigenen Pferd. Zum ersten Mal denke ich beim Gedanken an ein eigenes Pferd: »Ja!«, und jetzt zögert Werner. Ich habe das Gefühl, die Zeit ist reif.

Vor lauter Pferd verpassen wir den Karfreitagsgottesdienst. Mit Jan sehen wir zu Hause einen Jesusfilm an. Wir staunen über seine Konzentration. Er liegt in meinem Arm, fragt und versteht, weiß erstaunlich viel.

Da sagt Werner, er will das Pferd. Wir wollen es besser kennen lernen. Auf Erfahrung können wir nicht bauen, nur auf Instinkt und Vertrauen. Das ist dünnes Eis. Ich bekomme Angst. Was würde es für mich bedeuten, wenn wir Prinz nähmen? Die Entscheidung ist eine ähnlich schwere Geburt wie damals, als es um unseren Hund Charly ging – wie wird er unser Leben ändern, was ist der Preis? Werden wir dem gewachsen sein, werden wir es bereuen? Das können wir kaum »auf dem Trockenen« entscheiden. Das finden wir nur heraus, indem wir es tun. Alles hat seine Zeit – ist der richtige Zeitpunkt gekommen?

Unser Ja zum Leben mit Tieren gilt. Charly ist keine Last für mich. Das Ausreiten im Sommer war wundervoll. Es fehlt uns. Wenn wir aufhören, bei unserem bisherigen Reitstall Stunden zu nehmen, können wir es uns wohl leisten. Aber den ganzen Tag habe ich Angst vor unserem eigenen Mut.

Samstag, 19. 4. 03

Ich habe es getan! Während Werner mit meinem Vater ein zweites Fenster in unserer Küche einbaut und mich als Kuli immer wieder zum Baumarkt schickt, habe ich Herrn Krieger zugesagt!!! Es geht mir gut damit. Werner lässt es staunend laufen und macht ein Gesicht wie damals, als wir Charly holten, meint aber: »Ich bin stolz auf dich! Du verblüffst mich immer wieder!« Ich bin so weit. Ich freu mich und bin hoch motiviert. Ein neues Abenteuer beginnt. Gleichzeitig fällt neues Licht in mein (Küchen-)Leben.

Sonntag, 20. 4. 03

Die Besitzerin des Pferdes hat einem anderen Käufer den Vorrang gegeben. Ich bin traurig. Habe ich Gott missverstanden? Jedenfalls weiß ich jetzt, dass ich bereit bin für ein eigenes Pferd. Ich reite Chopper, probiere Neues aus. Von zwanzig Versuchen mit ihm anzugaloppieren, gelingen zwei – ich habe es verlernt.

Ich liege in der Sonne, meinen Jeansrock hochgekrempelt. Jan steht neben mir und starrt auf meine Beine: »Hast du dicke Haut, Mama!!« Ich entsetzt: »Hä?« Jan: »Und so glitzrige!!« Ich: »Jan, hast du noch nie im Leben eine Feinstrumpfhose gesehen???« Jan ungläubig: »So sieht eine Hose aus?«

Vom Garten aus sehe ich Lena in die Sauna gehen. Sie legt eine CD rein und duscht eine Ewigkeit. Es ist ein Vergnügen, dieses sinnliche Kind seit fünfzehn Jahren zu erleben.

Abends gehen wir aus. Lena fragt neugierig, wohin. Wir gehen ins Cubanita, zum ersten Mal in diese neue Kneipe, zum ersten Mal in diesem Jahr in einen Biergarten. Lena: »Wow, meine Eltern sind modern!« Ich skeptisch: »Wieso, sind wir da fehl am Platz?« Lena ermutigend: »Nö, da sind noch andere Alte!« Wir sitzen im Freien mit Andrea und Hansjörg, ein herrlicher Abend.

Montag, 21.4.03

Wanderung mit Uli und Christa im Odenwald. Jan ist super gelaunt und überrascht uns alle immer wieder. Sätze wie »Ich vertrau dem Uli, der weiß immer den Weg, der Werner hat sich vorhin falsch geschieden« zeigen, dass seine Sprachentwicklung weitergeht. Jan profitiert davon, dass wir nun meist zu dritt unterwegs sind. Auch wenn es für uns oft anstrengender ist, für ihn ist es eine Chance.

Mittwoch, 23.4.03

Wir planen, für fünf Tage zu zweit nach Italien zu fahren. Ich freu mich auf Zeit mit Werner, Erholung, Auftanken. Es gibt viel zu organisieren, aber ich hoffe, es lohnt sich. Ich möchte leben. Lieben.

Donnerstag, 24.4.03

Mein Kopf ist am Lago Maggiore, mein Po auf der langen Bank in der Ambulanz, Verbandswechsel mit Lena. Mein Vater liegt mit Verdacht auf einen Schlaganfall im Krankenhaus. Ich habe große Angst um ihn. Er war immer der starke Mann in meinem Leben. Ich spüre, wie ich an ihm hänge, wie intensiv er an der Gestaltung meines Alltags beteiligt ist. Er war als Netz und doppelter Boden für die Zeit unserer Abwesenheit eingeplant. Dass er aus dem Leben gerissen werden könnte, damit rechne ich in Wirklichkeit überhaupt nicht. Väter sind die ersten Männer unseres Lebens, stark und unsterblich, unterstützen ihre Töchter bis ans Lebensende. Typisch, dass er unbedingt will, dass ich reise, es wäre ihm todpeinlich, wenn ich seinetwegen bliebe. Jan sagt erschüttert: »Im Krankenhaus kann man auch sterben! Was war mit Michael Schumachers Mutter letzte Woche? Gestorben! Im Krankenhaus!« Meinem Vater geht es soweit wieder gut. Wir sind hin- und hergerissen, ob wir abreisen sollen. Ich hatte mich sehr auf diese Zeit gefreut. Aber ich will nicht, dass meine Eltern oder Kinder darunter leiden.

Freitag, 25.4.03

Wir entscheiden uns, einen halben Tag später zu fahren, nachdem wir vieles neu organisiert haben. Erschöpft reisen wir ab, unterwegs nach Italien, aber mit dem Kopf noch zu Hause …

Zum ersten Mal seit 17 Jahren verbringen wir vier Tage am Stück zu zweit an dem Platz, wo wir die letzten neun Jahre als Familie die Osterferien mit dem Wohnwagen verbracht haben. Wir bewohnen das kleine alte Steinhäuschen, auf das ich immer sehnsüchtig geschielt habe. Der Himmel ist bedeckt. Wir gehen wandern und essen in der Pizzeria. Es schmeckt köstlich. Wir sind zufrieden, aber nicht euphorisch. Irgendwie gedämpft. An einen Platz zu fahren, den man kennt und wo man schon oft glücklich war, bringt entspannte Vorfreude und einen schnellen Start, aber ich sehe überall unsere Kinder. Als ich Werner beschreibe, welche Vorteile es hat, dass sie jetzt nicht da sind, reagiert er überraschend: Er möchte das nicht schönreden. Die Zeit mit ihnen hier war immer wundervoll, jetzt ist es halt anders, aber er konnte sich auch vorher durch Brummeln und Rückzug genug Abstand bewahren. Cool … Ich nicht, mir machte Abstand immer ein schlechtes Gewissen.

Wie können wir uns helfen, beieinander anzukommen? Intimität würde uns Nähe bringen, aber ich habe keine Lust, Werner keine Muße. Als sie doch entsteht, ist es Heimat, aber nicht das große Glück. Statt Erholung holen mich plötzlich alte Trennungsängste wieder ein. Warum sollte ausgerechnet unsere Ehe für immer währen? Werner ist nicht sehr gesprächig. Hellhörig frage ich mich: Ist das hier ein normal guter Alltag zweier sehr vertrauter Menschen – oder Langeweile?

Samstag, 26. 4. 03

Als ich heute zum ersten Mal seit vielen Tagen in die Losungen blicke, erschrecke ich freudig: »Der Herr ist mein Hirte, mir wird nichts mangeln.« Psalm 23. Konfirmationsvers meines Vaters, die einzige Bibelstelle, zu der er einen Bezug hat. Gott tut es wieder – sobald ich bedürftig bin, überfordert, verzagt, tritt er aus dem Dunkel, gibt mir ein Lichtzeichen.

Wie war Urlaub, bevor wir Kinder hatten? Wir schlafen tief, wandern nach Cannobio, wie so oft mit den Kindern all die Jahre, aber sehr romantisch ist es nicht bisher. Auch in Werner schlummert eine Traurigkeit, die Stück für Stück hochkommt. Ob die Revivaltour eine gute Idee war, bleibt immer noch dahingestellt. Wir sehen an jeder Ecke unsere Kids auftauchen – sehen sie Lagerfeuer machen, Holzhütten bauen, Tischtennis oder Räuber und Gendarm spielen, Bobby-Car fahren. Überall werden wir massiv mit vergangenem Glück konfrontiert, was eine Wehmut in uns weckt, mit der wir nicht gerechnet haben.

Es regnet und ich fühle mich allein und vernachlässigt. Ich bekomme eine Ahnung davon, wie viel wir beide wieder investieren müssen, um mit so einer veränderten Situation auf Dauer zurechtzukommen. Es ist ja nicht dieselbe wie vor 17 Jahren … Ich bekomme Angst. Davor, dass die Zeit weiterhin so eilt und die Kinder, die uns jahrelang begleitet haben, nicht mehr da sein werden. Als ich zum ersten Mal schwanger war, befürchtete ich, dass ein Kind unsere Harmonie zerstören könnte, nun habe ich Angst, ohne diese gemeinsame große Aufgabe als Paar zu leben …

Mit 23 hat Werner bei einem Unfall ein Auge verloren. Seither trägt er ein Glasauge. Ich erinnere mich, wie Werner sich fragte, ob ich ihn noch mögen würde mit einem Auge. Weinend frage ich ihn, ob er mich mit meiner Krankheit noch mag, ob er noch mit mir alt werden möchte. Das macht ihn wieder sensibler für meine Gefühle.

Sonntag, 27. 4. 03

Auch wenn ich immer noch eine Lernende bin und es mich jedes Mal Kraft kostet, mich so transparent zu machen – nachdem ich mich verletzlich gemacht habe, bekomme ich mehr Nähe, nimmt Werner mich bewusster wahr. Gegen alle Hoffnung ist der Himmel aufgeklart, was mich sehr froh macht. Wanderung nach Cannero bei herrlichem Wetter, Einkehr im Antico Stallero, wo ich all die Jahre schon gern mal gegessen hätte, wenn es mir nicht zu teuer gewesen wäre mit den Kindern. Nun sitze ich am Ziel meines Traumes und frage mich, warum ich nicht glücklicher bin. So ist es oft, wenn Träume in Erfüllung gehen. Das Leben fühlt sich einfach anders an als ein Traum. In der Wirklichkeit sind die Mozarellatomaten im Traumrestaurant ein riesiger Nouvelle-Cuisine-Teller mit einer dreiviertel Tomate, aufgeschnitten und mit vier Scheibchen Mozarella gekonnt drapiert. Anmachen müssen wir sie schon selbst … Die halbe Zeit überlege ich, wie viele Tomaten ich für den stolzen Preis kaufen könnte … Am Ende streiten wir uns wegen unseres unterschiedlichen Umgangs mit unseren Finanzen. Auf dem Heimweg trete ich in ein Schlagloch und verletze mein rechtes Fußgelenk. Schmerzhafte Nacht.

Montag, 28. 4. 03

Versöhnung, Sex, grauer Himmel und Nebelsee. Ich kann nicht behaupten, dass ich mit zunehmendem Alter wetterunempfindlicher werde. Allmählich erholen wir uns etwas, aber wir schweigen ungewohnt oft. Ich frage mich manchmal, ob wir uns nichts mehr zu sagen haben, weil bestenfalls alles gesagt ist, oder ob es uns miteinander langweilig werden könnte ohne die gewohnten Aufgaben.

Aber trotz eines durchregneten Tages und einer durchstrittenen Nacht ist es insgesamt eine wertvolle Zeit für uns beide. Ich bin auf unschmeichelhafte Selbsterkenntnisse gestoßen sowie auf realistische Einschätzungen des Mannes an meiner Seite, der sich einfach weigert, ein Abziehbildchen meines Traumprinzen zu werden …

Und doch ist es gut, zu zweit zu sein, das auszuhalten, sich neu übereinander zu wundern, sich neu einander zu nähern. Unterm Strich tut uns die Auszeit gut und schenkt uns einen Ausblick auf unsere Zukunft. So sie uns gegeben ist.

Dienstag, 29.4.03

Mein Vater ist wieder zu Hause. Es scheint ihm gut zu gehen, aber er sieht ziemlich mitgenommen aus. Das war schon eine deutliche Warnung für ihn. Reden will er möglichst wenig über alles, was in ihm vorgeht. Jans Pflegefamilie erzählt, dass es fabelhaft geklappt hat, sie waren richtig glücklich mit ihm, er hat es super verkraftet! Welch ein Geschenk! Anna und Lena haben den Laden daheim mit den Tieren und ihren Freunden geschmissen. Wir sind ziemlich stolz auf sie.

Lena spürt ihren kleinen Finger nicht mehr. Ich befürchte die nächsten Komplikationen. Sie ist erkältet und die Haut an ihrem Fuß, wo das Blutschwämmchen entfernt wurde, heilt langsam und spektakulär. Riesige Brandblasen, die sich teilweise entzündet haben, machen ihr zu schaffen. Die Ferien waren mühsam für sie, aber sie bereut die Operationen nicht. »Einen Versuch war es wert«, sagt sie tapfer. Anna hat sie überall hin chauffiert auf dem Gepäckträger ihres Fahrrades.

Samstag, 3.5.03

Anruf von Krieger, dem Reitlehrer: Prinz, das Pferd, das wir kaufen wollten, ist wieder zu haben, die anderen Interessenten sind abgesprungen. Jetzt will Werner nicht mehr. Er glaubt, dass er es zeitlich gar nicht leisten kann, weil er gerade das Dach der Terrasse baut und noch nicht einmal Tomaten gepflanzt hat. Ich kann nicht Motor für so eine folgenschwere Entscheidung sein, bin aber enttäuscht, dass Werner diesen Traum nicht weiter verfolgt.

Sonntag, 4. 5. 03

Den ganzen Tag reden wir über Prinz und wie das mit dem Reiten für uns weitergehen kann. Werner will nicht. Ich glaube, dass wir mit zwei Pferden mehr vom Reiten haben werden als mit Chopper allein. Wir machen noch einmal einen Termin aus mit Herrn Krieger. Werner reitet in der Halle und was ich sehe und höre, nimmt mir den Mut, dieses Pferd reiten zu können. Es ist nicht wirklich ausgebildet, ein reines Freizeitpferd. Man müsste ihm noch viel beibringen, bis es uns etwas beibringen könnte. Dann bin ich dran mit Reiten. Nach drei Runden möchte ich kapitulieren, resigniert, verzweifelt. Ich fordere eine Gerte und plötzlich läuft er dreimal so fleißig. Je länger ich ihn reite, desto mehr Spaß macht es mir. Als Werner das sieht, ist er wie umgewandelt. Plötzlich ist er einverstanden. Wir sagen zu. Welch ein Risiko. Welch eine Bauchentscheidung. Aber ich bin im Einklang damit.

Montag, 5. 5. 03

Jan bleibt wegen eines Gerstenkorns zu Hause. Lena muss zum Verbandwechsel. Anna hat praktische Prüfung und braucht Begleitung.

Jetzt kommt die Angst. Noch könnte ich einen Fallrückzieher machen. Bei schönem Wetter im Mai kann jeder ein Pferd kaufen – was ist, wenn der November kommt? Wenn Krieger schlechten Reitunterricht erteilt? Wir es zeitlich und finanziell nicht schaffen? Träume, die man verwirklicht, sind leider auch ernüchternd schweißtreibend. Die Dornen und Disteln fehlen im Traum …

Dienstag, 6. 5. 03

Durch das neue Küchenfenster kommt Licht in mein Leben. Es fällt von der Seite auf den Tisch, erleichtert das Schreiben und Essen und verschönert meinen Alltag.

Wir überlegen immer noch, ob wir Prinz nehmen, heute waren wir wieder bei ihm. Mündlich haben wir zugesagt. Das Pferd ist total nett, ich möchte es wagen, habe aber auch große Angst. Meine Erkrankung ist vielleicht ein Katalysator für diesen Schritt nach vorne, der sich anfühlt, als würde ich das Boot verlassen und vorsichtig auf dem Wasser gehen. Immer wieder taucht sie in mir auf, die Erinnerung an Januar, an den Morgen, als der Arzt sagte: »Wir mussten die ganze Schilddrüse herausnehmen. Es war ein Karzinom.«

Mittwoch, 7.5.03

Ich steige nach einer langen Bahnfahrt aus dem Zug. Bis zur Sitzung habe ich noch 30 Minuten Zeit. In meinem Kopf sind genau zwei Gedanken: »Bratwurst oder Pizza aus der Hand?« und »Bus oder Straßenbahn?« Da höre ich jemanden meinen Namen rufen. Blind bin ich an zwei Bekannten mit dem gleichen Ziel vorbeigespurtet. Sie nehmen mich mit dem Auto mit, wodurch sich beide Fragen auf einmal geklärt haben. Sensibilisiert durch das Gespräch in der Gemeinde neulich erkläre ich mich: »Man wirft mir immer wieder Arroganz vor, wenn ich jemanden nicht grüße, aber ich sehe die Leute wirklich nicht! Ich bin nicht arrogant, sondern blind!« Der Fahrer grinst: »Ja ja, das sagen alle arroganten Leute!« Der war gut und ich lache, aber der Satz bleibt hängen. Und wenn ich am Ende tatsächlich arrogant wäre? Vielleicht zu ganz anderen Gelegenheiten? Schlimmer? Unsichtbarer und besser getarnt? Da, wo keiner etwas davon ahnt? Wo ich es nicht einmal selbst merke? Überhebe ich mich nicht auch über andere? Bilde ich mir nicht auch ein, dieses oder jenes Verhalten würde mir nicht passieren? Jedes Urteil, das ich mir anmaße – ist es nicht anmaßend? Da redet mir einer zu schrill, ein anderer achtet mir zu sehr auf seinen Vorteil; jene Frau könnte sich vorteilhafter kleiden; dieser Mann sein Kind konsequenter oder liebevoller erziehen … Wie schnell betrachten wir unsere Gaben als Eigenleistung und stecken den Verdienst, der eigentlich Gott zusteht, in die eigene Tasche? Das Gegenteil von Arroganz ist Demut, Dankbarkeit, bei sich bleiben mit seinem Urteil, freundliche Bescheidenheit – Eigenschaften, die ich so anziehend finde. Ich möchte nicht arrogant sein.

Teamsitzung der Zeitschrift *Joyce*. Worauf ich mich immer so gefreut habe, kostet mich nun Kraft. Ich fühle mich schwach und randvoll mit Unaussprechlichem.

Wir sollen erzählen, wo wir gerade stehen, was uns derzeit so ausmacht. Auf dem Boden liegt eine blaue Decke mit Wassersituationen auf Papier und verschiedenen Wasserfahrzeugen, die uns dabei helfen sollen. Ich habe keine Ahnung, wo anfangen und aufhören – macht mich meine Krankheit aus? Meine verdrängte Angst? Mein neu erlerntes Gottvertrauen, das noch auf wankendem Fuße steht? Zuerst fühle ich mich überfordert, fürchte ich mich davor, meine Geschichte zu erzählen, aber plötzlich weiß ich, womit ich mich identifiziere. Ich bin ein Ruderboot, das am Kai anliegt. Lange habe ich es gern und kräftig gerudert, habe uns damit über Wasser gehalten, auch gern andere mitgenommen. Aber nun liegt es angedockt am Kai und macht keine Anstalten, weiter zu rudern. Es liegt dort, um sich füllen zu lassen. Währenddessen empfinde ich ganz tief, dass es in Ordnung ist innezuhalten, hinzuhalten, nichts mehr aus eigener Kraft schaffen zu können, mich vom Trubel auf See zurückzuziehen, nicht auf Ladung zu warten, die ich transportieren soll, sondern mich einfach mit Kraft und Liebe füllen zu lassen. Das Bild des am Kai liegenden Bootes hilft mir, mein Lebensgefühl zu verstehen. Vrenis Gebet, dass wir unsere Ruderboote hinter uns lassen möchten und in die Segelboote umsteigen, um uns bei gestrichenen Segeln von Gottes Geist treiben zu lassen, wird zu meinem Gebet.

Wendepunkt – vielleicht ist die Zeit reif dafür, etwas Wichtiges zu lernen: dass ich nicht allein durch hohe See rudern muss und alles aus eigener Kraft schaffen, dass ich andocken darf und warten, warten darauf, gefüllt zu werden, Segel zu bekommen und loszusegeln, mit leichter Ladung, die zu mir passt, den Wind im Rücken.

Es ist schön, dass Werner und Jan mich abends direkt auf dem Bahnsteig abholen, beide im blauen Hemd, strahlend. Jan trägt meinen Koffer und plaudert angeregt, ich fühle mich willkommen und geliebt.

In diesen Tagen ist mir ein Wunsch ganz klar geworden, der seit Jahren in mir lebt: Ich möchte ein eigenes Pferd haben. Mir ist, als würde Gott sanft sagen: »Ich gönn dir das. Es passt zu dir. Tu es doch einfach!«

Freitag, 9. 5. 03

Das Treffen wirkt noch in mir nach. Ich bin schwer hingefahren und leichten Herzens zurück. Am allermeisten habe ich von den über 60-Jährigen profitiert. Sie haben den Blick auf die Ewigkeit schon so klar. Die Runde inmitten dieser reifen, engagierten, ehrlichen, demütigen Frauen war ein Geschenk. Es war ein Einblick darin, wie fruchtbar Menschen werden, wenn sie an dem Platz stehen, wo Gott sie haben möchte.

Samstag, 10. 5. 03

Wir wagen den letzten Schritt nach vorn, wissen überhaupt nicht, ob es richtig ist, unterschreiben den Kaufvertrag für Prinz. Er ist nicht unser Traumpferd, das Reiten mit ihm könnte mühsam werden, aber er scheint ein robustes, ausgeglichenes Freizeitpferd zu sein. Lieb hab ich ihn. Enorm groß ist er.

Montag, 12. 5. 03

Wir haben es getan!!! Wir haben Prinz geholt. Welch ein riesiges Tier! Ich bin gerührt über sein Vertrauen uns gegenüber. Ich hoffe so sehr, dass wir eine gute Entscheidung getroffen haben. Ich bin ganz ruhig darüber, still glücklich.

Dienstag, 13. 5. 03

Prinz wiehert den halben Tag. Ich verstehe ihn. Nach vierzehn Jahren umgesiedelt zu werden ist ein großer Stress. Todesmutig reitet Werner neben mir zur Reitanlage hinüber – Prinz wiehert, tänzelt, schnaubt und steht unter Hochspannung. Das ist nicht mehr das entspannte Pferd, das wir kennen gelernt haben. Es ist sehr windig und ich finde es verrückt, dass Werner es überhaupt wagt. Chopper wirkt gleichgültig bis wohlwollend interessiert. Ich hoffe, dass sich die Pferde anfreunden, dass unser Geld reicht, dass Krieger uns Unterricht gibt, dass Anna und Lena wieder einsteigen, dass wir den Winter überstehen, Prinz nicht krank wird … Dass unsere Zeit reicht.

Mittwoch, 14. 5. 03

Ich versuche, Prinz am Halfter grasen zu lassen, aber wir brechen das Projekt in gegenseitiger Übereinstimmung ab. Er will lieber in seinen sicheren Stall. Werner ist anders. Er lässt sich von Angst nicht beeindrucken und flößt Prinz Mut ein mit seinem Mut. Chopper immer noch wohlwollend erfreut in der angrenzenden Box.

Eine Freundin schreibt begeistert: »Ein Pferd – das ist ja Lebensfreude pur, nicht?« Ich fühle nach – Lebensfreude ist vielleicht haarscharf daneben, aber Leben pur auf jeden Fall. Es ist wahnsinnig aufregend, weil Prinz wahnsinnig aufgeregt ist, und das mit 800 kg Muskelkraft und dem Mut einer Ameise. Nix wie weg hier, scheint Prinz zu denken, wo ist meine Heimat? Wir versuchen, sie ihm zu werden, in mir ist diese Art Muttergefühl, das ich von Charly her kenne. Wir sind gerührt, gespannt, konzentriert und haben wahrscheinlich keinen Schimmer, worauf wir uns eingelassen haben. Ich hörte mal eine Pferdebesitzerin im Supermarkt sagen: »Früher hatte ich Geld und keine Sorgen, heute habe ich ein Pferd.« Dieser Satz verfolgte mich seither bei meiner Entscheidungsfindung. Eine echte Mutprobe. Wir haben einen internen Ausgabenstopp ausgerufen. Wir trösten uns gern mit Essengehen, feiern Anlässe gern mit Essengehen, gehen für unser Leben gern essen. Das hat nun ein Ende. Also gut, wir haben ein Pferd und trotz Wasser und Brot geht es uns gut. Jan ist entzückt.

Donnerstag, 15. 5. 03

Heute habe ich Prinz in Besitz genommen. War schon lang nicht mehr so froh beim Putzen wie eben, als ich seine Box mit zehn Eimern Wasser von Vogeldreck und Staub befreite. Ich bin Pferdebesitzerin! Prinz ist viel ruhiger als gestern. Als ich ihn grasen lasse, macht er immer wieder einen Giraffenhals, um den Horizont abzuchecken, aber dann grast er wieder. Unvorstellbar, ihn demnächst auf die Weide zu stellen, er wird panisch reagieren. Werner tut genau das, stellt unerschrocken beide Pferde in nebeneinander liegenden Koppeln drei Stunden lang auf die Weide! Ich bin stolz auf seine Cowboyseele und seine Tollkühnheit. Wie er heute Prinz geritten hat! Meine Euphorie reißt ihn mit. Werner braucht, um mutige Entscheidungen durchzuziehen, keinen, der zögert, sondern Überzeugtheit. Überzeugt bin ich. Schon lange nicht mehr hatte ich so sehr das Gefühl, etwas richtig gemacht zu haben. Obwohl – meine Operation war eigentlich dasselbe … Überhaupt kann ich meine Krankheit nicht trennen von dieser Entscheidung. Ich bin Gott so dankbar! Froh reiten wir nebeneinander die große Runde zum Stall zurück.

Mittwoch, 21. 5. 03

Abends habe ich eine Art Nervenzusammenbruch. Ich habe den Eindruck, dass ich wieder zu hundert Prozent funktionieren soll, niemand mehr auf mich achtet, darauf, wie es mir geht und was ich brauche. Und ich funktioniere auch. Ich will ja. Versuche Haus und Garten in Ordnung zu halten, im Buchladen zu arbeiten, Projekte zu schreiben, aber in mir drin läuft parallel immer noch etwas ganz anderes ab. Was bin ich doch für ein leistungsorientierter Mensch.

Donnerstag, 22. 5. 03

Nach einer Aussprache gestern Abend kümmert sich Werner heute bewusst darum, das wir es gut miteinander haben. Acker,

Pferde, Sauna, Lesen an seiner Seite, Haut an Haut – ich fühle mich immer noch angespannt, aber nicht mehr so verzweifelt. Ich brauche Entspannung von meinen Aufgaben, Nähe, Abgeschiedenheit von den vielen Menschen um uns und bringe es so schlecht zuwege, auf mich zu achten.

Anna hält sich (erstaunlicherweise) den Rücken frei zum Lernen für die Mittlere-Reife-Prüfung. Sie geht auf kein Angebot der Clique ein, höchstens mal mit Tobias Billard spielen. Lena klagt: »Ohne Anna ist es nur halb so schön.« Ich: »Nur weil *ein* Mensch fehlt?« Lena: »*Mein* Mensch! Mit Anna ist es viel lustiger, die ist einfach immer gut drauf!«

Lena betrachtet mich beim Zähneputzen aufmerksam, meint dann: »Ich finde Narben nicht schlimm. Da erfährst du von dem anderen, was der durchlebt hat.« Ich beschließe, mich ab heute von Rollkragenpullis und Schals zu befreien. Einerseits bin ich meiner Narbe dankbar, weil sie mich daran erinnert, dass mir das Leben neu geschenkt wurde, andererseits ist sie eine Demutsübung.

Freitag, 23. 5. 03

Jan freut sich, als Prinz ihm über die Weide nachgeht bis zum Ausgang. Er liebt die Pferde sehr, wie alle unsere Tiere. Ich setze ihn auf Chopper und führe ihn ein wenig. Er entspannt sich immer mehr dabei. Beim Putzen der Pferde hätte ich dann lieber meine Ruhe, anstatt eine Ergotherapiesitzung daraus zu machen mit dem dauerquasselnden Kind. Aber als ich ihn später frage, was das Schönste am heutigen Tag war, sagt er mit leuchtenden Augen: »Die Pferde mit Hafer füttern!« Die paar Sekunden …

Samstag, 24. 5. 03

Ich habe so schwache Nerven. Ein hartes Wort genügt, damit ich einknicke. Werner fährt zu einem Bekannten, um ihm beim Umziehen zu helfen. Er packt so viel in seine Samstage. Ich befürchte, dass er zu spät zu unserer Reitstunde kommt und mich mit Herrn Krieger allein lässt. Dem fühle ich mich aber nicht gewachsen. Ich habe Angst vor meiner ersten Reitstunde bei ihm, es ist ein absoluter Kraftakt für mich. Er könnte feststellen, dass ich überhaupt kein Talent habe. Meine Ausdauer könnte für eine ganze Stunde nicht ausreichen. Werner empfindet meine Befürchtung, dass er nicht pünktlich zurück sein wird, als Unterstellung und mangelndes Vertrauen und reagiert heftig darauf. Ich will sofort nur noch fliehen. Werner will nicht der Traumprinz sein, der zuerst dafür da ist, sich um meine Bedürfnisse zu kümmern. Er ist selbst erschöpft und überfordert von den vielen Aufgaben, die sich neben der Firma vor ihm auftürmen. Die Liste der Arbeiten, um die ich ihn bitten muss, weil ich sie nicht erledigen kann, wird immer länger. Das Arbeiten für seinen Bekannten ist für ihn Ausgleich und Beziehungspflege. Ich weiß es, ich sollte es wissen.

Die Reitstunde bei Krieger (Werner ist pünktlich zurück) ist hart für mich. Unermüdlich marschiert er neben mir her, korrigiert mich ununterbrochen, drückt an meinen Beinen, steigt selbst schnell auf, springt ab: »Nachmachen!« Zeigt mir, wie ich sitze, was ich mir falsch angewöhnt habe. Bleibt immer freundlich, gibt hilfreiche Tipps. Der Unterricht macht Spaß, ist effektiv und herausfordernd. Ich erlebe kleine Durchbrüche. Der Reitunterricht bei Zimmerer war nicht umsonst, wir haben viel gelernt, aber wir teilten den Lehrer mit zehn anderen Reitern. Kein Vergleich zu dieser Situation. Dass Zimmerer seinen Reitbetrieb einstellte und Vulkan verkauft wurde, stellt sich nun nicht als Verlust, sondern als Gewinn heraus. Wenn Türen sich schließen, gehen manchmal neue auf. Ich lebe!

Freitag, 30.5.03

In vier Wochen muss ich ins Krankenhaus, auf dem Programm steht die erste Nachsorgeuntersuchung. Ich bin innerlich auf Tauchgang. Nicht nur innerlich, ich habe mich ganz zu Hause zurückgezogen. Manchmal schlafe ich eine ganze Nacht nicht. Eine schreiende Katze, Jan niest, der Hund japst beim Träumen, Lena geht auf die Toilette, Werner schnarcht leise und es ist vorbei mit Schlafen. Jetzt ist 4.30 Uhr, ich sitze in der Küche und lese. Draußen hat der Vogelchor eingesetzt.

Samstag, 1. 6. 03

Um mich herum geht alles seinen gewohnten Gang, aber mir geht es nicht besonders gut. Ich glaube, neben meinem Überforderungsgefühl spielt sich das vor allem in meinem Kopf ab. Ich fühle mich so verletzlich, so endlich. Vielleicht geht es mir nur nicht im gewohnten Sinn »gut«. Geistlich gesehen dient mir auch diese Zeit zum Guten, das spüre ich sehr wohl. Und das muss sich vermutlich nicht gut anfühlen. Ich bin immer noch sehr aufgerüttelt und aus dem Rhythmus.

Wir lassen die Pferde grasen. Ich wage mich an Prinz, aber mein Mut wird bestraft – er reißt sich los, rennt ins Kornfeld und trabt an der Koppel entlang. Mein zartes Vertrauen in meine Fähigkeiten als Pferdebändigerin zerfällt zu Staub, ich schreie nach Werner, habe Angst um das Pferd. Werner reagiert beherzt, Prinz ebenso, er dreht und läuft zum Stall zurück, dem einzig vertrauten Ort in seinem bewegten Leben, frisst eine Möhre aus Werners Hand und lässt sich hineinführen …

Sonntag, 2. 6. 03

Werner arbeitet hoch zufrieden an der Pergola weiter. Bald werden wir draußen einen gemütlichen, hellen Sitzplatz im Trockenen haben. Das ist für ihn schöner, als Urlaub zu machen.

Josia, ein Junge aus der Gemeinde, ist für ein paar Tage bei Jan. Jan hat große Achtung vor ihm. Heute waren sie bei meinen Eltern, die einen Swimmingpool im Garten haben. Josia konnte Jan dazu bewegen, sich nach langer Zeit mal wieder hineinzuwagen. Dabei entdeckte er, dass er nun darin stehen kann. Und dann lernte er tauchen!

Montag, 3.6.03

Ich bin fassungslos. Jan hat seinen inneren Schweinehund überwunden. Stundenlang badet er im Pool meiner Mutter. Heute konnte er eine ganze Längsbahn schwimmen, in leichter Schräglage noch, dennoch – unglaublich! Gerade zu einem Zeitpunkt, als ich zu befürchten begann, dass er es vielleicht nie lernen würde. Ich habe immer gesagt, wenn alle drei Kinder schwimmen können, kann ich in Ruhe sterben. Es macht mich total glücklich, das zu erleben!

Wenn Werner so wie gestern gut gelaunt ist, bin ich tief zufrieden. Heute geht ihm alles gegen den Strich – dass ich am Computer sitze, dass Hundehaare durch den Flur wehen, dass ich mit Jan zum Ohrenarzt gehe und nicht mit ihm reiten kann. Und nun? Soll ich nun Schuldgefühle haben? Welch ein Unsinn. Im anschließenden Gespräch sagt er selbst, dass Jans Ohren Priorität haben. Ich möchte so gerne unabhängig werden von Werners Stimmungsschwankungen, mir reichen schon meine eigenen. Hat er mehr Stress im Leben? Eine niedrigere Frustrationstoleranz? Aber sein Engagement an der Veranda zeigt allmählich Ergebnisse. Bald haben wir vor der Küche einen Freiluftwohnraum.

Samstag, 7.6.03

Wir brunchen bei Elli und Wolfi unterm Kirschbaum und gehen dann mit allen Kids baden. Micha ist begeistert, dass Jan seine Wasserscheu überwunden hat: »Früher war Jan so vorsichtig, jetzt ist er eine richtige Wasserratte!« Jan ist so glücklich über sich selbst, dass er ständig juchzt, mich drückt, küsst, mir sagt, dass er mich lieb hat! Plötzlich, während wir im Wasser sind, regnet es heftig, zum ersten Mal seit vielen Wochen. Die Sonne scheint, das Wasser ist warm, Millionen Tropfen plumpsen in den See und springen noch einmal hoch vor dem Verschmelzen mit der großen Masse – so einen schönen Regen habe ich noch nie gesehen. Jan ist gar nicht mehr aus dem Wasser zu bekommen, und alle sind wir fassungslos. Sein Glück macht Werner und mich ganz glücklich.

Montag, 9. 6. 03

Der Tag läuft wie am Schnürchen. Keine falsche Bewegung, dann sollte alles hinhauen, was ich mir vorgenommen habe. Das Telefon! Wer stört? Leicht kurzatmig werfe ich mich mit einem Hechtbagger drauf, um die lästige Unterbrechung so schnell wie möglich abzuwürgen. Ein Redakteur fragt an, ob ich ein kleines persönliches Statement schreiben kann darüber, wie ich meine innere Balance bewahre – fünf bis acht Sätze darüber, wie ich mein Leben im Gleichgewicht führe. Er bräuchte die Antwort bitte bis Mittwoch. Ich höre »klein«, das Thema kommt mir bekannt vor, ich versuche zu denken, höre mich ja sagen. Gesagt, getan springe ich immer wieder an den PC, sobald ein Gedanke zu dem Thema kommt – sollte kein Problem sein, so ein kleines Statement zu so vertrautem Feld zwischendurch auch noch zu erledigen … Als der Tag zu Ende geht, liege ich auf dem Sofa und heule, nicht mehr ansprechbar für irgendwelche Nächsten. Erschöpfungsdepression, kommt hin und wieder vor … Immer wieder sind meine Wünsche, Bedürfnisse und Aufgaben zahlreicher als meine Möglichkeiten. Es scheint, als habe sich nicht wirklich etwas in meinem Verhalten geändert trotz aller Selbsterkenntnis – vom Instinkt her neige ich immer noch dazu, pausenlos zu arbeiten, um Berge abzutragen.

Die Ironie, dass ausgerechnet diese Frage nach meiner Balance mich aus dem Gleichgewicht bringt, fordert mich neu heraus, darüber nachzudenken, wie ich es wahren könnte. Was ist es, das mir hilft, im Trubel immer wieder meine Mitte zu finden? Wie kann ich es langfristig schaffen, abends noch so ausgeglichen zu sein, dass ich noch Kraft für Werner und die Kids habe?

Vieles weiß ich längst, vieles vergesse ich auch immer wieder. Balance bleibt für mich eine Herausforderung. Aber es gibt kleine Oasen in meinem Leben.

Morgens zum Beispiel, wenn die Karawane satt und bepackt weiterzieht, frühstücke ich in Ruhe. Dampfender Kakao, gute Lektüre, Tagebuch. Ich musste 33 werden, bis ich in diesen Genuss kam. Jede Durststrecke geht einmal vorüber. Nicht jeder Tag beginnt dann mit der Zwiesprache mit Gott, aber die es tun, sind gute Tage.

Bei mir spielt sich viel im Kopf ab. Umso mehr brauche ich sinnliche Pausen, die mich wieder auf den Boden stellen, meiner Seele helfen, hinter all den Eindrücken herzukommen. Ich muss immer wieder das Haus verlassen, unter freien Himmel treten, Minutenurlaub machen. Ich liebe es, mit dem Hund rauszugehen, zu sehen, was das Wetter und die Jahreszeit machen. Mit Tieren umzugehen hat etwas Ausschließliches. Danach kann ich wieder loslegen.

Da ich spontan bis chaotisch bin, brauche ich ein gewisses Maß an Struktur um mich herum. Wobei mir eine funktionale Ordnung mit Wohlfühlcharakter genügt. Hausarbeit gehört nicht zu meinen Leidenschaften. Ordnung soll dienen, nicht herrschen. Es kommt mir allmählich zugute, dass ich (mühsam aber engagiert) gelernt habe, Haushalt so zu strukturieren, dass die Kinder und ich ihn mit vertretbarem Aufwand am Laufen halten können. Es tut gut, diese Arbeit auf viele Schultern zu verteilen.

Verzichten können ist auch ein Geheimtipp. Sobald ich den Drang loslasse, alles gestalten und kontrollieren zu wollen, auf das Risiko hin, nicht mehr so wichtig zu sein, gewinne ich Ruhe (und die anderen Spielraum für ihre eigene Entwicklung). Und unerreichbar zu sein! Nur Sklaven sind immer und überall erreichbar. Ich kann mir nicht uneingeschränkt Kontakte leisten. Ich konzentriere mich auf Menschen, die mir nah stehen, und auf Menschen, die Gott mir in den Weg stellt.

Dienstag, 10.6.03

Werner hat in der Woche Heimaturlaub eine Veranda geschaffen! Wir haben uns geliebt und gestritten, und nun geht er wieder seiner Bestimmung nach …

33 Grad. Tagsüber stehen die Pferde in der schattigen Box, abends duschen wir sie und bringen sie auf die Weide. Chopper presst sein Maul beim Abduschen fest zu, aber wenn ich den Strahl schwach drehe, fängt er an, daran zu saugen. Werner gießt den Acker, ich sammle mit Jan Pferdeäpfel auf der Weide ein, eine Schweiß treibende Arbeit mit Schubkarre und Mistgabel. Komme mir vor wie eine Bäuerin. Prinz ist sehr menschenorientiert. Er folgt uns wie ein Schatten, schnuppert ständig an uns herum, legt sein Maul in Jans Halsbeuge, knabbert zärtlich an seinem Ohr … Es gefällt mir, die Eigenarten dieser Tiere kennen zu lernen. Ich richte Jan einen eigenen Putzkoffer. Er ist so begeistert bei den Pferden. Wieder hat er eine beidseitige Ohrenentzündung. Es wird Zeit, dass er operiert wird.

Mittwoch, 11. 6. 03

36 Grad. Hitze legt sich auf das Land. Anna und Lena radeln mit einer Horde Jugendlicher an den Baggersee. Werner und Jan gehen Fußball spielen und sehen anschließend Deutschland gegen die Faröer-Inseln spielen. Wichtige Fußballereignisse im Fernsehen sind eine gute Gelegenheit, Punkte zu sammeln. Ich punkte, als ich Werner Fleischkäse mit Bohnen, Zwiebeln und Kartoffeln unter die Nase schiebe, Anna, als sie kühles Bier aus dem Keller holt, Lena, als sie sich neben ihn setzt, »Wow« an den richtigen Stellen seufzt und intelligente Fragen stellt. Pluspunkte auf dem Konto sind eine Investition fürs Leben …

Ich bringe die Pferde auf die Weide und gehe zum ersten Mal im Leben allein an den Baggersee. Mut und Willenskraft brauche ich dazu eine Menge. Fühle mich beobachtet, ertappe mich dabei, dass ich öfter das Bedürfnis verspüre zu verkünden, dass ich Mann und Kinder habe. Allein zu schwimmen und zu schweigen ist ja noch okay, aber ich schließe innerlich mit meinem Leben ab, als fünf kahlrasierte, russisch sprechende Halbstarke auf mich zuschwimmen. Erleichterung, als sie mich ignorieren. Ein interessantes Erlebnis.

Donnerstag, 12.6.03

Als Ines in der Bibliothek fragt, wie es mir geht, wird mir bewusst, dass ich gar nicht mehr »gut« über die Lippen bringe, sondern immer nach Gründen suche, die die Schwere in meinem Leben deutlich machen. Warum eigentlich? Ist mein Grundlebensgefühl nun »Ich hab's schwer«? Oder »Mir steht Mitgefühl zu«? Ich erzähle ihr, was alles beschwerlich ist, dabei könnte ich auch davon erzählen, was alles gut läuft …

Freitag, 13.6.03

Bald ist meine erste Nachsorgeuntersuchung in der Strahlenschutzabteilung – wieder isoliert mit radioaktivem Jod.

Idealerweise sollte im Körper keine Schilddrüsenzelle und keine Krebszelle zu finden sein. Ich versuche zu verdrängen, aber es ist wieder wie eine Wand, auf die ich zulebe. Ich habe Angst vor Schwester Ola, der Hitze des Südzimmers, der Einsamkeit, der Langeweile – ich habe Angst vor einer schlechten Nachricht. Ich habe auch Hoffnung. Darauf, wieder entspannt in die Sauna zu gehen, ohne zu befürchten, dass dadurch Krebszellen aktiviert werden könnten. Ich habe Hoffnung, dass Gott mich heilt. Ganz.

Anna versucht die Mittlere Reife mit Minimalaufwand zu bestehen. Lenas OP an Arm und Fuß hat langwierige Folgen, die noch nicht überstanden sind. Prinz beobachtet immer noch äußerst gespannt, was hier bei uns so abgeht, schwankt zwischen irritiert und neugierig. Der Umgang mit einem irritierten Pferd ist aufregend. Schon allein morgens dieses große Tier auf die Weide zu führen ist ein Abenteuer für mich. Äußerlich lasse ich mir nichts anmerken, aber ich bin sicher: Er merkt das!

Samstag, 21.6.03

Werner und ich fahren nach Heidelberg. Schon auf der Hinfahrt fühle ich mich, als hätte jemand einen Schalter umgelegt, auf dem »glücklich« steht, ein vertrauter pawlowscher Reflex. Heidelberg ist »unsere« Stadt, seit den ersten Wochen unserer Beziehung. Heidelberg bedeutet Romantik, Entspannung, Liebe. Wenn wir etwas für unsere Beziehung tun wollen, fahren wir erst einmal nach Heidelberg. Der Fluss, das Schloss, die Altstadt – Werner ist aufmerksam und entspannt, lange sitzen wir bei Wein und Salat in einer Straßenkneipe, beobachten die Leute und ihre Schuhe (Badeschlappen der 70er sind angesagt, sehr unterhaltsam). Wir laufen am einsamen dunklen Flussufer zurück. Ich bin so im Einklang mit Werner, dass ich leise weine vor Glück. Unter der alten Brücke küssen wir uns.

Sonntag, 22.6.03

Gottesdienst. Ich weine beim Singen der Anbetungslieder. Ich gehe auf den Termin in der Klinik nicht nur in Angst zu, sondern auch in der Erwartung, Gott dort zu treffen, ohne zu wissen, was er mir sagen möchte.

Der Sommer ist großzügig, seit Wochen Badewetter, aber der Wohnwagen fehlt mir, dieses Ganz-weg-Sein, Für-uns-Sein. Der kleine Baggersee ist nicht das unendliche Meer. Aber Jan schwimmt glücklich mit Simon: »Ich hab schon wieder einen neuen Freund!« Das Schwimmen eröffnet ihm Sommerwelten und ein ganz neues Selbstbewusstsein. Er steht nicht mehr am Rand, hat ganz neue Möglichkeiten der Freizeitgestaltung! Endlich können wir als Familie wieder unbelastet miteinander baden gehen.

Mittwoch, 25.6.03

Mir ist seltsam zumute, ich lebe irgendwie in der Schwebe, bin reizbar und angespannt, unzuverlässig, schusselig, vergesslich … Ich mach mich innerlich stark für Schwester Ola und den Abführtag.

Anna ist ein ungewöhnlicher Mensch. Wenn das Leben sie nicht fordert, verfällt sie in eine Art phlegmatische Starre. Aber wenn es spannend wird, wenn Herausforderungen kommen, wächst sie über sich hinaus und entwickelt enormen Mut. Jetzt zum Beispiel – wie sie die Sache mit Gott anpackt! Sie möchte sich taufen lassen. Oder wie sie ihre Beziehung angeht, unspektakulär, kontinuierlich, selbstbewusst. Und wie sie ihre Schüchternheit überwindet und das Projekt »Soziales Jahr« in Angriff nimmt.

Freitag, 27.6.03

Jesus hat sich bei mir gemeldet. Meine Nerven sind dünnwandig, aber ich bin nicht angsterfüllt. Ich ruhe nicht in mir, aber ich halte mich an den Sohn Gottes.

Jan hat heute frei und steht alle fünf Minuten neben mir: »Machen wir jetzt Pudding?« – »Gehen wir jetzt zu den Pferden?« – »Spielst du heute was mit mir?« – »Was kochst du heute?« – »Darf ich jetzt helfen, den Spätzleteig zu machen?« Ich bin froh, als das überstanden ist, ich in den Buchladen und er zu Oma darf. Im DLRG taucht er jetzt nach Gegenständen in 1,3 Meter Tiefe! Es ist für ihn und uns immer noch unglaublich, was er da gelernt hat. Er genießt den heißen Sommer sehr.

Im Buchladen treffe ich eine Frau, die Ähnliches wie ich durchlitten hat. Sie macht mich auf eine Stelle aus dem Markusevangelium aufmerksam: »Da kamen vier Männer, die einen Gelähmten trugen. Weil sie wegen der vielen Menschen nicht bis zu Jesus kommen konnten, deckten sie über ihm das Dach ab. Durch diese Öffnung ließen sie den Gelähmten auf seiner Trage hinunter. Als Jesus sah, wie fest sie darauf vertrauten, dass er ihrem Freund helfen würde, sagte er zu dem Gelähmten: ›Mein Sohn, deine Sünden sind dir vergeben!‹« (Markus 2,3ff). Sie sagt, ich soll dieses Bild mitnehmen: »Ihre Freunde bringen Sie zu Jesus. Er wartet schon auf Sie!«

Dienstag, 1.7.03

Das Bild der Freunde, die mich zu Jesus bringen, trägt mich durch diese schweren Tage. Ich kann nichts tun als mich tragen lassen, mich Jesus und den guten Armen des Vaters ausliefern. Ich hänge in den Seilen. Als eine Frau, die gern aktiv ist, ist Schwachsein eine schwere Übung. Es ist eine meiner schönsten geistlichen Erfahrungen der letzten Monate, dass mich auch meine Schwachheit nicht von Gottes Liebe trennen kann, vor allem dann nicht, wenn Freunde für mich einstehen. Ich habe Süßigkeiten dabei und einen Koffer voll Sockenwolle, Zeitschriften und Bücher. Christel schreibt, dass sie eine von den Seil-Runterlassern sei und für Ola beten werde, dass sie eine La-Ola-Welle für Jesus wird. Drei bis fünf Tage …

Mittwoch, 2. 7. 03

Was ich in der Radiologie zu hören bekomme, klingt hoffnungsvoll und Mut machend. Es ist gut, hier zu sein, ein paar freie Tage zu haben zum Nachdenken. Selbst unter diesen Umständen kann ich es genießen. Auszeiten haben etwas Wohltuendes in ihrer Ausschließlichkeit. Meine »Festplatte« ist voll und ich kann endlich sortieren. Das mache ich mit Schreiben, Lesen, Schreiben, Nachdenken, Schreiben, Musik hören, Telefonieren, aber nur gezielt. Schlafen, Schreiben …

Donnerstag, 3. 7. 03

Der Tag mit Zimmerkollegin Waltraud ist wertvoll. Ich fühle mich sofort bei ihr wohl. Sie ist 62 und hat vor fünf Jahren ihren Mann verloren, trauert immer noch sehr. Ist der Preis für eine gute Ehe am Ende der Schmerz der Trauer? Sie sagt: »Ich vermisse es so, ihm sagen zu können, dass ich ihn liebe. Er sagte immer: ›Wenn einer von uns früher gehen muss, müssen dem anderen die gemeinsamen Jahre genügen zum Weiterleben.‹ Ich möchte ihm so gern sagen: Du hast dich geirrt. Sie genügen nicht!« Es macht Mut, eine 62-Jährige kennen zu lernen, die so ausgewogen denkt, sich so gut ausdrücken kann, so reif und offen ist, so an mir interessiert.

Es ist gut, mal wieder ganz bei mir zu sein. Einen halben Tag pro Woche würde ich mir zu Hause gern noch gönnen. Als doch die Einsamkeit kommt, gehe ich auf den Balkon, bewegungsarm, leergelesen, und schalte Lenas Diktiergerät an. »Hey, Bianka, ich lieb dich voll, ich hab dir dein Lieblingslied aufgenommen. Ich denk an dich.«

Ich bin nicht an dem Platz, wo ich gebraucht werde. Lena ist müde, weil sie bis 3 Uhr nicht schlafen konnte. Anna und Werner haben so gestritten, dass Anna schluchzend im Bett lag. Ich bin doch noch sehr wichtig für das Familiengefüge. Morgen darf ich heim. Durch mich geht ein großes Seufzen. Diesmal spüre ich keine Nebenwirkungen, die radioaktive Dosis für Diagnosezwecke beträgt nur ein Zehntel der Therapiedosis. Ich bin dankbar dafür. Ola hat mir nicht wehgetan, ich wäre ziemlich wehrlos gewesen mit meiner dünnen Haut. Ich war dankbar, dass sie nicht an meinen Nerven gerüttelt hat, und habe sie gesegnet.

Die Zuversicht der Ärzte geht auf mich über. Ich denke nach vorn, blättere in Gartenzeitschriften und freue mich an meiner Zukunftshoffnung. Ich habe richtig Lust, wieder im Garten zu arbeiten. Es tut mir gut, wenn ich mich um Haus und Hof kümmern darf.

Freitag, 4. 7. 03

Es war nichts Verdächtiges zu sehen, im ganzen Körper keine bösartigen Zellen, der gesamte Halsbereich ist völlig in Ordnung, die Lymphknoten unauffällig. Langsam habe ich das Gefühl, etwas ist überstanden. Zum zweiten Mal ändert sich mein Lebensgefühl. Zum ersten Mal passierte das, als der Arzt sagte: »Es war ein Karzinom.« Heute sagte er: »Wir wiederholen diese Untersuchung in einem Jahr und dann zu Ihrer Sicherheit noch einmal in fünf Jahren, wenn zwischenzeitlich alles in Ordnung ist. Wovon wir ausgehen.« Die Zeit dazwischen erscheint mir unwirklich und dunkel. Überirdisch schön, wie die Vögel im Garten singen. Hatte ich Krebs? Bin ich gesund? Ich atme tief durch. Ende eines Alptraums? Ich bin erleichtert und voller Schaffenskraft, feiere mit meinen Eltern die gute Nachricht, trinke endlich wieder Wein, will leben …

Sonntag, 6.7.03

Anna und Lena singen im Gottesdienst am Mikro mit. Manchmal blicken sie sich an und lächeln. Ich sage mein Halleluja für Gott weiter, berichte von meinem Untersuchungsergebnis, mit bebenden Knien und glücklichem Herzen. Alle sollen hören, was Gott getan hat.

25 Grad, milde Brise. Ich bin lang und gern allein mit Charly auf dem Acker, schneide und mulche froh vor mich hin. Lasten fallen von mir ab. Lena und Werner reiten zusammen aus und besuchen mich mit den Pferden. Dann bringt mein Vater Jan, Micha und Simon, die einen Badeteich bauen, schlammbaden und kicken. Der Sommer kann noch einmal beginnen mit Freiheit und Leichtigkeit. Ich möchte ihn richtig an mich heranlassen. Das Wetter passt zu so einer paradiesischen Feier; ich bin so glücklich, dass mein Herz in mir hüpft und ich kaum weiß wohin mit meiner Freude. Die Vögel singen plötzlich viel lauter. Heute war einer der schönsten Tage meines Lebens.

Dienstag, 8.7.03

Ich habe versucht, keine hohen Erwartungen zu hegen, falls das Ergebnis negativ ausfallen würde. Jetzt wage ich mich zu freuen und tue es immer mehr. Paulus fordert mich in der Bibellese heute explizit dazu auf (»… abermals sage ich euch: Freuet euch!«). Im Januar hatte ich das Gefühl, aus der Statistik rausgefallen zu sein. Meine Zukunft ist realistisch gesehen immer noch ungewiss, aber meine Erwartung an das Leben ist wieder auf Zukunft angelegt. Ich möchte meine Haare wieder wachsen lassen.

Spurenweise merke ich leise Veränderungen in mir. Manches

erlaube ich mir, was ich mir vorher nicht erlaubt habe. Manches tue ich, manches lasse ich, weil mein Gefühl für Vergänglichkeit noch klarer geworden ist. Prioritäten verrutschen, vermutlich unwiederbringlich.

Mittwoch, 9. 7. 03

Bernd hat einen Knoten in der Achselhöhle entdeckt, unter der Stelle, wo er Hautkrebs hatte. Eine sehr schlechte Nachricht. Und: Connys Blutwerte sind schlecht. Ihre Leukämie ist erneut ausgebrochen. Ich erstarre innerlich. Wir kennen uns erst seit wenigen Jahren, und obwohl wir uns nicht häufig sehen, wissen wir, dass wir zueinander passen, spüren wir, dass wir ähnlich leben und denken. Bernd, Conny und ihre Kinder sind eine Familie, deren Lebensform der unseren entspricht. Wenn wir miteinander reden, sind wir schnell beim Wesentlichen angelangt und verstehen uns. Eigentlich haben wir uns durch Lena kennen gelernt. Als Lena ein Jahr lang im Gymnasium war, war Conny ihre heiß geliebte Religionslehrerin.

Donnerstag, 10. 7. 03

Annas letzter Prüfungstag. Sie seufzt: »Bianka, bald hab ich's geschafft!« Ich kämpfe mit Unterleibskrämpfen, habe endlich meine Regel bekommen, kämpfe mich ans Licht von Annas Realität, erinnere mich. »Anna, wenn das rum ist, feiern wir ein Fest. Weil ich keinen Krebs mehr habe, du die Mittlere Reife geschafft hast, Lena ihre OP hinter sich und Jan schwimmen gelernt hat. Nur Werner hat keinen Grund zum Feiern.« Anna trocken: »Dann feiern wir mittags, wenn er in der Firma ist.« Jetzt hat sie »Urlaub«, was gewöhnlich damit beginnt, dass sie die Hasen frei lässt. Heute konstruiert sie ein neues, raffiniertes Abtrennsystem, so dass sie über Jans gesamten Fußballrasen jagen. Sie schlagen Haken, drehen in der Luft um 180 Grad und können ihre Freiheit kaum fassen. Anna sitzt stundenlang mittendrin mit einem Buch im Schoß.

Samstag, 12.7.03

Chopper läuft heute unter mir wie geschmiert. Irgendwie scheint bei uns beiden ein Knoten geplatzt zu sein. Angespornt versuche ich wieder zu galoppieren, was mir seit Monaten nicht mehr gelingt. Diesmal höre ich mir geduldig Werners Anweisungen an und versuche sie umzusetzen – immerhin kann er es ja! – und tatsächlich, ich kann wieder galoppieren! Ich fliege! Werner entführt mich auf abgemähte Kornfelder und bringt mir Leichtgalopp bei: »Steh einfach auf, beug dich ein wenig nach vorne und halte dich in der Mähne fest! Lass dein Pferd ruhig laufen, das ist ungewohnt, aber schön!« Ich denke an Mauselöcher, tödliche Stürze, versuche nicht daran zu denken, will frei sein. Ich spüre kein Pferd mehr unter mir, galoppiere über Stoppelfelder, und Chopper läuft sich dankbar frei. Im Galopp kommen die lästigen Mücken nicht hinterher. Welch eine Mischung aus Kraft und Schnelligkeit, Adrenalin und Endorphin, Glück, Angst und Ehrgeiz, es schaffen zu wollen …

Nach wochenlanger Hitze ist es ein wenig abgekühlt. Um 22 Uhr, als Werner sein Pferd abspritzt, stehe ich in Choppers Box, halte seinen Kopf in meinen Händen, lege mein Gesicht auf den Pferdehals und atme Pferd ein. Ich streiche zärtlich über seine Augen, Nüstern, Wangen, Ohren. Er hält ganz still. Seine Sanftheit gibt mir genauso viel wie der wilde Galopp. Ich habe so eine Liebe für dieses Tier.

Und ich bin so glücklich über meinen guten Befund. Meine Freude rutscht tief. Meine Dankbarkeit ist untrennbar mit Gott verbunden. Nie mehr wollte ich ohne Gott leben.

Ich sauge den Duft und die Wärme des Sommers in mich auf. Während die Spatzen im Efeu rascheln, liegen wir nebeneinander in der Hängematte, hören, wie Lena gegenüber mit Frau Wagner plaudert und lacht. Ich bin so erleichtert und denke wieder gern an meine nächsten Jahre, schmiede Pläne (denke »So Gott will«) und fühle mich bewahrt und beschenkt. Ich hab mein Leben wieder aufgenommen, in einem etwas ruhigeren Takt.

Montag, 14.7.03

Bernd wurde operiert. Die Knoten in der Achselhöhle waren groß und nah am Lymphsystem. Conny geht es sehr schlecht. Die ganze Familie ist so belastet. Es ist grauenvoll, was ihnen zugemutet wird.

Wir diskutieren, wie wir den Feierabend gestalten wollen. Werner will auf den Acker, ich würde gern reiten. Ich überlege, ob ich allein reite, aber dazu fehlt mir der Antrieb. Jan beobachtet uns aufmerksam. »Mama, was können wir machen, damit du wieder glücklich bist?« und: »Kommst du wieder zurück, wenn du fortgehst?« *Jan, natürlich! Was denkst du denn?* – »Lasst ihr euch scheiden?« In Jans Klasse sind fast alle Eltern geschieden. »Ihr streitet manchmal. Im Auto zum Beispiel!!« – Seele!

Dienstag, 22.7.03

Tante Maria aus Zimbabwe schreibt:

»Liebe Bianka!

Herzlichen Dank für deinen lieben Brief. Ja, so geht es im Leben. Gott sorgt immer wieder für uns, wenn wir auch oft nicht die Wege verstehen können, auf denen er uns näher zu sich führt. Mit der Zeit lernen wir, alles in dem Vertrauen hinzunehmen, dass er immer nur das Beste für uns will in jeder Situation, weil er uns liebt und immer lieben wird. Das zieht uns immer mehr in seine Arme und hilft uns mehr und mehr das Gleichgewicht zu halten in allen Lagen. Wenn das nicht der Fall wäre, würden wir längst verzweifelt sein. Mit jeder neuen Erfahrung werden wir reifer und wachsen hinein in die Frau, die er schon von Ewigkeit her in uns geschaut und geliebt hat. Das ist das große Geheimnis, das sich mit unserem Tod dann endgültig enthüllen wird für uns. Und darauf sollten wir uns eigentlich freuen; dafür sollten wir jetzt schon anfangen zutiefst dankbar zu sein. Ich wünsche dir weiterhin Gottes Segen zu diesem Wachstum, das erst mit dem Augenblick unseres Todes ein Ende findet, denn nur der Körper schwindet, nicht aber der Geist und die Fähigkeit innerlich zu wachsen bis zum letzten Atemzug. So wünsche ich dir einen schönen, neu geschenkten Sommer und viel Freude mit deinen Kindern und Werner.

Herzlichst, deine Tante Maria«

Ich möchte lernen, dass das Sterben seinen Schrecken für mich verliert, den Tod als Ausgang betrachten in eine andere Welt, damit nicht jede neue Hiobsbotschaft aus meinem Bekanntenkreis mich neu aus den Angeln reißt. Ich ringe um eine Haltung, die nicht fatalistisch ist, ich ringe um Vertrauen und Zuversicht, um Vorfreude. Ich sehne mich nach dem Paradies und möchte, vorsichtshalber, diese Welt lieber noch nicht verlassen. Und schon gar niemanden ziehen lassen. Das Leben ist so schön, wenn es schön ist.

Manchmal bleibt unsere Beziehung zu Gott wie die Szene mit den beiden ausgestreckten Fingern an der Decke der Sixtinischen Kapelle – eine vage Berührung. Nicht immer ist es das satte Sitzen in seinem Schoß oder das Hineinfallen in seine wartenden, sehnsüchtigen Arme. Woran liegt es? An uns? An Gott?

Donnerstag, 24. 7. 03

Werner kriegt die Kurzzeitkrise, als er im Garten aufwacht, während zehn Hasen im provisorischen Gehege glücklich rumflitzen, dafür aber »der Zugang zu meiner Schaufel verbaut« ist, eine Freundin in der Küche einen chinesischen Anzug schneidert für Jans Chinalager, Simon und Jan auf dem Schlagzeug trommeln, Benni, Anna, Lena und Jonathan »Die Ärzte« im Wohnzimmer hören …

Jan ist ziemlich aufgeregt, weil er morgen zum ersten Mal ins Sommerlager geht. »Mama, so lange war ich noch nie weg! Sieben Tage!« Ich bin vermutlich noch aufgeregter. Ich schleiche um ihn herum, will ihn an mich drücken, ihn festhalten und weiß, dass ich das nicht darf. Ich freue mich für ihn und für mich ehrlich gesagt auch. Ich bin so stolz auf Jan, dass es überhaupt vorstellbar geworden ist, ihn auf ein Ferienlager zu schicken, und dass es ihm auch noch Spaß machen könnte. Ich bin gespannt, wie es wird. Vermutlich werde ich wenig davon erfahren. Ich baue darauf, dass die Gruppe klein und die Leiter engagiert sind. Ich will auf Gott bauen. Und wenn es nicht gut geht, holen wir ihn ab. Abends betet er: »Bitte, dass ich Freunde find und Spaß hab und wir viele Spiele machen!«

Freitag, 25. 7. 03

Wir begleiten Jan mit gemischten Gefühlen, wobei der Stolz auf seinen Mut überwiegt. Er ist mit allen Sinnen beschäftigt, das, was um ihn herum vorgeht, zu begreifen, wichtige Informationen aufzufangen, die 110 anderen Kinder wahrzunehmen, seine Leiter herauszufiltern, Josia, den vertrauten Freund aus der Gemeinde, im Auge zu behalten, eine Scheibe Melone zu ergattern. Er hat keine Zeit und Kraft dafür übrig, irgendwelche Hemmungen zu pflegen wegen seiner Andersartigkeit.

Ich streiche noch eine Wespe von seinem melonensaftverschmierten Hals, letzte mütterliche Handlung, dann gehe ich. Wer wird ihn nun beschützen? Was ist, wenn er wieder eine Ohrenentzündung bekommt? Werden seine Hörgeräte durchhalten? Kann er für sich sorgen? Ich muss meinen oft noch so hilflosen Sohn sich und diesen fremden Menschen überlassen – und Gott. Josia ist dabei, aber auch er kann nur einen begrenzten Blick auf Jan haben. Jan scheint das einzige behinderte Kind zu sein, das dürfte eine seiner größten Herausforderungen der letzten Zeit sein. Als 110 Kids mit chinesischen Holzkarren den Hügel hoch rennen, Jan einen letzten suchenden Blick zu uns wirft und sein schüchternes Lächeln aufsetzt, platze ich schier vor Freude.

Jan hat sich öfter an Werners Hals geworfen und ihn fest gedrückt. Bei mir macht er das nicht. Ich scheine eher seine Versorgerin zu sein. Werner meint auf der Heimfahrt seufzend: »Ich glaube, ich bin Jans Lebensmitgestalter. Wenn ich ihn am Sonntag abhole, wird er mich als Erstes fragen: ›Und? Wie haben sie gespielt?‹ Die neue Saison beginnt nämlich ohne Jan! Ich freu mich schon auf Sonntag!« So sehr sich Werner freute, als wir unsere beiden Mädchen bekamen, so schön ist es für ihn, einen Jungen zu haben. Ein paar Mal noch seufzt er gedankenverloren: »Mein Sohn!«

Zuerst einmal muss er eine Tageswanderung zum Lager überstehen, und jetzt fängt es auch noch an zu regnen. Ich bete darum, dass es aufhört, auch wenn tausend Bauern im Odenwald für Regen gebetet haben – und es hört auf! Das Kennzeichen des Wagens vor mir endet mit der Ziffer 139. Mir kommt Psalm 139 in den Sinn, mein Lieblingspsalm: »Von allen Seiten umgibst du mich und hältst deine Hand über mir.« Ich stelle mir vor, wie Gott seine Hände über Jan hält, habe plötzlich die Hoffnung, dass Jan einigermaßen unbeschadet mit tausend neuen Eindrücken durch dieses Survivaltraining kommen kann.

Sonntag, 27. 7. 03

Anna und Lena genießen die ersten Ferientage mit Ausschlafen. Bin schon drei Stunden auf den Beinen, als ich die verschlafen grummelnde Lena im Arm halte. Sie murmelt mit halb geöffneten Augen und Bettwärme in den Haaren: »Meine Sommersprossen sind auf einmal so platt gedrückt, wenn ich aufwache. Siehst du das?«

Ich bin beschenkt mit zwei Mädchen, die mich teilhaben lassen an ihrem Leben, die einander wohlgesonnen sind, mit uns lachen und weinen, uns vertrauen und um unsere Meinung fragen.

Werner fragt, ob wir ausreiten. Ich erschrecke jedes Mal. Tief in mir sitzt immer noch die Angst, dass Chopper mit mir durchgeht, wenn ich die umzäunte Bahn verlasse. Meine Natur ist eher, auf Nummer sicher zu gehen, mir würde das Reiten in der Reitanlage meist genügen. Für Werner aber ist das nur die Vorstufe zum Glück, eine Art Warmreiten, das eigentliche Reiten findet bei ihm draußen in der Freiheit statt. Für die Pferde auch. Sie richten sich auf, werden aufmerksamer, fangen an mitzudenken, sind auch furchtsamer. Sie haben Lust, mal richtig loszulegen, schnell und weit. Den Wind um die Nüstern zu fühlen. Der weht reichlich beim Galopp! Es ist ein unglaubliches Gefühl, aus dem Sattel aufzustehen und loszugaloppieren. Chopper empfindet das offensichtlich ebenso. Nur Fliegen ist schöner …

Heute läuft es so lange gut, bis eine Reiterin auf einem Schimmel in weitem Bogen auf den Feldern um uns herum galoppiert. Chopper findet das alarmierend. Meine inneren Schreckensbilder springen auf Knopfdruck an, wenn er beunruhigt ist. Werner sagt: »Der tänzelt nur ein bisschen und will gucken, woher dieses Pferd ›flieht‹, du musst umso cooler und vertrauenerweckender erscheinen, je nervöser er ist, nicht gleich in Panik verfallen.« Das ist nicht gerade schmeichelhaft, aber stimmig. Es kostet mich viel Mut, meine Angst anzugehen. Als Werner abends glücklich seufzt: »Ist das schön, mit dir zusammen zu galoppieren! Das würde nicht jede Frau mit mir machen!«, ist das für mich Lohn und Ansporn weiterzumachen.

Freitag, 1.8.03

Heute sind wir allein und finden wieder nicht recht zueinander. Langsam merken wir, dass uns das nicht in den Schoß fällt. Kann man Zweisamkeit verlernen, wenn man sie nicht mehr gewohnt ist? Ich finde es schon schön, im Garten im Wind nebeneinander zu liegen.

Jan hält durch! Ich genieße die Ferientage ohne ihn in der Hoffnung, dass es ihm gut geht. In Gedanken bin ich immer wieder bei ihm und befehle ihn seiner Engelkolonne an und natürlich Gott. Tief in mir drin atme ich ordentlich auf. Werner fehlt er beträchtlich.

Montag, 4.8.03

40 Grad im Schatten, Saharawind. Um 9 Uhr schließe ich sämtliche Fenster und Rollläden und mache mich auf die Suche nach einem Ventilator. Einer steht in Lenas Dachzimmer, den zweiten tragen wir den ganzen Tag durch das Haus und streiten uns darum. Beim vierten Baumarkt werde ich fündig: ein kleiner Tisch-

ventilator für 7 Euro ist noch zu haben. Da wäre auch noch ein Zweimeterteil mit Fernbedienung zum halben Preis einer Klimaanlage. Aber ich finde eine blaugelb karierte Traumhängematte mit wetterfestem Gestell, unglaublich reduziert. So ein Teil wünsche ich mir seit vielen Jahren. Ich kaufe sie innerhalb von zehn Sekunden, ohne noch weiter zu überlegen. Nachts schlafe ich stundenlang selig in der abgekühlten Abendluft. Ich werde dieses Teil immer genau dorthin tragen, wo ich hängen möchte …

Donnerstag, 7. 8. 03

Jan ist zurück. Für meinen Eindruck hat er die Zeit auf dem Ferienlager unbeschadet überstanden. Erfahren kann ich kaum etwas, weil Jan nichts erzählt. Aber er strahlt und sagt, dass er nächstes Jahr wieder hingehen möchte. Ja dann … Das muss uns genügen.

Mein Vater war für uns Hühner kaufen. Er schüttelt zuerst zwei schwarze in das Hühnergehege. Jan starrt gebannt auf die Säcke. Als nächstes flattern uns zwei braune entgegen. Jan schreit: »Ja! Meine Lieblingshühner! Hallo Anja und Ellen!« Anja und Ellen waren die braunen Hühner, die Werner vor zwei Monaten geschlachtet hat. Jan hatte sie nach seinen beiden Freundinnen getauft … Zum Schluss stolziert ein kleiner Hahn heraus und beginnt sofort, sich vor den Hennen in Pose zu werfen. Jan liebt Tiere mehr als alles andere. Er philosophiert: »Du brauchst nie Eier kaufen, gell? Nur wenn die Hühner mal keine Lust haben zu legen. Aber die haben Lust, oder? Weil die ja eine Belohnung kriegen. Futter. Und dann wollen die uns was dafür geben.« Werner grinst: »Die Hühner sind echte Werterhaltung!« Werterhaltung?? »Ja, das ist deutsche Kultur, die wir damit erhalten! Wer hat schon noch Hühner!«

Freitag, 8. 8. 03

Werners erster Urlaubstag. Es passiert nichts Weltbewegendes – er macht das Auto TÜV-fertig, hängt die Kletterleiter in den

Baum, ich bringe den Garten auf Vordermann, wir fahren mit dem Hund durch den Wald, der nach warmem Humus riecht – aber wir kommen uns wieder näher. Er entspannt sich und sieht mich, sagt mir, dass er mich liebt. Es macht einen großen Unterschied, nicht mehr dreimal im Jahr in Urlaub zu fahren, gerade zu einer Lebenszeit, wo wir es besonders gebraucht hätten. Ich stelle unsere Entscheidung mit dem Wohnwagenverkauf in Frage.

Sonntag, 10.8.03

Wir haben uns einen Zeltcaravan gekauft. Ein holländisches Raumsparwunder, das daherkommt wie ein unauffälliger Anhänger, aufgefaltet wird wie ein Schirm und dann dasteht wie ein Hauszelt, ein Zwischending zwischen Zelt und Caravan: Man schläft einen Meter über der Erde auf der ausgeklappten Ladefläche auf Rost und Matratzen, das Heck des Hängers ist eine Bordküche, die im geräumigen Vorzelt aufgestellt wird. Das Teil ist zwanzig Jahre alt, aber funktionsfähig, und ich glaube, damit können wir sensationell Urlaub machen! Ich freu mich, endlich von meiner Urlaubs-Heimatlosigkeit befreit zu sein, zurückzukehren in den Schoß der Campergemeinde.

Wir haben unseren privaten Biergarten eröffnet. Werner hat die Biertischgarnitur auf die Schattenseite gestellt. Nun sitzen wir, wo wir sonst nie sitzen, und freuen uns wie verrückt an dem Zeltanhänger. Werner findet das Preis-Leistungs-Verhältnis, ich das Raumvolumen genial. In einer Woche fahren wir wieder nach Holland.

Samstag, 16.8.03

Meine erste Nacht im Faltcaravan war gut. Ich konnte einfach schlafen. Es ist nett, in dem stets leicht flatternden Stoffraum zu liegen. Ich habe nicht gefroren. Das Bett war nicht zu hart. Ich habe eine Chemietoilette. Alle diesbezüglichen Sorgen waren umsonst. Annas Freund Tobias zeltet nebenan; Anna möchte ihm ihre zweite Heimat zeigen.

Montag, 18. 8. 03

Das Meer ist wunderschön von den windgeschützten Dünen aus, mein Lieblingspanorama mit den unaufhörlich heranschwebenden Möwen, dem Riedgras, den Pastellfarben hellblau, hellgrün und beige. Tobias wirft sich in die Wellen wie ein Labrador. Jan entwickelt neue Fertigkeiten, badet, spielt Tischtennis und Volleyball. Endlich hier. Endlich total abschalten dürfen.

Montag, 25. 8. 03

Ende der Saison – kaum ein Mensch ist am Meer. Aber wir. Eine lange Weile liege ich in einer Sandkuhle in den Dünen, träume, schlafe, lese, ganz allein. Noch nie habe ich so wenig gelesen wie in diesem Urlaub. Es gibt so viel dazusitzen und zu gucken, Werner Gesellschaft zu leisten, dem Meer zuzuhören. Hin und wieder gleitet eine Möwe über mich hinweg und ich sanft in den Schlaf.

Lena ist reizbar und unzufrieden. Das schmerzende Handgelenk und Annas Abnabelung machen ihr zu schaffen. Die Gemeinschaft mit Anna, die nur noch Augen für Tobias hat, fehlt ihr. Etwas scheint für immer vorüber. Wir alle sind Luft für Anna, Nebendarsteller als Chauffeure, Köche, Statisten, Geldspender. Anna muss so handeln und das Soziale Jahr wird der nächste Ablösungsschritt werden. Das ist normal und in Ordnung, aber für Lena ist es schmerzhaft.

Wir machen eine Radtour mit Jan. Die Strecke ist traumhaft, Werner kauft seine geliebten Clogs, die ihm fünf Paar Schuhe ersetzen, und hat ohne die lärmenden Mädchen viel mehr Zeit und Muße für mich. Wir machen Rast am Deich, beobachten die Schafe, die hier überall weiden, Vogelansammlungen, weidende Pferde. Gehen etwas trinken hinter schützenden Glasscheiben, genießen den aufblühenden Jan (»Werner, warum heißt die Niederlande Niederlande, wenn da so viele Buckels sind?«). Ich weine vor Glück beim Anblick des glitzernden Meeres. Werner sagt: »Es ist wunderschön, mit dir Urlaub zu machen.«

Wir fühlen uns hier beheimatet. Jan geht selbständig duschen – wie viele Jahre habe ich ihn schreien gehört, wenn er mit Werner duschen musste!

Abends Schäfchenwolkenhimmel – Abschied. Wir stehen zu zweit am Meer, sonst ist keiner da, der ganze gigantische Strand ist leer für das Schauspiel am Himmel. Es ist nicht kalt und nicht zu windig, blauer Himmel mit Wolkenbändern, die über dem Meereshorizont entlangziehen und sich gigantisch verfärben. Ich kann mich kaum lösen.

Donnerstag, 28. 8. 03

Abschiedschaos, wir haben noch keine Routine darin, den Faltcaravan zu packen. Bereits in diesem Urlaub hat sich das alte Teil bezahlt gemacht. In keiner Ferienwohnung hätten wir so viel Spaß gehabt. Ich bin froh, dass wir wieder eine Form gefunden haben, flexibel Urlaub zu machen! Jetzt ist der Abschied vom Wohnwagen auch für mich in Ordnung.

In mir ist noch das gigantische Naturschauspiel von gestern. Ich will wieder hierher, ich werde es einfach nie satt. Zeeland ist meine Wahlheimat. Ich denke an all die Naturschönheit, die mir zu Hause so fehlt, das unbeschwerte Miteinander, das Ausschlafen, die freie Zeit, das Kochen im Vorzelt, den minimalen Putzaufwand, das Fehlen des Telefonklingelns … Aber ich freu mich auch auf Charly und die Pferde, auf unsere Freunde, die Gemeinde, meinen Alltag.

Freitag, 29. 8. 03

Ich bin noch nicht wirklich daheim, vermisse die glitzernde Weite so sehr.

Der erste Tag zu Hause ist elendig, bis Werner mit mir reiten geht. Versöhnt schnuppere ich die regennasse Waldluft. Ich sage zu ihm: »Nach einem schrecklichen Winter war das ein wundervoller Sommer!« Er überlegt allen Ernstes, welches Wetter wir im Winter hatten, dass ich ihn so schrecklich fand.

Lena hat die Nähe zu ihrer Schwester sehr vermisst, wir alle hatten wenig von Anna, es war wie eine Übergabe. Aber ich konnte sehen, dass sie ausgeglichen und geliebt war. Das genügte mir. Anna ist glücklich, dass sie Tobias all das zeigen konnte, was ihr lieb geworden ist in Zeeland. »Ich glaube, ich hätte den Urlaub nicht wirklich genießen können ohne ihn. Es hätte mir immer etwas gefehlt, vielleicht wäre ich gar nicht mitgegangen. Es war so schön! Danke!«

Heute hat sie enttäuscht erfahren, dass sie in ihrem Zimmer im Krankenhaus keinen männlichen Besuch empfangen darf. »Jetzt weiß ich wenigstens, wo mein Zuhause ist.«

Sonntag, 31. 8. 03

Abschied von Anna. Der Schmerz trifft mich, als ich am Abend vor ihrem Start ins Berufsleben einer scheinbar harmlosen Tätigkeit nachgehe. Seit die Kinder ausgereifte Geschmacksknospen besitzen, kann Kochen richtig Spaß machen. Ich klebe neue leckere Rezepte auf Karten für meine Rezeptbox und freue mich darauf, sie zu testen – bis mir einfällt, dass Anna morgen ihr Soziales Jahr im Diakonissenkrankenhaus in Rüppur beginnt, und ich begreife, dass sie überhaupt nicht mehr mit uns essen wird, zumindest nicht die Woche über. Ich werde nur noch für mich und dieses andere Kind kochen, das warme Mahlzeiten gar nicht schätzt und sie so schnell wie möglich hinter sich bringt. Anna genießt es, Neues zu probieren, sie hat einen vorzüglichen Geschmackssinn und eine leidenschaftliche Hingabe an jeden Bissen. Mit einem Ruck verliere ich die Lust am Planen und Kochen.

Es tut mir weh, Anna loszulassen. Eigentlich freue ich mich, dass sie die Chance nutzt, in einer christlichen Einrichtung ein Soziales Jahr zu machen. Eigentlich. Ich weiß, dass es gut für sie ist, aber ist es auch gut für mich? Werden wir in lebendigem Kontakt bleiben? Wie wird unsere Zukunft aussehen? Als sie sich in letzter Zeit immer wieder ein Stück von mir ablöste, wurde sie mir manchmal fast fremd, aber jetzt gerade ist sie die Verschmelzung aller Annas, die ich je hatte, und ich möchte nicht, dass sie mich verlässt.

Das sagt mein Herz. Mein Kopf sagt: Gut für Anna, dass sie herausgefordert wird. Dass sie sich allmählich der Erwachsenenwelt stellt, ich sie aus meiner Verantwortung lassen kann. Es ist gesund, dass sie sich ablöst, und es wird ihrem Selbstbewusstsein gut tun, ihre Selbständigkeit fördern.

Die Loslösung kommt mir vor wie eine zweite Geburt – ein Kraftakt sowohl für Anna als auch für mich. Anna ist tapfer. Ich muss es auch sein. Was wir an gemeinsamer Zeit hatten, muss mir genügen. Mein Leben wird stiller.

Ich verbringe meine Zeit damit zu lamentieren, zu bangen und mir vom Kopf her zu gratulieren, dass das Kind selbständig wird und ein Erziehungsziel andeutungsweise geschafft scheint, während der Kindsvater sich keine überflüssigen Gedanken macht und zuversichtlich nach vorne blickt.

Lena und Jan werden sie vermissen. Wie oft hat sie mit ihnen geschmust, erzählt und gelacht. Für Lena ist das ein schwerer Schlag. Die beiden Schwestern haben wundervolle Jahre hinter sich, so viel Gemeinsames erlebt, sind gemeinsam im Glauben gewachsen, haben viele gemeinsame Freunde.

Gott, Vater, ich vertraue sie dir an, du weißt, wo sie steht, was sie braucht! »Kinder sind Gäste, die nach dem Weg fragen«, hat Jirina Prekop einmal geschrieben, ein Satz, der sich mir eingebrannt hat. Wie wahr!

Montag, 1.9.03

Jan fragt resigniert: »Ist Anna jetzt ein Jahr lang weg, ohne dass ich sie sehe?« Das hat er für möglich gehalten und nie nachgefragt? Was um Himmels Willen kriegt Jan noch alles nur zur Hälfte mit?

Heute beginnt mein Baby sein Freiwilliges Soziales Jahr 35 Kilometer entfernt von mir. Anna schleppt (noch schweren Herzens) Taschen und Koffer mit fort, Pflanzen und Decken, Dekoware, Fotos.

Ein neues erstes Mal in meinem Leben, weil es ein weiteres erstes Mal in Annas Leben gibt. Wie damals, als sie in den Kindergarten und dann wieder, als sie zur Schule kam, habe ich mir im Vorfeld vor allem Gedanken darüber gemacht, wie es für Anna sein wird, und nicht damit gerechnet, was das mit mir machen könnte. Wieder habe ich versucht, ihr den Übergang zu erleichtern, und mich selbst dabei vergessen. Wieder habe ich nicht mit dieser emotionalen Wucht gerechnet, mit dieser Trauer und Verlustangst.

Anna steht diszipliniert beim zweiten Weckerklingeln auf, fährt allein zum ersten Mal mit der S-Bahn nach Rüppur, nimmt ihr Zimmer in Besitz, wo sie von nun an einen Teil ihres Lebens verbringen wird, lernt ihre FSJ-Kolleginnen kennen, denen gegenüber sie erwartungsgemäß argwöhnisch und reserviert ist. Sie wird wechselweise eine Woche zu Hause und eine Woche im Krankenhaus schlafen, aber wenn sie zu Hause schläft, werde ich kaum etwas von ihr haben, weil sie spät heimkommen und lang schlafen wird, um dann aufzustehen und fortzufahren. Von nun an wird sie acht Stunden arbeiten. Eine einschneidende Lebensumstellung.

Dienstag, 2.9.03

Anna ist ein Teil von mir (gewesen?) und ihre Anwesenheit ist so selbstverständlich, dass es sich nun, nach siebzehn Jahren Gemeinschaft, völlig falsch anfühlt, dass sie nicht mehr da sein soll. Ich fühle mich überrannt, unvorbereitet und beraubt. Auch wenn wir tagsüber manchmal wenig miteinander zu tun hatten, war es doch eine Selbstverständlichkeit, dass Anna da war, greifbar, erlebbar, ein Gegenpol und Gegenüber.

Ich bin traurig und ertappe mich dabei, die Zeit mir ihr zu verklären. Ständig schlage ich den Bogen zurück zu Anna als Baby, sehe sie krabbeln, lächeln, uns ihr Leben anvertrauen. Wie ich mit ihr verbunden bin! Siebzehn Jahre sind nichts! Eine kleine Weile, eine begrenzte, vergängliche Zeit des Miteinanders.

»Eure Kinder sind nicht eure Kinder. Sie sind die Söhne und Töchter der Sehnsucht des Lebens nach sich selber. Obwohl sie mit euch sind, gehören sie euch doch nicht.« Diese Worte von Khalil Gibran stehen auf der ersten Seite meines Tagebuchs über Anna. Ich wusste schon immer, dass sie wahr sind.

Mittwoch, 3. 9. 03

Neben Anna wohnt ein Mädchen, das Ramstein hört und sich von oben bis unten schwarz kleidet, mit schwarzem Stachelhalsband und ebensolchen Lippen und Fingernägeln. Anna sieht daneben aus wie ein ver(w)irrter Engel. Während sie Grünpflanzen in ihr Zimmer trägt, sieht es nebenan gewollt düster aus. Anna wirkt reserviert und vorsichtig, wie gewöhnlich in Beziehungen. Mit elf fremden Mädchen auf einem (dunklen) Flur, das ist schon ein Kraftakt für sie. So oft es geht, möchte sie nach Hause kommen, sie möchte dort arbeiten, aber nicht leben, sagt sie heute schon. Aber zum Schlafen soll das Zimmer so wohnlich wie möglich sein. Ich weiß, dass sie unter Spannung schwerer einschläft.

Freitag, 5. 9. 03

Anna kommt zum Wochenende nach Hause. Ich liege eine Stunde lang bei ihr im Bett und plaudere mit ihr. Sie macht erste Erfahrungen im pflegerischen Bereich, bekommt Aufgaben und Verantwortung übertragen, findet das Team nett und die Patienten süß, interessant, stressig und ist froh, dass heute alle Männer selbständig pinkeln konnten …

Sie wirkt zuversichtlicher, aber sie vermisst uns und Tobias. Ich versuche, sie dabei zu unterstützen, sich in ihrem neuen Umfeld einzuleben. Hole sie ab, wenn sie nach Hause möchte, höre ihr zu, wenn ihr Herz überfließt von all dem Neuen, freue mich an ihrer wachsenden Sicherheit, an der vorsichtig aufkeimenden Freude an der Arbeit im Krankenhaus. Ich finde, dass sie belastbar ist und geradlinig und mutig ihren Weg geht. Ich freue mich darüber, dass sie gern Verantwortung übernimmt. Ich bin stolz auf sie.

Ich will Anna dabei unterstützen sich abzulösen und sie nicht mit meinen eigenen Ängsten behindern. Es wird auch weiterhin gelungene Augenblicke in unserem Miteinander geben, die ich nicht übersehen möchte. Also kuschle ich mich, solange ich das noch darf, zu ihr ins Bett, genieße es, morgens mit ihr zu frühstücken, wenn sie Spätschicht hat, hole sie abends am Bahnhof ab, damit sie schneller daheim ist und wir noch ein wenig reden können, bevor sie ihren Freund anruft. Wie viel sie auf einmal zu erzählen hat! Sie bekommt viel Anerkennung für ihre praktische, umsichtige Art, die in der Schule nicht abgefragt wurde. Wenn Anna weg ist, sehe ich Lena in einem neuen Licht, esse mit ihr im Garten, erlebe neue Zweisamkeit.

Samstag, 13. 9. 03

Dass Anna ausgezogen ist, bringt mich immer wieder aus dem Gleichgewicht. Dass Bernd und Conny so leiden, tut mir weh. Wenn beide Eltern bedrohlich erkranken und belastende Therapien durchmachen, gerät die ganze Familie aus dem Gleichgewicht. Und Lena ist wie ein Kaktus zu mir.

Der Herbst naht, ich habe Sehnsucht nach Holland. Ich sehne mich nach Zärtlichkeit. Sex ist wichtig und schön. Wir sind in den vergangenen Jahren hier einen guten Weg miteinander gegangen. Wir haben verstanden, wie wertvoll erfüllte Sexualität für uns ist, haben uns ernst genommen, gelernt, uns auszudrücken, neues Land entdeckt. Zunehmend wird mir aber bewusst, dass mein Bedürfnis nach Zärtlichkeit oft der Tiefe von Werners Bedürfnis nach Intimität entspricht. Sex ist schön, Zärtlichkeit ist mein Grundnahrungsmittel.

Es kostet mich Mut zur Demut, mein Bedürfnis nach mehr Zärtlichkeit anzusprechen. Ich wünsche mir, dass wir uns nicht mit dem Status quo zufrieden geben, wieder neu Lernende werden. Seit meiner Krankheit bin ich wieder anlehnungsbedürftiger geworden, sehne ich mich zurück nach unserer uranfänglichen Zärtlichkeit, weiß aber den Weg dazu nicht mehr. Ich kann sie nicht einfordern und scheue mich davor, das überhaupt auszusprechen. Meine bisherigen Versuche waren kläglich und haben mich noch trauriger gemacht. Ich möchte gern meinen Namen hören, in den Arm genommen, zärtlich geküsst und gestreichelt werden. Werner soll mir so nah sein, dass ich fühle, wie seine Seele die meine berührt. Ich weiß, dass Zärtlichkeit dann auch die Tür zu mehr Nähe sein kann.

Mittwoch, 17.9.03

Die Mädchen mischen uns ordentlich auf, das Leben wogt und fordert uns total. All die Jahre war es mit ihnen eher ruhig, aber die Liebesgeschichte mit Anna und Tobias ist stürmisch und nun beginnt auch Lena ordentlich zu wirbeln. Nebenher gehen sie beide Schritte im Glauben, die mir den Atem rauben, aber alles läuft anders als klassisch und wie ich mir das vorgestellt habe. All das ist emotional ganz schön viel für mich. Gott ist aber bei allem dabei, und ich bin so froh um meinen Glauben.

Lena soll erneut am Handgelenk operiert werden. Ihre Beschwerden haben sich durch den Eingriff nicht gebessert. Der Arzt schlägt nun vor, eine längere Schraube zur besseren Stabilisierung des Knochens einzufügen. Ich beginne an seiner Kompetenz zu zweifeln.

Wirklich schön ist die Sache mit den Pferden. Bisher haben wir unsere Entscheidung, Prinz zu kaufen, noch keine Sekunde bereut. Da der Bauer mistet und füttert, hält sich unser Aufwand in Grenzen. Ich stelle sie morgens auf die Weide, wenn ich mit Charly ausgehe, und nachmittags wieder rein. Das tut mir gut. Immer wieder reiten wir zusammen aus, das ist immer noch eine große Herausforderung und gleichzeitig unsere beste gemeinsame Entspannung.

Freitag, 19.9.03

Plötzlich steht Anna im Flur und mich durchzuckt ein Schreck. Eine Woche lang war sie weg und ich erkenne sie fast nicht wieder. Sie hat Hunderte von Rastazöpfchen mit türkis eingeflochtenen Fäden und trägt eine neue, mega-weite türkise Hose. Sie ist geschminkt und wunderschön, aber fremd. Sie »gehört« mir nicht mehr. Wie ein Gast isst sie mit uns die letzten panierten Zucchini. Wir leben unser Leben weiter und reiten wie geplant. Anna und Lena spielen stundenlang Rommee und reden wie zwei Wasserfälle. Sie vermissen das Gespräch miteinander und haben großes Nachholbedürfnis.

Anna hatte keine großen Erwartungen an das Soziale Jahr, aber sie scheint sich auf der Station zu bewähren.

Sonntag, 21. 9. 03

Annas Diakonissenkrankenhaus feiert einen Gottesdienst, in dem die Mädchen eingeführt werden, die dort ein Freiwilliges Soziales Jahr ableisten. Thema: »Mit meinem Gott kann ich über Mauern springen – er stellt meine Füße auf weiten Raum, nicht Schonraum, aber Spielraum«. Werner ist begeistert, in welch behütetem Rahmen seine Tochter einen neuen Lebensschritt wagen darf, und gibt sie frohen Herzens ab, während ich leide. Meinetwegen, nicht ihretwegen. Ich vermisse Annas Anwesenheit, die selbstverständliche Möglichkeit zum Gespräch, die Zweisamkeit der beiden Schwestern, ihre Mithilfe im Haushalt. Ich finde es ungerecht, mein erstes Kind so früh hergeben zu müssen. Wenigstens abends hätte ich sie gern zu Hause.

Montag, 22. 9. 03

Ich hole mir bei einem Unfallarzt wegen Lenas Handgelenk eine zweite Meinung. Er rät alarmiert ab von einer Wiederholung der Operation und stellt die erste in Frage. Er überweist sie nach Ludwigshafen in eine Unfallklinik.

Dienstag, 23. 9. 03

Die Ärzte in der Spezialklinik schlagen die Hände über den Köpfen zusammen: »Man kann doch keine Pseudoarthrose stoppen, indem man einfach eine Schraube in den Knochen bohrt, und das auch noch ohne eine Knochentransplantation! Lenas Elle und Speiche stehen nicht parallel, sie sind unterschiedlich lang gewachsen durch die Fraktur und verantwortlich für ihre chronischen Schmerzen. Gut, dass Sie die Operation abgesagt haben!« Wir sind schockiert. Die drei Stunden Wartezeit auf das Urteil der Oberärztin verbringen wir auf der ausgeklappten Rückbank unseres Busses. Lena ist mir heute so nah wie schon lange nicht mehr. Sie plaudert, massiert mich dankbar (weil ich mich so um sie kümmere), kuschelt sich an mich und schläft in meinen Armen ein. Ich betrachte sie lange, denke zurück an die Zeit, als sie ein Baby war. Die Oberärztin rät dringend zu einer grundlegenden Korrektur der Handstellung, bei der die Elle gekürzt wird, ein größerer Eingriff, den wir auf Februar ansetzen.

Nachts kommt Lena glücklich aus ihrem Zimmer: »Wisst ihr, was schön ist? Wenn die Anna mir eine SMS schreibt und fragt, wie es mir heute ergangen ist und was sie mit mir planen!« Natürlich vermisst sie sie! Als wir von dem aufwühlenden Kliniktag heimkommen, telefoniert sie stundenlang, schreibt SMS, besucht Frau Wagner – normalerweise hätte sie zuerst einmal alles ihrer Schwester erzählt. Fünfzehn Jahre lang war sie ihre engste Begleiterin.

Mittwoch, 24.9.03

Wunderschöner Tag mit Gemeindeleuten und Freunden auf unserem Ackergrundstück, wir haben ein Volleyballturnier mit Grillen veranstaltet, Wetter und Gemeinschaft waren bärenstark.

Ich genieße jeden Tag so sehr, an dem es mir gut geht. Gleichzeitig habe ich noch nicht wirklich mein inneres Gleichgewicht gefunden. Es kann ganz schnell kippen. Annas Auszug macht mir schrecklich zu schaffen, sie ist noch so jung und fehlt mir sehr. Ihr Platz ist einfach nicht ausgefüllt hier.

Freitag, 26.9.03

Anna ist völlig erledigt. Sie hasst Schichtarbeit und die Fahrt nach Rüppur ebenso. Sie verliert viel Zeit in öffentlichen Verkehrsmitteln und vermisst sowohl den Familienalltag als auch Tobias sehr.

Werner ist auf eine Männerfreizeit gefahren. Er fehlt mir. Es ist nicht schön, ohne ihn ins Bett zu gehen. Ohne ihn habe ich keine Lust auf eine Reitstunde. Ohne ihn mag ich auch nicht in die Sauna. Das Alleinsein ist heute seltsam.

Samstag, 27.9.03

Heute komme ich besser damit zurecht, genieße es, dass mir niemand die Marschrichtung des Samstags vorgibt, dass da keiner ist, der mich antreibt oder unterbricht. Es ist aber auch keiner da, mit dem ich mich austauschen kann, der mich so in den Arm nimmt, wie Werner es tut. Ich muss den ganzen Samstag selbst gestalten. Wenn Werner weg ist, fehlt auch mein Motor fürs Reiten. Allein würde ich das auf die Dauer nie durchhalten! Es ist eine seltsame Mischung, dass alle Möglichkeiten offen stehen, ich aber allein bin. Ich spüre, wo ich Werner ganz schnell sehr alltäglich vermissen würde. Er gehört so zu meinem Leben dazu. Ich mache keinen Putztag und sehe stattdessen ein Video mit Lena an. Wie schön mein Tag war, merke ich erst, als eine Bekannte anruft. Während sie darüber klagt, wie unzufrieden sie mit ihrem Leben und ihrem Mann ist, wird mir bewusst, wie zufrieden ich bin.

Ich habe Angst, Werner zu verlieren, das Leben allein bestehen zu müssen, ohne seine starken Arme, warmen Hände, klingende Stimme, ohne sein Temperament, seine Heiterkeit, seine Liebe, ohne sein großes Ja zu mir. In mir schlummert eine latente Traurigkeit über die Vergänglichkeit des Lebens, über die Bedrohung unserer Ehe durch Krankheit und Tod, über den Fluss der Zeit, die Trennung von Anna. Wenn mich jemand fragt: »Wie geht es denn dir?«, kommt mir kein fröhliches »Gut!« mehr über die Lippen. Das ist neu. Bestenfalls denke ich: »Eigentlich ganz gut.« Und danach traurig: »Aber ich habe eine Krebsoperation hinter mir, wenn du weißt, was das heißt.« Kann es mir nur gut gehen, solange ich unversehrt bin? Äußerlich betrachtet geht es mir nicht anders als vor einem Jahr. Ich habe meinen Mann, meine Familie, meine Aufgaben, ich fühle mich gesund – nur die lebensrettende Tablette vor dem Frühstück, der Kalziumsaft am Vormittag, der verhindert dass meine Muskeln zu krampfen beginnen und mein Herz zu schlagen aufhört, die Narbe am Hals, die nächtlichen Alpträume von verstümmelnden Operationen an meinem Körper, die Stimmungsschwankungen erinnern mich daran, dass meine Gesundheit auf wackeligen Beinen steht …

Brauche ich einfach noch Zeit, um innerlich zu heilen? Ist das eine Wunde, die von außen nach innen zuheilt?

Samstag, 4. 10. 03

Annas erste Amtshandlung, als sie ihren ersten Lohnzettel bekommt: Sie erhöht den Betrag, mit dem sie ihr Patenkind in Afrika unterstützt. Ich sehe mit Jan »Amy und die Wildgänse« an. Entzückt schmiegt er sich an mich und stellt eine Frage nach der anderen. Dass die Eltern geschieden sind, entsetzt ihn noch mehr, als dass die Mutter stirbt.

Sonntag, 5. 10. 03

Anna war vier Tage lang krank. Heute Abend muss sie ins Krankenhaus fahren, morgen hat sie Frühschicht, aber sie will »dort« nicht schlafen. Sie hat kein Interesse daran, sich auf die anderen Mädchen einzulassen. Lieber möchte sie sich in ihr gemütliches Zuhause und zu Tobias zurückziehen. Sie sagt: »Ich will dort arbeiten, aber mein Leben will ich hier leben! Tobi, Lena und ihr reichen mir völlig. Mehr Leute brauche ich nicht.« Aber sie will auch nicht einsam sein. Ich kann sie gut verstehen. Aber in ihrem Rückzug stecken Angst und Depression und dagegen muss sie kämpfen lernen.

Sie will den Beruf der Krankenschwester lernen. Aber sie hasst es, in dem fremden Zimmer zu schlafen, und das Pendeln fällt ihr extrem schwer. Verzweifelt bricht ihre Angst aus ihr heraus. Werner und ich versuchen, ihr Brücken ins Erwachsenenleben zu zeigen, gehen muss sie selbst. Ich mache mir Sorgen, ob sie den Anforderungen der Arbeitswelt gewachsen ist. Ich finde es beängstigend, wie lange sie ihre Gefühle verdrängen kann und mit welcher Wucht sie dann explodieren. Dieses Jahr ist nicht leicht für Anna – so geweint hat sie auch, als ich im Krankenhaus lag. Sie muss wählen. Das Soziale Jahr abbrechen? In ein näheres Krankenhaus wechseln? Erzieherin lernen? Zu Aldi an die Kasse?

Montag, 6. 10. 03

Anna bleibt nach dem gestrigen Zusammenbruch noch einen Tag zu Hause. Heute ist sie ruhiger, die Emotionen sind raus, nun geht sie auf Lösungssuche. Sie fällt zwei klare Entscheidungen: Sie möchte in Rüppur bleiben, sie möchte Krankenschwester werden. Sie will versuchen, öfter und früher im Krankenhaus zu übernachten, um ihre Kräfte zu schonen.

An Lenas Horizont ist ein Junge. Thomas, 18, Azubi, Hiphopper. Lena verbringt viele Stunden ihrer Freizeit mit ihm und seinen Freunden und besucht öfter den Gottesdienst seiner Gemeinde. Hm …

Montag, 13. 10. 03

Eigentlich würde ich gern langsamer leben, aber heute Mittag bin ich im Buchladen und meine To-do-Liste quillt über. Ich sollte mich um eine andere Logopädin für Jan kümmern. Ich brauche die Formulare für den Lohnsteuerjahresausgleich. Lena braucht einen Termin beim Chirurgen, der ihre Schraube entfernen soll. Der Computerfachmann muss nach dem PC sehen. Ich lasse meine Blutwerte von der Arzthelferin des Hausarztes in die radiologische Abteilung faxen, weil ich nicht weiß, ob die

Werte vollständig sind. Ich brauche wieder Schilddrüsenhormone. Charly ist krank und muss zum Tierarzt. Lena braucht Hosen und Oberteile. Im Keller müssen drei Kisten Äpfel gesetzt werden. Ich muss den Keller aufräumen, damit überhaupt jemand Äpfel setzen kann.

Dienstag, 14. 10. 03

Werner erwähnt heute Abend beiläufig: »Hast du die Nachricht von Dr. Peter auf dem Anrufbeantworter gehört?« Ich ahne nichts Gutes. Eine ernste Arztstimme spricht: »Frau Bleier soll mich bitte zurückrufen. Der Hausarzt hat mir ihre Schilddrüsenwerte gefaxt. Ich möchte mit ihr darüber sprechen. Sie kann mich bis um 21 Uhr hier anrufen.« Es ist 22 Uhr. Wenn ein Arzt am späten Abend noch mit mir über meine Blutwerte reden möchte, kann das nur eines bedeuten. Ich habe schreckliche Angst. Todesangst. Die ganze Nacht sterbe ich.

Mir wird klar, wie gern ich all das auf die Seite schieben möchte und wie nah mir alles noch ist. Ich weiß, dass all diese traurigen Gefühle (»Eigentlich geht es mir gut. Eigentlich könnte es mir ja gut gehen«) ihre Berechtigung haben. Und dass ich mich schon wieder viel zu früh mit Arbeit zudecke, als wäre nichts geschehen. Wieder leide ich seit Tagen unter latenter Atemlosigkeit. Werner ist großartig. Er hält mich fest, hört mich an, geht mit mir in die Sauna, betet mit mir, gesteht, dass auch er Angst hat.

Mittwoch, 15. 10. 03

Bis um 11 Uhr versuche ich vergeblich, Dr. Peter zu erreichen. Als ich meine Unruhe nicht mehr aushalte, gehe ich zu den Pferden. Dort ist die Welt gleich anders. Sonnig und ruhig. Ich mache die Koppeln sauber. Als ich heimkomme, ruft er endlich zurück: »Frau Bleier, ich wollte Ihnen nur sagen: Ihr Tumormarker ist *wunderbar!!* Nur Ihre Schilddrüsenwerte sind noch etwas zu hart eingestellt. Sie dürfen Ihre Tabletten noch etwas runterfahren.« Ich stöhne: »Dr. Peter, Ihr Anruf hat mich die halbe Nacht gekostet!!« – »Och, hätt isch doch nummer net agerufe!«, pfälzert er liebenswert. Ich könnte ihn küssen und töten gleichzeitig. Entwarnung! Mir ist übel. Ich lege auf, heule vor Erleichterung, rufe Werner an, dem fällt ein Fels vom Herzen. »Ich gehe heute Abend mit dir essen!« Am liebsten würde ich mich jetzt einfach nur in die Hängematte legen.

Stattdessen fahre ich mit noch butterweichen Knien Lena zum Unfallchirurgen – er soll die Schraube an ihrem Handgelenk entfernen, die offensichtlich Schaden statt Segen bringt. Lena hat die Wahl zwischen örtlicher Betäubung und Vollnarkose. Eher mir zuliebe entscheidet sie sich für eine örtliche Betäubung. Vertrauensvoll liefert sie sich ihm aus. Dann geht sie 20 Minuten durch die Hölle und ich mit ihr. Die Betäubung wirkt nicht. Der Arzt schneidet und Lena spürt alles. Sie weint die ganze Zeit. Der Arzt, dem die Ratlosigkeit im Gesicht geschrieben steht, spritzt ein paar Mal nach. Ich kann nicht beurteilen, ob er einen Fehler gemacht hat (Knochenhaut kann man gar nicht betäuben) oder ob alles durch die wandernde Schraube entzündet ist. Tatsache ist, dass Lena eine weitere große Enttäuschung erlebt, als der Chirurg schweißgebadet aufgibt und die Wunde wieder zunäht. Sie soll sie im Krankenhaus unter Vollnarkose entfernen lassen. Ich verschmelze mit Lenas Gefühlen, habe keine Distanz, bin ausgeliefert, ohnmächtig, wehrlos, ein einziger Schmerz. Welch ein Alptraum! Ich erstarre äußerlich, während in mir Wut und Trauer toben. Ich könnte schreien. Lena steht unter Schock. Vernichtet fahren wir heim. Die Freude von heute Morgen ist schon wieder überdeckt. Ich bin erschöpft und fühle mich schuldig. Ich verstehe nicht, warum Gott Lena im Stich gelassen hat.

Ich denke an die Tage am Lago Maggiore mit Werner, versuche, mich an die Ruhe miteinander zu erinnern, an die Abwesenheit von Stress. Werner meint: »Ja, das war schön, aber auch ernüchternd ohne die Kinder. Dieses Jahr ist ein Jahr der Trauer. Wir dürfen die Kinder nicht zu früh loslassen in der vermeintlichen Gewissheit, sie bereits verloren zu haben.« Eigentlich wollte Werner mit mir ausgehen und feiern …

Freitag, 17. 10. 03

Lena ist im OP-Saal. Ich hasse den Moment, wenn ich ein Kind von mir durch diese Glastür abgebe und keinen Zugriff mehr habe. Es ist immer eine Auslieferung. Jesus, ich halte sie dir hin. Sie ist so tapfer und mutig, immer neu vertrauend, dass es nun gut wird. Es ist so schmerzhaft, wenn ein Arzt einen Fehler macht, den mein Kind ausbaden muss. Unter Vollnarkose wird mit einem riesigen Schnitt die Schraube endlich entfernt, die ihr nur geschadet hat. Sie erträgt die Narkose schlecht und hat starke Schmerzen.

Anna ist oft bei Tobias. Ich freue mich für sie, dass sie so wie sie ist geliebt wird. Lena hätte sie diese Woche sehr gebraucht, aber sie entschied sich für ihren Freund. Die Beziehung zwischen den Schwestern verändert sich.

Samstag, 18. 10. 03

Werner und ich wollten eigentlich übers Wochenende eine Radtour an der Donau machen, stattdessen hole ich Lena aus dem Krankenhaus. Es geht ihr besser, aber die letzten zwei Tage waren vielleicht die schlimmsten Tage ihres Lebens. Im Februar steht die große Operation an. Für mich gibt es wenig, das schlimmer ist als hilflos mit anzusehen, wenn mein Kind leidet. Seit Jans ersten Lebensjahren bin ich da doppelt sensibilisiert. Ich gehe jetzt in die Sauna, eine gute Erfindung für meine Nerven.

Sonntag, 19. 10. 03

Es ist ungewöhnlich heiß. Anna fragt: »Willst du in dem langen Rock in die Gemeinde? Du hast doch so schöne Miniröcke!« Schwitzend schiele ich auf meine kurzen Röcke. Vielleicht der aus Leinen? Frage Werner: »Kann ich so in die Gemeinde?« Werner stöhnt auf und meint sarkastisch: »Zu kurz für die Gemeinde, zu ungeistlich für die Gemeinde … Welche Heuchelei.

Wenn du den Rock zum Bäcker anziehst, kannst du ihn auch in die Gemeinde anziehen.« Anna rät: »Leg doch einfach deine Bibel drauf!«

Mittwoch, 22. 10. 03

Wenn Anna zu Hause ist, fragt sie, was wir beide machen. Sie sehnt sich immer wieder nach ungeteilter Zweisamkeit. Ihre Angst kommt erneut hoch und ich widme ihr meinen Vormittag. Mitten am helllichten Tag, zur besten Hausfrauenzeit, gehen wir in die Sauna, kochen zusammen, erzählen, lachen.

Freitag, 24. 10. 03

Dass der Wartesaal einer Strahlenschutzklinik mal zu meinem Alltag gehören würde, hätte ich vor einem Jahr auch nicht geahnt. Werner schenkt mir vor der Abfahrt ein Kompliment: »Du siehst so gut aus! Du hast so schöne Haare! Begnadete Haare!« Ich lächle, denke »Noch!« und fahre los. Unterwegs sehe ich viele ältere und alte Menschen, weiß, dass die »begnadete« Zeit abläuft, sehe eine Frau weinend aus der Klinik laufen. Vor mir sitzt ein altes Paar, sehr vertraut, viele Falten, sie flüstern miteinander.

Eine Freundin hörte Gott im Gebet fragen: »Gehst du mit mir auch durchs Feuer?« So eine Frage will ich nicht einmal hören! Im nächsten Jahr verlor sie ihren Mann. Ich befürchte, dass ich erst frei sein werde von meiner Angst, ihn das sagen zu hören, wenn ich nichts mehr zu verlieren habe. Angst vor Gott …

Ich möchte so gern die Augen verschließen vor all diesen Dingen, in Ruhe gelassen werden und so weiterleben, als wäre nichts geschehen. Krebs – welch ein Lebensbegleiter. Dr. Peter informiert mich noch einmal grundlegend: »Das ist eine heilbare Krankheit. Es ist noch keine junge Frau an Papillärem Schilddrüsenkarzinom gestorben. Aber es kann sein, dass noch Krebszellen im Körper sind, die noch einmal aufkeimen. Wir versuchen die Gratwanderung, Ihren Schilddrüsenwert so einzustellen, dass die nicht aktiviert werden, Sie aber auch nicht unnötig hochzufahren. Das Ziel lautet: latente Schilddrüsenüberfunktion. Selbst wenn die Krankheit noch einmal aufkeimt, wovon wir bei Ihnen nicht ausgehen, weil Ihr Tumor noch klein war, bleibt sie heilbar. *Wenn* Sie sich an die Nachsorgeuntersuchungen halten. Sonst verscherzen Sie sich Ihre heilbare Krankheit und wandeln sie in eine unheilbare um. Sie brauchen nicht ständig in Angst zu leben, Metastasen zu bekommen. Erwarten Sie positive Ergebnisse, wenn Sie zu uns kommen. Aber *kommen* Sie!!« Uff! Als ich ins Auto steige, schalte ich die CD an, die ich auf der Hinfahrt gehört habe. Mitten im Lied läuft sie weiter:

> Du hast mich mit neuem Leben reich beschenkt.
> Nun steh ich staunend vor dir …
> Wenn ich an die Gnade meiner Rettung denk,
> werd ich mit Lobpreis erfüllt.

In mir ist tiefe Ruhe. Gott ist bei mir. Heute bin ich dankbar. Habe noch einen wilden Aufräumtag in Jans Zimmer, aber dann mit Werner einen Ausritt im Schritt unter einem phänomenalen Abendhimmel, der meiner Seele so gut tut.

Dienstag, 28. 10. 03

Anna und Lena entfremden sich mir immer mehr. Ich wundere mich, wie anders Anna ist als ich. Wie distanziert sich Lena mir gegenüber benimmt. Ich bin nicht mehr ihr anderes Ich. Abnabelung. Mit mürrischem Gesicht und Rückzug in ihr Zimmer, stundenlangem Telefonieren und Weggehen schafft Lena Raum zwischen uns beiden. Sie braucht mich, um ihr Leben zu regeln, um gefahren zu werden und Kleidung zu bekommen. Sie berührt mich kaum noch. Anna ist ein Kätzchen dagegen. Lena ist ein Schmetterling. Zur Zeit verkehrt sie häufig mit den Jugendlichen der anderen Gemeinde. Letztlich mit Thomas. Der inzwischen neunzehn geworden ist. Lena ist immer noch fünfzehn …

Gestern war ich bei einer alten Freundin, die Stress in ihrer Ehe hat. Während sie über ihren Mann redete, sah ich wieder, welch ein Schatz Werner ist. Sie sehnt sich nach einem Kompliment, einer Umarmung, danach, gelobt oder wenigstens wahrgenommen zu werden, nach einem Gespräch von Seele zu Seele. Ich dachte erschüttert, dass das Selbstverständlichkeiten für mich sind. Auch wenn bei uns nicht alles harmonisch läuft, bekomme ich doch regelmäßig die Zusicherung, dass er mit uns beiden total zufrieden ist, mich liebt, attraktiv findet, die Zeit mit mir allein schätzt, gern etwas mit mir unternimmt.

Freitag, 31. 10. 03

Lena übernachtet bei einer Freundin. »Bianka, falls du vorhast, in mein Zimmer zu gehen, muss ich dich warnen. Dort sieht es übel aus, aber ich hab jetzt keine Lust mehr aufzuräumen. Um dir also diesen Schock zu ersparen, würde ich dir raten, es überhaupt zu vermeiden, mein Zimmer zu betreten.«

Jan hat seit heute Ferien. Bereits heute sagt er: »Mir ist langweilig.« Ich schicke ihn wieder raus, fürchte mich vor den nächsten zwölf Tagen. Über meine defekte Geschirrspülmaschine beugt sich ein älterer Handwerker. Er meint verständnislos: »Das hat es bei uns früher nicht gegeben – langweilig! Wir waren froh, wenn wir Freizeit hatten und nicht arbeiten mussten. Dann sind wir raus in den Wald, mit unseren Freunden. Langweilig war uns nie!« Der Mann hat keine Ahnung. In welchen Wald, mit welchen Freunden? Wohin könnte Jan bloß gefahrlos gehen und das Leben erobern, in natürlicher Umgebung, ohne Einfluss von Erzieher oder Mutter, ohne dass ich Angst haben müsste um sein Leben oder seine Ehre …

Wie Anna uns fehlt! Heute ist sie da und es ist so gemütlich. Sie hat den Ofen angemacht, hört eine Lobpreis-CD und spielt seit einer Stunde Kniffel mit Jan. Jan lacht glücklich und ich kann ohne Gewissensnot einen Geburtstagsbrief schreiben.

Später zeigt Jan mir, dass er in der Schule gelernt hat, am PC zu malen. Ich zeige ihm, wie er damit schreiben kann. Er schreibt bedächtig: »Jan liebt Mama.« Und Mama ist froh … Lena ist auch wieder etwas zugänglicher.

Seit Tagen schnarcht Werner so laut, dass ich nicht mehr schlafen kann. Heute möchte er deswegen im Wohnzimmer schlafen. Das stimmt mich auch traurig. Das Einschlafen in seinen Armen war immer mein sicherer Hafen.

Samstag, 8. 11. 03

Jetzt, da Anna geht, schätze ich jede Stunde ihrer Gegenwart. Heute hat sie Apfelkuchen gebacken und die Küche mit Lena sauber gemacht, damit ich reiten konnte. Sie sucht meine Nähe, geht mit mir einkaufen, die Pferde rausstellen. Ich sitze bei ihr im Zimmer und stricke, während sie Berge von Klamotten aufräumt, Poster aufhängt, plaudert und plaudert. Als wir zu Doros Geburtstag gehen, schneidet sie Jans Haare und macht mit ihm Tiramisu.

Lenas Geschichte mit Thomas entwickelt sich sehr romantisch. Ich ahne es seit Wochen, obwohl sie sich bedeckt hält. Er hat ein Liebeslied für sie geschrieben und aufgenommen. Titel: »Lena«. Heute hat er es ihr vorgespielt. Unter dem Dach wohnt gerade das blanke Glück. Sie liebt ihn seit Wochen, hat aber nicht mit Gegenliebe gerechnet und ihre Hoffnungen gezügelt. Thomas findet Lenas Namen *wunderschön*. Ich auch. Sie erst, seit er ihn ausspricht … Werner soll in die Küche kommen. Es ist wichtig für Lena, wie er reagieren wird. Im Schlafanzug steht er vor ihr. Lena: »Du siehst gerade aus wie Tom Hanks.« Den liebt sie. Gut eingefädelt! Sie spielt das Lied an. Werner lächelt still in sich hinein, während Anna zum wiederholten Mal Tränen vergießt vor Rührung und Lena dankbar sagt: »Du bist so klasse, Anna!« Werner segnet die Sache ab: »Wenn es dir damit gut geht, freue ich mich für dich, Lena! Und ich vertraue darauf, dass du es richtig machst! Wenn das nicht dein letzter Freund bleibt, dann hat der nächste ein Problem! Das kann man ja kaum toppen! Der muss schon ein Plakat auf dem Mond aufstellen!« Lena zieht glücklich ab mit dem dreifachen Segen des Hauses in der Tasche. Jan: »Muss die Lena trotzdem in die Schule?«

Dienstag, 12.11.03

Lena lacht den ganzen Tag. Ich habe sie lange nicht mehr so glücklich gesehen. Kein Wunder, dass sie so angespannt und umtriebig war in den letzten Monaten. Sie hat es sogar vor Anna verborgen! Die ist begeistert: »Das ist voll der nette, hübsche Kerl! Gläubig, lebensfroh, unternehmungslustig.« Nicht unwichtig für Annas und Lenas gemeinsame nächste Zukunft.

Abends zeigt Jan mir einen Zettel: »Kannst du mal sagen, ob du das lesen kannst?« Und ob ich das lesen kann!

»Liebe Anna Lena
Ich liebe dich
Wie geht es dir? Wir sehen uns ja Morgen in der Schule
mit Freundlichen Grüßen von Jan Bleier.«

Ein Herz darunter gemalt, durchgestrichen, ein zweites daneben, das besser gelungen ist. Er ist guter Hoffnung, dass sie ihn mag. Ratlos putze ich ihm die Zähne. Werner grinst: »Damit er gut küssen kann!« Jan: »Nein! Das ist noch nicht so weit!« Wie rührend! Ich bete still für meinen Zwölfjährigen, dass er nicht verletzt werden möge … Welch zarte, aufrichtige, ungebrochene Geste. Er erlebt mit, dass sich der Nachbarjunge mit einem Mädchen befreundet, Stefanie aus seiner Klasse mit einem Jungen zwei Klassen über ihm, er sieht Anna-Lenas nettes Lächeln, fährt gern mit ihr im Bus. Jetzt ergreift er die Initiative wie ein Mann, gesteht ihr seine Gefühle wie bisher nur im familiären Rahmen. Ich möchte ihn davor beschützen, dass sie ihn dem Spott preisgibt, seinen Brief weiterzeigt, über ihn lacht. Ich wünsche mir, dass sie seine Liebe zu schätzen weiß, dass sie ihm zugetan ist, sich mit ihm verbündet. Herr, *Hilfe*!

Donnerstag, 13.11.03

Lenas Unruhe und gedankliche Abwesenheit werden mir im Nachhinein immer verständlicher. Sie hat ihr gesamtes Taschengeld für Handykarten ausgegeben, war immer mit ihrem Handy unterwegs und mir gegenüber sehr kurz und unfreundlich – und jetzt? Wie umgewandelt. »Oh, ich bin so zufrieden!«

Jan hatte keinen guten Tag. Anna-Lenas Reaktion ist ihm rätselhaft – sie sagte nichts zu ihm, zeigte den Brief aber im Hof zwei Mädchen. Ich hole ihn ab zur Kieferorthopädin. Da platzt aus ihm heraus, was vielleicht durch die lange Heimfahrt im Bus verschüttet geblieben wäre: »Die haben mich heute wieder geärgert in der Hofpause. Der Burak und der Ufug. Die haben ganz schlimme Worte zu mir gesagt.« Mir bleibt die Luft weg, als ich höre, welche. Wie diskriminierend! Jans verbale Wehrlosigkeit tut mir weh. Als er mir unterwegs Burak an der Bushaltestelle zeigt, würde ich am liebsten aussteigen und ihn schlagen. Jan bietet den Kindern seiner Schule eine breite Angriffsfläche. »Wir haben heute zehnmal um die Halle rennen müssen. Ich war der Langsamste.« Normalerweise bekomme ich nur wenig von Jans Schmerz mit. Er rutscht in die Pubertät und ich bekomme Angst um ihn.

Freitag, 14.11.03

Ich bin innerlich nicht rund, komme aber dem Grund nicht so recht auf die Spur. Trudle durchs turbulente Familienleben, chauffiere hierhin und dorthin, wissend, dass das oft wertvolle Gesprächszeiten sind. Dennoch fühle ich mich oft fremdbestimmt, sehne mich nach Erholung. Wenn Anna da ist, lasse ich alles liegen und stelle mich auf sie ein, weil ich weiß, dass auch das kostbare, vergängliche Momente sind. Ihr Lachen ist Musik in meinen Ohren, die mir die Woche über fehlt. Sie schmust mit mir wie niemand sonst hier, ist loyal und hilfsbereit, verbreitet Stimmung wie eine Katze vor dem Ofen. Sie ist unersetzlich.

Montag, 17.11.03

Ein »freier Tag« ohne Termin, den ich nutzen möchte, um mich zu erholen. Aber der freie Tag dient lediglich dazu, im Haushalt aufzuholen und die dringendsten Dinge zu erledigen. Von Erholung keine Spur. Jan sitzt mir permanent im Nacken, einsam und gelangweilt. Sein Spielverhalten ändert sich kaum, seine Interessen ebenso wenig. Er braucht uns für seine Balance, Sicherheit, Beschäftigung. Am liebsten macht er etwas mit uns Erwachsenen, Backen zum Beispiel, Pudding kochen, Hasen füttern, Holz auf der Werkbank hobeln.

Ich mache meinen Haushalt wieder ganz allein nach einer Phase beflügelnder Teamarbeit. Anna kommt nur noch als Gast nach Hause um zu schlafen, aufzutanken, frische Wäsche zu holen. Lenas Hand ist nicht mehr belastbar.

Die Zeit des Jahres, in der wir viel draußen leben, ist vorbei. Mit den Pferden wird es jetzt zäh. Wir reiten nur noch am Wochenende. Die Woche über stelle ich sie nur auf die Weide und hole sie wieder rein, der Kontakt geht dabei sehr zurück. Nach wie vor leide ich im Spätjahr unter dem Entzug des Sonnenlichts. Wenn Werner heimkommt, ist es dunkel. Jetzt bin ich allein für die Pferde zuständig. Sie sind nicht ausgelastet. Unzulänglichkeit an allen Ecken. Manchmal habe ich am Wochenende gar keine Lust zu reiten, aber ich muss ja, sonst lohnt es sich gar nicht. Der erste Winter mit zwei Pferden …

Die Allgegenwart der Kinder trägt viel dazu bei, dass wir uns kaum noch nah sein können. Groteskerweise können Anna und Lena sich jederzeit ungestört mit ihren Freunden zurückziehen. Ich habe mich fast schon daran gewöhnt, für die intimen Momente genau die Minuten und Sekunden zu nutzen, die sich spontan ergeben.

Montag, 24.11.03

Mein kleines Auto ist der blanke Luxus. Ich kann spontan Anna vom Krankenhaus abholen, mit den Mädchen shoppen gehen, stressfrei meine Wocheneinkäufe erledigen, täglich die Pferde auf die Weide stellen, ohne Hetze zur Buchhandlung gelangen und mit Jan Arztbesuche machen – all das, ohne jemanden um ein Auto zu bitten oder mich mit dem Fahrrad abzustrampeln.

Fühle mich gerade wie ein Maulwurf – irgendwie untergetaucht. Reduziert auf Familiengeschehen, Pferde, Schreiben und Umbruch in der Gemeinde. Alles geht irgendwie langsamer als »früher«, ich bin noch nicht die Alte, grenze mich aber auch eher ab oder überlege, was dran ist.

Jan ist gerade ziemlich allein hier im Ort und in der Gemeinde. Falls mal ein Junge zu ihm kommt, sucht der eher einen Ort zum Auftanken, keinen Freund. Dann sind wir gefordert, diese Zeit so erfreulich zu gestalten, dass er gern mal wieder kommt. Wir lassen die beiden reiten, kochen etwas Feines, stellen ein Video und unser Wohnzimmer zur Verfügung, spielen Brettspiele mit ihnen. Werner nimmt sie mit zum Fußball ... Erholung ist das nicht für uns. Das Problem ist die Schere, die immer weiter aufgeht. Jungs in Jans Alter mögen komplexe Spiele, sportliche Aktivitäten, Technik und Unterhaltungen. Jan kann da nicht mithalten. Wir sind froh um jeden Einzelnen, der gern mal zu Jan kommt.

Ich gehe zu den Pferden. Sie versöhnen mich mit dankbarem Grunzen, als sie sich im Schlamm rollen. Choppers weiche Schnauze, die er sich still streicheln lässt – eigentlich bin ich glücklich dort. Ich amüsiere mich über Charly, der ausgelassen über die Felder rennt.

Mittwoch, 26.11.03

Heute sind es erstaunliche 14 Grad bei blauem Himmel. Morgen soll es einen Temperatursturz geben. Wie kann ich den Tag ausnutzen? Nicht indem ich in meinem Nordzimmer am PC sitze. Ich radle mit Charly zu den Pferden, stelle sie raus und klaube die Pferdeäpfel von der Weide, mache Bodentraining mit den beiden, was ihnen und mir mehr Spaß macht als erwartet. Aufmerksam staksen sie über die Holzpfähle auf dem Boden, gehen rückwärts, seitwärts und machen gern mit, immer gespannt darauf, was ich als Nächstes von ihnen erwarte. Pferde sind faszinierende Tiere. Sie wollen gern gefallen und lernen blitzschnell. Zu Hause will ich immer noch nicht ins Haus, fege Blätter zusammen und pflanze endlich, endlich die Tulpenzwiebeln in Tontöpfe. Für den Frühling zu sorgen hilft mir, in den Winter zu gehen, weil mir das sagt, dass er auch dieses Mal ein Ende haben wird.

Mittwochabend. Jan läuft rastlos durch das Haus, Selbstgespräche murmelnd. Trinkt, redet mit seinen Playmobilmännchen, Treppe hoch, Treppe runter. »Weißt du, wann der Werner kommt?« »Kommt der Werner heute spät?« »Hat der Werner zu dir gesagt, wann er kommt?« Fußballabend! Mittwochs gehen Werner und Jan kicken. Um 20 Uhr. »Jan, es ist 17.30 Uhr. Werner weiß, dass heute Mittwoch ist, er will kicken, also wird er pünktlich kommen wie immer!« Jan: »Wegen mir?« Oft ist es tatsächlich so, dass Jans Freude Werners einziger Beweggrund ist, im wahrsten Sinne des Wortes. Jan: »Weil er wieder seine Muskeln bewegen will!« Thomas und Lena wollen heute zum ersten Mal mitkicken. Thomas interviewt Jan: »Spielst du im Sturm?« Jan ernst: »Nein, in der Halle!«

Lena heißt mich wieder in ihrem Zimmer willkommen, spät am Abend. Wie bei Nikodemus lösen sich die Zungen meiner Mädchen am besten bei Nacht. Nach wie vor ist sie heftig in Thomas verliebt, den schönsten Jungen der Welt. Sie telefoniert drei Stunden mit ihm, lacht die ganze Zeit.

Donnerstag, 27.11.03

Rechtzeitig zum Weihnachtsgeschäft verendet der Computer im Buchladen. Wir sind fast handlungsunfähig. Meine Kollegin Helga rettet mit ihrer praktischen Intelligenz den Vormittag. Meine nicht vorhandene Intelligenz in buchhalterischen Dingen tritt ebenfalls klar zutage. Erleichtert trete ich die Mittagspause an. Vor dem Laden treffe ich meine alte Lehrerin. Ich habe sie seit zehn Jahren nicht mehr gesehen. Sie freut sich und fragt: »Bianka! Wie geht es dir?« Innerlich spult sich mein Muster der Traurigkeit ab. Schlecht, denke ich, ich hatte Krebs im Januar und der Computer ist kaputt. »Mal so, mal so«, sage ich. Und denke, dass ich doch bescheuert bin, jetzt habe ich es wieder getan. Da hakt sie nach: »Konntest du einen Teil deiner Lebensträume verwirklichen?« Wie vom Blitz getroffen stehe ich da. Ja, denke ich sofort, ja! Mir fallen Werner ein, meine drei Kinder, die Pferde. Dann das Schreiben, der Laden, Gott. »Ja!« Ich konnte einen großen Teil meiner Lebensträume verwirklichen! Das ist viel mehr als eine Krebserkrankung im Januar. Ich strahle sie an. In diesem Moment wache ich auf. So gesehen könnte ich doch in Zukunft die Frage nach meinem Befinden in einem ganz anderen Licht betrachten, ohne den ständigen Zwang, in mich hineinzuhorchen, ob ich emotional gerade völlig im Gleichgewicht bin … Könnte ich wieder »gut« sagen, aus vollem Herzen.

Durch Annas Schichtdienst habe ich zu anderen Zeiten richtig Zeit für sie. Morgens schlüpfe ich zu ihr unter die Decke, sie liest mir aus ihrem Teenagerandachtsbuch eine Geschichte vor, wir hören alte Reinhard-Mey-Lieder. Wenn sie sich bei Lena Klamotten ausleiht und sie diese »Dann-hat-er-gesagt-dann-hab-ich-gesagt-dann-hat-sie-gesagt«-Gespräche führen, denke ich zufrieden: Alles ist gut.

Sonntagmorgen nach dem Gottesdienst: Mittagessen für sieben Leute zubereiten, jedes Mal ein Fest. Annas Freund isst mit uns und Jan bringt auch gern jemanden mit heim. Großes Getümmel, Jan und David holen Holz rein und gehen dann mit Charly weg, Anna und Tobias machen den Ofen an, Lena spült das Frühstücksgeschirr, Werner trocknet ab, Tobias schält Kartoffeln, Anna bereitet den Fisch zu, ich dirigiere. Es ist ein Vergnügen, Tobias beim Genießen zuzusehen. Er ist vernarrt in gutes Essen. Ich fühle mich wie eine Königin!

Samstag, 29. 11. 03

Wenn mich jemand fragt, wie es mir geht, habe ich selbst nach diesem Schlüsselerlebnis mit meiner alten Lehrerin immer noch denselben ersten Gedanken: »Schlecht«, denke ich, »mir geht es schlecht, ich hatte im Januar Krebs.« Und fühle dumpfes Selbstmitleid. Heilt Zeit Wunden? Ich versuche mir auf die Schliche zu kommen, diesen Automatismus zu durchbrechen. »Eigentlich geht es mir gut« bleibt das Größte, was mir über die Lippen kommt. Und klingt noch nicht einmal überzeugend. Früher antwortete ich immer fröhlich »Gut!« auf die Frage nach meinem Befinden, so überzeugt, dass manche genervt aufhörten zu fragen. Ich habe es satt. Ich möchte nicht mehr denken, dass es mir schlecht geht. Es geht mir doch gar nicht schlecht. Verändert, aber im Vergleich zum Januar um Welten besser. Ja, ich wurde durchgerüttelt, aber ich habe auch viel gelernt. Bin Gott nah gekommen. Ich beginne um ein neues Lebensgefühl zu beten. Um Heilung meiner Seele.

Sonntag, 30.11.03

Nach dem Gottesdienst habe ich das Bedürfnis nach Ruhe und Verdauung. Jan hat einen Freund mitgebracht, einen von der wilden Sorte. Ihnen ist langweilig, also rennen sie durch das Haus, immer wieder. Im Wohnzimmer lagern nach urchristlichem Vorbild fünf Jugendliche um den Tisch. Haben sich zwei Videos geliehen und die Erlaubnis erbeten hier »abzuchillen«. Zwei davon sind (unsere) Pärchen und verfolgen die Handlung eng aneinander geschmiegt. Wo können eigentlich wir beide abchillen? Im ganzen Haus gibt es keine Rückzugsmöglichkeit außer unserem winzigen Schlafzimmer. Schritt für Schritt sind wir in den vergangenen Jahren in das nächstkleinere Zimmer gezogen. Bett, Schrank, 30 cm Laufsteg drum herum – zum Schlafen würde es reichen, Hauptsache, die Kinder hatten es gut. Rächt sich jetzt allerdings auf andere Art. Wer will denn immer gleich liegen, um sich nah zu sein.

Abends fahre ich Anna mit Tobias zum Bahnhof. Sie sind spät, konnten ja nicht die ganze Zeit auf die Uhr sehen, müssen sich beeilen, damit jeder seinen Zug erwischt. Sie sind traurig, weil das wundervolle Wochenende vorbei ist. Kurzer Abschied, kleines Danke. Werde sie tagelang nicht sehen. Ein schönes Paar. Tobias, obwohl jünger als Anna, überragt sie um einen Kopf. Bald sind sie ein Jahr zusammen. Es ist ihnen ernst. Die

Erkenntnis trifft mich wie ein Blitz: Anna gehört immer mehr diesem Jungen und immer weniger mir. Ich bekomme einen Wehmutsanfall, möchte ihnen nachlaufen, sie ins Auto zurückzerren, fahre heim. Um 22 Uhr geht der zweite Jüngling, um eine Viertelstunde später wiederzukommen, weil ihm bewusst wird, dass er von seiner Freundin eigentlich reichlich wenig hatte und noch ein bisschen allein mit ihr sein will. »Nur eine Viertelstunde!«, betteln uns zwei weibliche Augen an. Ich würde gern mal in ungezwungener Kleidung über den Flur huschen, baden, schmusen. Als nach einer Dreiviertelstunde auch diese Viertelstunde vorüber ist, versuchen wir, Lena unser Bedürfnis nach Privatsphäre zu erklären, ohne sie zu empören. Sie ist empört. Werner greift zu drastischeren Worten: »Vielleicht will ich mit meiner Frau mal Sex machen!« Huch … Lena guckt groß, fasst sich wieder: »Habt ihr sexuelle Probleme?« *Ob wir sexuelle Probleme haben???* Wir wären froh, wenn wir überhaupt Sex hätten …

Montag, 1. 12. 03

Lena macht ein Praktikum im Kindergarten für Körperbehinderte, erzählt zufrieden: »Das ist voll gechilled dort! Wenn nichts zu tun ist, liegen die Zivis auf dem Boden auf den Kissen und hören CDs mit dem Discman. Die Kinder sind voll die süßen Dropse! Einer hat einen schweren epileptischen Anfall gekriegt, da war voll die Panik, das war schlimm. Aber dann hat er Medikamente gekriegt, dass er den restlichen Tag geschlafen hat.« Erste Eindrücke aus der Berufswelt.

Dienstag, 2. 12. 03

Werner hat eine Woche Urlaub. Woche der tausend Möglichkeiten. Wir wählen Ausreiten für den Morgen. Nicht dass uns das leicht fiele, ausgerechnet heute, wo wir Zeit haben, haben wir keine Lust. Aber sicher wird es uns gut tun und die Pferde werden es uns danken. Die Sonne kommt durch. »Gechilled« reiten wir Seite an Seite über die Felder Richtung Wald. In den letzten Tagen waren die beiden ziemlich stressig, galoppierten öfter scheinbar grundlos los. Das ist kein gutes Gefühl, ich spüre es bereits Bruchteile von Sekunden vorher, wenn Choppers Muskeln sich anspannen, und bin immer froh, wenn ich oben bleibe und ihn wieder zum Stehen bringe. Heute trippeln sie nervös, statt Schritt zu gehen, und sind bald kaum zu bremsen. Als ich wie üblich über eine Brücke reite und Richtung Bach abbiegen möchte, geht Chopper plötzlich rückwärts und wirft dabei fast einen Kinderwagen um, den ein joggender Vater schiebt. Jetzt reicht es ihm und er will nach Hause. Ich versuche mich durchzusetzen, treibe ihn vorwärts, aber er weigert sich, noch einen Schritt in die gewohnte Richtung zu setzen. Auch Prinz wirkt alarmiert. Wir sind ratlos. Da entdecken wir zwanzig Meter vor unserer Nase ein totes Wildschwein. Welch unglaublicher Geruch muss das in ihren Nasen sein. Chopper jedenfalls hat nun die Nase gestrichen voll, er ist sich sicher, dass dies ein schlechter Ort ist, und will hier weg. Also reiten wir den Waldweg zurück, den wir gekommen sind, halten die Pferde mühsam im Schritt. Als wir endlich heil beim Bauernhof ankommen, lässt sich Chopper seufzend in den Sand fallen, um sein angstschweißnasses Fell zu trocknen. Ich verstehe seine Botschaft: Pferde brauchen keine Reiter, die sie in den wildschweindurchtränkten Monsterwald schicken. Pferde wollen fern von Wildschweinen suhlen und grasen …

Mittwoch, 3.12.03

Ich weiß nicht, ob es mir gut geht, ich kann es nicht herausfinden. In meiner Seele ist ein Plus-Minus-Konto. Auf der einen Seite sind Schatten, aber ich habe auch schöne Tage, weil Werner Urlaub hat. Insgesamt aber ist zu viel Unrast in mir. Wenn die Kids in der Schule sind, kuschle ich mich noch einmal zu Werner ins Bett. Er holt Brötchen, wir laufen mit dem Hund, ich koche ein kleines Männeressen. Eine Woche *Bed and Breakfast* …

Heute soll ich mit Werner shoppen gehen, er braucht Hallenfußballschuhe und eine Winterjacke. Ich beobachte ihn, wie er die ewig gleichen Kickschuhe testet, auf die er sich eingeschworen hat, seit ich ihn kenne. Sehen, anprobieren, bezahlen. Sein Gesicht ist mir vertrauter als mein eigenes. Das ist der Mann, mit dem ich schon als Mädchen befreundet war, damals, als er ein sehr charmanter Junge und ich ein schüchternes Mädchen war. Ich habe Mühe, mir sein Jungengesicht zu vergegenwärtigen. Dann sehe ich mich selbst im Spiegel, bin überrascht, ich habe mich jünger gefühlt. Dabei habe ich mir heute ziemlich Mühe gegeben. Das also ist das Ergebnis. Fishing for compliments hatte ich Werner dabei gefragt: »Glaubst du, wir schlafen in zwanzig Jahren noch miteinander?« Wollte eigentlich etwas Beruhigendes hören, etwa dass ich immer attraktiv für ihn sein würde. Meine Fragestellung zeigt, wovon ich es abhängig mache – von meiner Attraktivität. Er meinte lakonisch: »Wenn wir weiter dran bleiben – das ist reine Übungssache. Ich glaube schon!« Woran man erkennt, wovon *er* es abhängig macht …

Während ich den Mann betrachte, mit dem ich seit über 20 Jahren zusammen bin, sieht mich eine Frau fragend an. Ich kenne sie von der Party, auf der ich Werner kennen lernte. Huch. »Conny?«, versuche ich es. Sie schüttelt den Kopf. Eine Schublade tiefer finde ich es: »Biggi!« Smalltalk, ich mache sie auf Werner aufmerksam, erneut Smalltalk, Abschied. Werner: »Kannst du mir sagen, wer diese Frau war?« Unglaublich! Ich sage: »Das ist das Mädchen, das du mal geküsst hast und das dich daraufhin geohrfeigt hat!« Werner ist verwirrt …

Freitag, 5. 12. 03

Anna ist da, spürbar. Sie begleitet Jan und mich zur Logopädin, wir kaufen einen Videorecorder. Zuhause rückt sie das TV-Möbel vor, entwirrt Kabel und schließt das Gerät an. Als Test legt sie das Tarzan-Video rein, vergisst die Welt, lacht und lacht. Wie ich dieses Lachen vermisse! Lena schreibt einen Bericht über ihre Praktikumszeit im Sonderkindergarten. Nach getaner Arbeit sitzt Anna da und entspannt. Es geht mir gut, Anna ist da.

Samstag, 6.12.03

17. Todestag meiner Oma. Eben noch war ich 24 Jahre jung und traurig über den schweren Verlust, Anna war acht Monate alt, trug ihren Namen. Weil ich weiß, wie reich ich bin in meinen Beziehungen, weiß ich auch darum, was ich verlieren kann. Das macht mich verletzlich. Traurigkeit gehört zum Leben dazu wie das Lachen und der Frühling. Seit meiner Operation durchlaufe ich einen Trauerprozess. Ich fühle mich, als würde ich auf mein Leben durch ein Kaleidoskop blicken, an dem jemand gedreht hat, obwohl ich das Bild gerade sehr gern angesehen hatte. Nun haben die einzelnen Elemente einen neuen Platz.

Auch das Älterwerden hört nicht auf. Ich bekomme »Zugspuren« im Gesicht – Veränderungen, die ich nicht spüre, aber überrascht im Spiegel wahrnehme. In mir drin bin ich die Summe dessen, was mich ausmacht nach all den gelebten Jahren, trage in mir meine früheren Gesichter wie ein Baum seine Jahresringe. Der Spiegel zeigt nur mein allerletztes Gesicht, während ich all meine vergangenen spüre. Optisch werde ich bedeutungsloser bis hin zur Unsichtbarkeit. Unterwegs sehen die meisten Menschen reglos durch mich hindurch.

»Am schönsten ist es, wenn Menschen in Würde alt werden. Wie alte Gitarren. Einen gebrauchten Körper und einen tiefen Klang – das nenne ich Schönheit!« Hat der Musiker Totte Wallin gesagt. Ich versuche, mich im Spiegel mit demselben milden Blick zu betrachten wie den alten Indianerhäuptling oder die hundertjährige albanische Bäuerin auf der Jogurtwerbung. Ich möchte meinem eigenen Älterwerden als einem natürlichen Teil meines Lebens begegnen. Ich hoffe, dass, wenn ich die Schwelle des Alterns hinter mir gelassen habe, wenn ich alt *bin*, ich mich mit meinem Körper neu versöhnen werde. Die Freiheit habe, mir zu erlauben, darin in aller Ruhe zu leben und die zu sein, die ich bin – und nicht die, die ich meine sein zu müssen. »Älterwerden ist gar nicht so schlecht, wenn man die Alternative bedenkt« (Maurice Chevalier).

Sonntag, 7. 12. 03

Werners letzter Urlaubstag. War das schön, ihn eine Woche lang hier zu haben! Kälteeinbruch. Jetzt ist Winter. Ausritt in der kalten windigen Sonne. Waren nicht eben noch 40 Grad? Wir schalten wieder öfter die Sauna ein und sehen Videos an. Anna ist mein Gegenspieler. Wenn sie Spätschicht hat und am nächsten Morgen ausschlafen kann, fragt sie erwartungsvoll: »Was machen wir morgen früh?« Äh – machen? Schreiben will ich und den Haushalt erledigen muss ich, oder? Aber Anna will Zweisamkeit. Ach ja, ihre Liebessprache … Anna könnte sich vorstellen, mit mir ins Hallenbad zu gehen. Am helllichten Tag.

Montag, 8. 12. 03

Und so machen wir es auch. Mittags wird mich das Leben mit Sicherheit einholen, aber morgens ziehe ich mit Ännchen meine Runden zwischen Rentnern, Müttern und Kleinkindern. Und es tut gut. Mir und uns. Nicht genug, schaltet sie zu Hause noch die Sauna ein und Mutter schwitzt bereits vor dem Kochen mit der blitzschönen Tochter, springt mit ihr nackt durch den Garten. Wie ungehörig … Hihi. Ich zehre den restlichen Tag davon, dass wir uns das gegönnt haben.

Freitag, 12. 12. 03

Jan ist krank, bleibt von der Schule zu Hause. Geduldsprobe für mich. Jan hat einen Hang zur Zwanghaftigkeit. Er will immer wissen, was die nächsten Stunden exakt läuft. Leerlauf begegnet er, indem er ruhelos durchs Haus läuft, »hallo Mama« sagt, verzweifelt seufzt: »Ah ja. Hm.« Das macht mich traurig und hilflos. Habe ich immer noch keinen Abstand zu Jans Gefühlen?

Werner ist unzufrieden, weil er sich in seinem Haus wie ein Gast fühlt. Anna und Tobias liegen auf dem Sofa und gucken Tarzan, Werner würde genau dort gern schlafen. Lena lacht schallend mit Thomas in ihrem Zimmer, das irritiert ihn auch. Der Kühlschrank ist wiederholt leergegessen, ehe er die Chance hatte, ranzukommen. Ich muss mich noch darauf einstellen. Unser Familienleben war noch nie so dicht wie jetzt mit diesen Fast-Erwachsenen, die das Haus bevölkern. Ein offenes Haus haben und ansprechbar sein, wenn der Schuh drückt, auch nachts um 1.30 Uhr, das heißt noch einmal tief durchatmen. Ein offenes Haus bedeutet auch ein volles Haus, ohne Rückzugswinkel für uns. Das im Alltag durchzubuchstabieren heißt, Privatsphäre preiszugeben. Dennoch glauben wir, dass es der richtige Weg ist für eine gute Beziehung zu unseren Kindern.

Montag, 15.12.03

Ich lese Reiner Wäldes Tagebuch »Bis zur Tür des Himmels« über die letzten 300 Tage im Leben seiner an Krebs verstorbenen Frau Bettina. Es ist für mich eine ungeheure Spannung zu verfolgen, wie Gott manchmal den einen großen Wunsch nach Heilung nicht erfüllt, ohne es zu begründen. Er leistet sich das, ohne dass wir es verstehen müssen. Wünscht sich, dass wir dennoch an ihm dranbleiben. Er trennt Eheleute, die nicht im Traum daran gedacht hatten, auseinander zu gehen. Er nimmt geistlich reife Menschen einfach weg von dieser Erde, die noch so viel Gutes hätten tun können. Ich verstehe diesen großen, wilden, freien Gott weniger als je zuvor, und dennoch mehr als je spüre ich, dass er da ist, dass er uns liebt, dass er etwas vor hat mit uns. Die unsichtbare Welt bleibt uns verschlossen. Wir sehen nur die eine Seite des Quilts …

Bettina Wälde musste innerhalb von zehn Monaten an ihrer Krankheit sterben. Wenn meine Erkrankung zum Zeitpunkt der Diagnose bei mir genauso weit fortgeschritten gewesen wäre, würde ich genau jetzt im Sterben liegen, nach Monaten belastender Therapien, ohne Vorwarnung. Immer wieder, wenn Werner in meiner Nähe ist, wird mir bewusst, wie zerbrechlich unser Glück ist, spüre ich tiefe Liebe und Wertschätzung ihm gegenüber. Ich bin so froh, dass ich leben darf. Jeden Tag versuche ich auszukosten, dass wir alle zusammen sind. Ich kann es nicht fassen, wenn wir streiten, glaube nicht, dass wir uns diesen Luxus leisten können. Dabei ist mir bewusst, dass ich auch mit noch so vollblütigen Versuchen, bewusst zu leben, das Leben nicht anhalten kann. Selbst wenn ich den Tag, den Moment ausgekostet habe bis zum letzten Tropfen, ändert das nichts an seiner Vergänglichkeit. Ich sehne mich nach Ewigkeit.

Dienstag, 16.12.03

Annas Horizont erweitert sich durch die Arbeit im Krankenhaus. Manchmal wünschte ich, sie hätte die Ausbildung zur Erzieherin in unserem Wohnort gemacht, aber in Wirklichkeit sehe ich, dass ihr der Abstand, die Herausforderungen gut tun.

Am Abend sehe ich mit Werner eine Sendung, in der Blinde von ihrem Leben erzählen, Menschen, die mit ihrem Leben versöhnt sind, ihre Grenzen akzeptieren. Fasziniert höre ich, wie sich eine Frau, die noch nie sehen konnte, die Welt der Sehenden vorstellt. Blindheit – im Dunkel leben, mich nicht mehr frei bewegen, lesen und schreiben können –, welch eingeschränkter Aktionsradius. Seit 41 Jahren gehe ich sehend durch die Welt. Welch ein Reichtum!

Donnerstag, 18.12.03

Neutral gelaunt fahre ich vom Buchladen nach Hause. Der Marktstand ist noch offen. Ich entdecke den letzten freien Parkplatz schräg gegenüber, setze den Blinker und warte den Gegenverkehr ab, damit ich abbiegen kann. Da realisiert auch eine entgegenkommende Autofahrerin die Lücke, macht ihre Ellenbogen breit und schafft es in einer Art Himmelfahrtskommando, vor mir reinzuflitzen. Sie nimmt mir einfach den Parkplatz weg. Auf meine vorwurfsvolle Mine reagiert sie mit einer aggressiven Geste. Ihr giftiger Gesichtsausdruck verfolgt mich noch den ganzen Tag. Oder ist es mein eigener?

Anschließend beim Supermarkt. Ich lade einen großen Einkaufswagen voll Ware auf das Band. Die ältere Kundin hinter mir trippelt hin und her, drei Dinge auf dem Arm. Meine Güte, ich habe es auch eilig! Gleich wird sie mich fragen, ob ich sie vorlasse. Tatsächlich, sie brummelt etwas von »Essen auf dem Herd«. Wie kann man nur das Haus verlassen, wenn das Essen auf dem Herd steht? Ich bleibe »stark«. Diesmal nicht. Diesmal werde ich mein »Die-Ersten-werden-die-Ersten-sein«-Recht in Anspruch nehmen. »Ich habe drei Kinder, die zu Hause darauf warten, dass ich ein Essen auf den Herd stelle«, höre ich mich unnötig unsympathisch sagen, Zustimmung heischend um mich blickend. Anerkennendes Nicken. Es ist mein »gutes Recht«. Auf dem Heimweg rast mir ein Fahrer auf meiner Fahrbahn entgegen, um in eine Parklücke zu brausen. Ich starre ihn fassungslos an. Er macht eine abfällige Bewegung, dabei ist er im Unrecht! Dann mache ich selbst einen Fehler beim Fahren und erlebe eine derart feindliche Reaktion, dass ich schockiert bin. Ich habe niemanden verletzt und keinem geschadet, ich habe doch nur einen Fehler gemacht … Aber unterscheide ich mich von dem Denken der anderen, die sich zu sagen scheinen: »Wenn ich an mich denke, dann ist an mich gedacht«? Wenn jeder an den anderen denken würde, dann wäre auch an jeden gedacht. Ich nehme mir vor, Situationen zu suchen, auf der Straße, an der Kasse, in der Familie, in denen ich auf mein Recht verzichte. Und merke überrascht, dass mich das ruhiger macht.

Freitag, 19.12.03

Immer wieder geht mir die Frage meiner Lehrerin durch den Sinn. Es ist, als hätte Gott selbst zu mir gesprochen. Etwas ist verändert. Wenn mich jemand fragt, wie es mir geht, denke ich: »Ich konnte meine wichtigsten Lebensträume verwirklichen!« Dann fällt mir ein: Im Januar hatte ich aber Krebs … Immerhin eine neue Reihenfolge.

Immer noch beschäftigt mich die Geschichte von Bettina Wälde. Neben all dem Unaussprechlichen, was ich beim Lesen dieses sehr berührenden, ehrlichen Buches lerne, verstehe ich dies: Es geht mir gut! Objektiv und subjektiv gut. Ich dachte, 40 werden immer nur die anderen. Jetzt bin ich 41 und Gott hat mich auf ungewöhnliche Weise bewahrt. Vielleicht hat er noch viele Jahre für mich. Die möchte ich dankbar aus seiner Hand nehmen.

Samstag, 20. 12. 03

Mit Werner im Irish Pub. Eine Band spielt. Ich sitze auf einem Barhocker direkt vor der winzigen Bühne und habe den Drummer im Blick – eine Mischung aus Perfektion, Sinnlichkeit, Musikalität, Lebensfreude und Selbstbewusstsein – sehr männlich. Schon immer war ich fasziniert von Rhythmusinstrumenten, hätte als Kind gern Schlagzeug gelernt. Wenn ich mich gehen ließe, würde ich wie Rumpelstilzchen ums Feuer hüpfen. Es geht mir allmählich, aber nachhaltig besser.

Sonntag, 21. 12. 03

Werner und ich reiten aus, als das Handy klingelt und Anna verzweifelt erzählt, dass Lenas Freundin Simone bei einem Verkehrsunfall ums Leben gekommen ist. Tot für immer. Noch vor wenigen Stunden hat Lena sich mit ihr getroffen, weil Simone Thomas kennen lernen sollte. Wir traben zurück. In meinen Ohren braust das Blut.

Lena ist in Annas Zimmer. Sie trägt die Ohrringe, die Simone ihr heute morgen als Weihnachtsgeschenk gegeben hat. Anna ist über sich hinausgewachsen, hat ihre Telefonscheu ignoriert und Simones Stiefvater angerufen, danach Lenas Freundinnen. Wir sind alle fassungslos. Irgendwann schlage ich vor zu beten, aber ich weiß überhaupt nicht, wofür ich bitten soll. Weinend stammle ich hilflose Worte zum Himmel. Lena sagt nur: »Weiter weg von Gott, als Simone es war, kann man gar nicht sein.« Ich weiß so wenig. Was geschieht mit dem ernsthaften vierzehnjährigen

Mädchen nach diesem schrecklichen Tod? Wer sind wir, dass wir behaupten zu wissen, wo Simone die Ewigkeit verbringt und wo nicht? Sie war weit weg von Gott, aber nah bei Lena, was für diese ganz entsetzlich ist. »Sie war gerade so glücklich, mit ihren Eltern im Reinen, so verliebt in ihren Freund. Der stand auf der anderen Straßenseite und hat den Unfall gesehen. Sehe ich sie jetzt wirklich nie mehr wieder? Sie war so ein besonderer Mensch!« Thomas kommt und ist einfach da, weint mit Lena. Mehr kann man gar nicht machen. Dann kommt Tobias und hält Anna fest. Wir zünden im Wohnzimmer alle Kerzen an, hören Cae Gauntt und Layna, halten einander umschlungen und weinen. Gott ist einfach unfassbar. Handelt in unserem Leben, bis wir nicht anders können, als an seine Wirklichkeit zu glauben – und dann schweigt er zu unseren drängendsten Fragen. Es ist jedem von uns eine befristete Zeit gesetzt, die wir nicht kennen. Damit sollen wir klarkommen.

Montag, 22. 12. 03

Lena muss reden. Und wir reden. Wie immer in einer Krise sucht sie menschliche Nähe und ist dankbar, wenn sie stattfindet. Zum Glück sind Ferien. Thomas kümmert sich ritterlich um sie. Die Klassenlehrerin ruft an. Sie will über eine Todesanzeige der Klasse sprechen. Lena hat Angst davor, in die Schule zu gehen, ahnt, wie real Simones Nicht-mehr-da-Sein erst wird, wenn die Ferien vorüber sind. Anna schreibt ihr in einer SMS, dass sie jede Minute an sie denkt und mit ihr weint, dass sie ihr das Bett neben sich gerichtet hat und auf sie wartet. Das berührt Lenas Herz. Nach dem Gottesdienst flieht sie auf Werners Schoß wie als kleines Mädchen. Er ist gerührt.

Mittwoch, 24. 12. 03

»2004 Jahre alt ist der Jesus heute geworden!« Hihi, mein Sohn. »Vor 2004 Jahren hat er gelebt, ja. 32 Jahre alt ist er geworden, Jan.« »Dann bist du älter als der!? Als die Römer ihn ans Kreuz gehängt haben, da hat der Jesus gewusst, dass sie was falsch mit ihm machen. Der wollte doch nicht sterben!« Jan gefällt mir.

Lena schreibt einen vierseitigen Brief an Simone, den sie Simones Mutter bringt. Eine Stunde lang sitzt sie im Zimmer ihrer Freundin, sieht Fotos von sich an ihrer Wand hängen, auf der schwarzen Bettwäsche einen Kranz aus Rosen mit Lichterkette, im Wohnzimmer Kerzen mit der lachenden Simone darüber. »Behalte sie bitte so in Erinnerung«, sagt Simones Mutter unglaublich tapfer. Als sie aus der Haustür ging, um ihre Tochter vom Boxen abzuholen, kamen ihr drei Polizisten entgegen … Alptraum einer Mutter.

Freitag, 26.12.03

Zweiter Weihnachtsfeiertag. Traditionelle Familienwanderung mit anschließender Einkehr mit Werners Familie. Eine Truppe Leute, die viel zu reden und zu lachen haben, netter Smalltalk zum Auffrischen der verwandtschaftlichen Beziehungen. Jan ist mittendrin und doch allein. Es fällt ihm schwer, an normalen Gesprächen selbstverständlich teilzunehmen – immer fragt er, wenn alles gerade rum ist, was eben war. Er will mitlachen, versteht aber die schnell fliegenden Witze nicht. Aber genau das fordert er ein, laut und nachdrücklich. Und das muss er ja. Er lebt auf einer anderen Wahrnehmungsebene und ist allein, wenn er keinen Vermittler findet. In seiner Wahrnehmung ist kein Raum für Schnelligkeit, Zwischentöne, Ironie und diesen speziellen, trockenen Humor, der in unserer Familie gang und gäbe ist. Für mich heißt das, alles zu wiederholen und für Jan zu erklären. Er läuft die ganze Zeit mit uns Erwachsenen. Zu Kindern fällt ihm der Anschluss besonders schwer. Im Restaurant ist ihm sterbenslangweilig. Dauernd vergisst er sich und redet laut dazwischen. Ich nehme ständig aus den Augenwinkeln heraus wahr, wie es ihm geht, hin- und hergerissen zwischen Mitgefühl und Gereiztheit. Ich ärgere mich über meine Ungeduld. Ich weiß glasklar, dass er selbst am meisten leidet unter seinem Eingesperrtsein in Grenzen, die keiner von uns freiwillig ertragen möchte, in seinem Bemühen zu verstehen und sich verständlich zu machen. Aber es ist auch für uns eine dreizehnjährige Geduldsprobe, deren Ausmaß mir mal mehr, mal weniger bewusst ist.

Zurzeit geht er Anna, Lena und mir ein wenig auf die Nerven. Obwohl oder gerade weil ich unter Jans Grenzen und der daraus folgenden Isolierung leide, bin ich immer wieder genervt seinetwegen. Wenn er schläft, jammern wir ein bisschen darüber, aber sobald eine jammert, weiß die andere, dass er es selbst am schwersten hat. Werner bleibt davon zu hundert Prozent verschont, grenzt sich ab, wo er will, fördert, wann er Lust hat, und die hat er auch immer mal wieder. Er weiß einfach, dass es einen guten Platz für Jan geben wird. Jan wird irgendwo unterkommen. Werner sagt: »Was nützt mir mein ganzer Glaube, wenn ich mir ständig deswegen Sorgen mache? Wenn ich Gott nicht zutraue, dass er für Jan sorgt, wenn ich es nicht mehr kann?« Punkt. Ist das Weisheit oder macht er es sich leicht? Ich liebe Jan, aber meine Beziehung zu ihm entwickelt sich anders als die zu Anna und Lena, mit denen ich viel differenzierter reden kann. Jan tauscht sich nicht aus über Gedanken, Gefühle, Befürchtungen, Freuden, Hoffnungen. Vielleicht wäre das mit einem gesunden Sohn auch nicht anders? Manchmal bin ich Jan ganz nah, wenn ich nachts an seinem Bett stehe, seinen Atem verfolge, an unsere Anfänge denke, als unser Atem eins war. Muttergeheimnis.

Samstag, 27. 12. 03

In den Ferien fällt mir wieder auf, wie begrenzt sich Jan nur selbst beschäftigen kann. Sein Aktionsradius ist klein und seine Art zu spielen ändert sich kaum – er liest nicht, hört selten Kassetten, macht keine Puzzles, konstruiert nicht, lernt kein Instrument, malt nicht, sieht nicht gern alleine fern. Fußball spielt eine große Rolle und die Polizeistation, die er in seinem Zimmer aufgebaut hat – eine Art Büro mit ausgedientem Fax-, Telefon- und PC-Gerät. Und Playmobilmänner, die ständig Bin Laden auf der Spur sind und ihn einsperren. Das ist ziemlich laut. Im

Sommer kickt er im Garten, im Winter mit dem Softball im Flur. Ansonsten liebt er es, wenn jemand mit ihm Karten-, Würfel- oder Brettspiele macht. Dann geht die Post ab. Er übernimmt auch immer geschickter und zuverlässiger klar umrissene Aufgaben wie Geschirr ausräumen, Tiere füttern, (zeternd) Holz hereinholen.

Ich frage mich, wie Jans Zukunft aussehen könnte. Werden wir für immer seine erste Adresse bleiben? Was, wenn wir sterben? Es sieht nicht danach aus, als könnte Jan eine eigene Familie haben. Noch ist alles geregelt. Ich rechne: Noch vier Jahre darf er in diese Schule. Und dann? Wird es eine Wohnform unabhängig von uns für ihn geben? Wird er arbeiten dürfen? Wird er irgendwo geduldet sein? Willkommen? Schrecklich, ihn mir als einsamen, hilflosen 40- oder 60-Jährigen vorzustellen. Wer wird bei ihm sein, wenn wir sterben? Wenn er stirbt? Wer wird ihn aushalten? Festhalten? Gott hat für ihn gesorgt all die Jahre, ich will ihm zutrauen, dass er das auch weiter tun wird. Er hat viel mehr Phantasie als ich. Ohne Werner wäre das Zusammensein mit Jan für mich viel schwerer. Er findet es mit den zwei pubertierenden Mädchen eher schwierig als mit Jan. Ich dagegen genieße den Trubel mit ihnen. Liegt vermutlich daran, dass ich eine Frau bin und Gespräche liebe, während Werner diese endlosen Allesbesprechereien (»Dann hat er gesagt, dann hab ich gesagt, dann hat sie gesagt …«) nicht mehr hören kann.Werner überredet mich zum Joggen, wir staunen beide über meine Kondition. Dabei werde ich einen Teil meines angestauten Adrenalins los.

Montag, 29.12.03

Lena und Thomas lachen ununterbrochen. Ich freue mich, dass sie sich gefunden haben. Thomas wirkt humorvoll und solide. Es scheint ihm ernst zu sein mit Lena. Er stützt sie, wenn sie schwach und traurig ist, und ist gern in ihrer Nähe. Lena ist in seiner Gegenwart einfach Lena, angstfrei und sicher.

Der Tod von Simone hat viele Fragen für sie aufgeworfen. Heute hat sie geträumt, dass sie Simone noch einmal einen Tag lang sehen durfte, im Behinderten-Kindergarten, wo alle Kinder auch nur noch einen Tag zu leben hatten … Simone kam mit einem Sportwagen, um eine Probefahrt zu machen (Simone liebte schnelle Autos sehr). Sie fragte, ob sie wiederkommen solle, und Lena antwortete: »Nein, du darfst wegbleiben.« Sie hat sich im Traum von ihr verabschiedet!

Ich frage Lena, ob sie für Simones Eltern betet. Sie sagt: »Ich bete überhaupt nicht zur Zeit.« Ich frage, ob sie auf Gott sauer ist. Sie meint: »Ich hab überhaupt keine Lust auf ihn zur Zeit.« Ehrliche Antwort. Ich bin beeindruckt, wie Lena ihre Gefühle ausdrückt. Dennoch bin ich etwas beunruhigt, fühle ich mich überfordert und hilflos. Ich kann sie so gut verstehen, mir scheint Gott selbst so wild und autonom in seinem Handeln. Als ich das sage, genügt es ihr. Vielleicht möchte sie erfahren, dass sie sich von Gott abwenden darf, aber er sich dennoch nicht von ihr abwendet.

Wenn ich anfange, über Gott nachzudenken, wird mir schwindlig. Dass er der Gott ist, der uns sieht, scheint eine Lüge, wenn ich die Welt betrachte. Wo war er, als Simone zertrümmert wurde? Und doch ist es meine persönliche Erfahrung, dass Gott mich sieht und liebt. Sobald ich ihn suche, erwarte, ersehne, erlebe ich sein Wirken. Man muss sich schon einlassen wollen auf diesen ewigen, wilden, gewaltigen Gott. Sich die Frage stellen, ob man mit ihm zu tun haben will. Aber wer sich auf ihn einlässt, wird nie mehr etwas annähernd ähnlich Faszinierendes, Hoffnung weckendes finden. Immer wieder fallen mir die Worte des Jüngers Petrus ein: »Herr, wohin sonst sollen wir gehen? Nur du hast Worte des ewigen Lebens.«

Ich stecke Lena über die Tage verteilt kurze Texte oder Bibelworte zu, in Bonbonpapier eingewickelt, Worte, die mir im vergangenen Jahr wichtig geworden sind. Dafür ist sie zugänglich. Aber mehr als alles braucht sie unsere Nähe und Menschen, die ihr zuhören. Sie hat gehört, wie der Pfarrer bei der Beerdigung Simone ins Blinde hinein einen großen Glauben zugesprochen hat und einen sicheren Platz im Himmel. Glaubte ihm kein Wort.

Ich backe mit Jan Muffins für seinen Geburtstag. Er ist ganz in seinem Element, zufrieden und hoch konzentriert. Ich hab ihn so gern. Miteinander einzukaufen war auch schön, auch wenn er den halben Supermarkt unterhalten hat. Bald wird er an seinen Ohren operiert. Erinnerungen an Krankenhauserfahrungen mit Jan türmen sich vor mir auf, Angst vor der Blutabnahme. Als ich Werner davon erzähle, schüttelt er den Kopf und meint: »Du verdirbst dir gerade selbst den Abend, indem du alles Schwere herbeierzählst. Lass es doch auf dich zukommen. Mach dir doch nicht so ins Hemd.« Ich schweige schockiert. Lieber hätte ich, er würde mich in den Arm nehmen, mich stärken und trösten. Während viele Frauen aus meinem Umfeld zurückhaltende Männer haben, manche etwas unsicher dem weiblichen Geschlecht gegenüber, wortkarg und eher geistiger Natur, ist mein Mann ungestüm, wild, klar, bodenständig, handwerklich begabt, lebensklug und mit gesunder Selbstliebe gesegnet. Er lädt Andrea und mich nach dem Buchladen-Weihnachts-Wahnsinn zum Essen ein und fühlt sich dabei pudelwohl. Er repariert meine Maschinen und liegt so lange ächzend und fluchend mit Stablampe, Rohrzange und Akkuschrauber auf dem Boden, bis sie funktionieren. Wenn ich über einen grippalen Infekt jammere, ignoriert er mich irritiert. Zu allem hat er eine klare Meinung. Ohne körperliche Nähe ist er heimatlos. Er muss seinen Körper draußen bewegen, um das Gefühl zu haben zu leben.

Dienstag, 30. 12. 03

Erwache durch ein Flüstern aus dem Nebenzimmer. »Ich bin ein Jugendlicher! Yeah! Ich bin jetzt 13! Ich bin ein Teenager! Yeah!« Jan liegt in seinem Bett und wartet darauf, dass ich ihm gratuliere. Ich habe ihn gebeten, nicht schon um 7 Uhr an meinem Bett zu stehen und nach den Geschenken zu fragen. Ab 7 Uhr geht sein Licht an und aus, an und aus. Dann höre ich ihn immer wieder dieses Wort flüstern: »Jugendlicher.« Ich bin gerührt. Jetzt singen sieben Stoffhunde: »Happy birthday to you …« Hihi. Voll die Party da drüben im Bett! Er erzählt seinen Hunden, dass er jetzt ein Jugendlicher ist! Vermutlich wird er am Freitag in den Teenkreis wollen … Werner schenkt ihm ein Handy und besiegelt damit seinen Status als Jugendlicher. Das war Jans einziger Wunsch und so wichtig, dass es mir wie ein Initiationsritual erscheint.

Donnerstag, 1. 1. 04

Lena parkt Thomas bei uns im Wohnzimmer und vergisst ihn. Er legt sich kurzerhand zu Werner aufs Sofa. Eine Weile gucken die zwei Robin Hood an, ich schreibe Tagebuch am Tisch. Dann setzen sich Anna, Lena und Sara dazu. Da pflanze ich mich auch noch dazwischen, nicht weil ich den Film sehen will, sondern weil ich auch hautnah dabei sein will. Die Stimmung ist grandios, Werner ein verbaler Überflieger im Kreis der Hennen, ein Witz übertrifft den nächsten, ich mittendrin, wir lachen uns schief!

Freitag, 2. 1. 04

Heute haben wir Anna und Lena mit Freunden an den Feldberg gefahren, fünf Tage snowboarden sie dort, und das Haus ist plötzlich unglaublich ruhig.

Wie gut mir diese Pause tut, die ersten ruhigen Minuten in diesen Ferien. Ich denke über das vergangene Jahr nach. Ich habe mich seit meiner Krankheit sehr zurückgezogen. Ich kann einfach nicht mehr wie vorher so vielschichtige Kontakte pflegen. Ich lebe von den Menschen, die sich um mich »kümmern«. Ich weiß nicht, ob ich je so ein herz- und kopfvolles Jahr hatte wie das letzte, und Änderung ist nicht in Sicht. Jan steht eine Operation an beiden Ohren bevor. Er hat große Löcher in den Trommelfellen, die geschlossen werden müssen. Lena hat immer noch chronische Schmerzen am Handgelenk und wird nächsten Monat operiert. Typische Situation: 23 Uhr. Kühlschrank: leer. Sofa: besetzt. Bad: abgeschlossen. Aus Lenas

Zimmer noch Gelächter. Anna und Lena halten uns mit ihren Freunden auf Trab. Der Vergleich mit einer Wohngemeinschaft hinkt immer weniger. Werner sucht immer wieder seinen Platz im Haus, dessen Einteilung nicht gerade ideal ist für diese Lebensphase. Seit die Mädchen oft unterwegs sind, sind wir wieder öfter eine dreiköpfige Familie. Beides prägt jetzt unser Leben: volle Hütte und Kleinfamilie. Familie ist dichter als je zuvor. Und kostbar. Diese letzte Zeit vor dem Loslassen ist so intensiv; die Mädchen brauchen uns sehr und zu den unmöglichsten Zeiten. Jahrelang lebten wir in ruhigeren Gewässern, jetzt kommt uns unser Einsatz vor wie zu Kleinkindzeiten. Unser Familiengefüge hat durch Annas Teilauszug einen Ruck erhalten, wir sortieren uns neu. Ich muss sie fördern und vermisse sie gleichzeitig.

Sonntag, 4.1.04

Jan und ich fürchten uns am meisten vor seiner Blutabnahme am Montagmorgen. Ich fürchte mich zusätzlich vor der Narkoseeinleitung und den Schmerzen nach dem Eingriff, von denen er noch gar nichts ahnt. Ich kann mir nicht vorstellen, wie Jan reagiert. Bei seiner letzten OP war er sieben. Er sitzt auf meinem Schoß. Wir üben, wie das sein wird, wenn der Arzt morgen mit der Spritze anrückt. Sein Puls rast. Er muss da durch und ich mit ihm, ohne viel Distanz, mit dünner Haut über alten Wunden.

Nachts träume ich davon, operiert zu werden. Schreckliche Dinge geschehen an mir, ich bin schlimmen Diagnosen ausgesetzt, wehrlos Ärzten ausgeliefert, die Kunstfehler an mir produzieren. Je näher die OP rückt, umso schlimmer werden die Träume, lassen mich mit einem dumpfen, sorgenvollen Gefühl aufwachen. Aber sorgen soll ich mich nicht, Gott sorgt für mich. Und für mein behindertes Kind. Tag für Tag versuche ich, mich nicht zu sorgen, doch es bleibt weniger eine starke Glaubensleistung als pure Verdrängung.

Mein Kind wird leiden müssen, damit es ihm später besser

geht. Ich muss geschehen lassen, dass dem arglos mir vertrauenden, unversehrten Kind wehgetan wird. Schon oft habe ich gedacht, dass Gott schwere Dinge in meinem Leben zulässt, die mir dann zum Besten dienen. Jetzt frage ich mich, ob es auch ihm weh tut, Dinge zuzulassen, die mir Schmerzen zufügen, auch wenn sie mir später zum Besten dienen. Weil er mein Vater ist.

Gott hat gute Gedanken über uns, fühlt und leidet mit uns, unter unserer Schuld und unserem Kleinglauben, unter der Trennung zwischen ihm und uns. Gott trauert um verlorene Schafe, um verlorene Leidenschaft im Glauben. Gott hat Hoffnung. Sieht jeden von ihm geschaffenen und so geliebten Menschen mit seinem Herzen. Hofft auf unsere Liebe zu ihm. Freut sich, jubelt über jedes heimkehrende Kind, über jedes Glaubenszeichen, über jede Bewährung in Anfechtung, über Wachstum, vertrauensvolles Gebet und nicht versiegende Hoffnung. Getrost kann ich an diesem Morgen wirklich meine Sorgen dem überlassen, der allein für Jan sorgen kann.

Montag, 5.1.04

Die erste Etappe ist geschafft! Die Blutabnahme velief so unspektakulär. Jan war so tapfer, dass ich jetzt hier sitze und mich frage: War da was? Das »Zauberpflaster«, das die Einstichstelle betäuben sollte, hat Wunder gewirkt. Jans Ohrenärztin hat ihn ausgerechnet nach Rüppur überwiesen, nun lerne ich Annas Krankenhaus also von innen kennen. Ich bin angenehm überrascht über das Klima hier. Noch nie sind Ärzte und Krankenschwestern mit Jan (und mit mir) so einfühlsam umgegangen. Dass es ein christliches Krankenhaus ist, ist unaufdringlich spürbar. Jan verzog keine Miene beim Blutabnehmen und während ich verdutzt mit ihm im Flur sitze, dämmert mir, dass jemand gebetet haben muss. Hoffnung und Gelassenheit breiten sich in mir aus im Hinblick auf die Operation, auch wenn ich überhaupt nicht weiß, was da an Belastung auf Jan zukommt.

Dienstag, 6.1.04

Wieder Januar. Wieder Krankenhaus …

Letzter Gruß von Angela vor unserer Abfahrt: »Will dich nur wissen lassen, dass ich den Gebetsdienst bereits begonnen habe. Ich grüße euch heute mit Klagelieder 3,22-26: ›Die Güte des Herrn hat kein Ende, sein Erbarmen hört niemals auf, es ist jeden Morgen neu! Groß ist deine Treue, o Herr!‹« Hm, denke ich, kenne ich, gibt es auch als Lied.

Auf der Fahrt sagt Jan: »Ich freu mich!« Verblüfft frage ich: »Worauf?« »Dass du mit mir ins Krankenhaus gehst!« Werner und ich sehen uns gerührt an. Welch ein Schatz. Ich bin dankbar, dass ich mit Jan aufgenommen werde, empfinde es als große Aufgabe, ihn zu begleiten.

Wir sind in einem netten Zweibettzimmer untergebracht. Über Jans Bett hängt ein Bibelvers in einer etwas altertümlichen Übersetzung. Ich denke: »Kenne ich, alte Jahreslosung.« Ich habe das Gefühl, dass Gott alles in der Hand hat, und bin ganz ruhig. Jan liegt im Bett, froh, dass ich da bin, unruhig wegen der Operation. Als ich den Bibelvers an der Wand noch einmal lese, bin ich plötzlich wie vom Donner gerührt. Sprachlos sitze ich da. Über Jans Bett hängt Angelas Vers!!! Wieder ist Gott längst da, als ich ihn brauche. Er sagt mir, dass seine Güte kein Ende hat, sein Erbarmen nie aufhört, dass er treu ist. Ich kenne diese Ruhe in mir, es ist Gottes Friede, der alles Verstehen übersteigt … Groß ist seine Treue – und Geduld. Er sagt es mir so oft, bis er mich damit erreichen kann. Gott ist gut. Angela ist ein Schatz.

Ich erkläre Jan noch einmal den Ablauf morgen früh. Er wird den verhassten Kichersaft bekommen und davon ganz ruhig werden. Sie werden ihm wieder eine Spritze in den Handrücken geben. Dann wird er einschlafen.

Mittwoch, 7.1.04

Jan ist so mutig. Er stürzt den gefürchteten pinkfarbenen, zähflüssigen Saft unter Tränen runter, hält hektisch die Luft an und zählt mit weit geöffneten Augen ganz schnell auf zehn. Dann sieht er mich verstört an und sagt: »Bin noch nicht eingeschlafen!« Wieder hat Jan nur einen Teil verstanden, ohne dass mir das klar war. Er tut mir so Leid. Jan kommt gleich als Erster dran. Das betäubende Pflaster hilft wieder, dass er keine Schmerzen hat beim Legen des Zugangs, er bleibt tapfer und gefasst. Direkt neben unserem Zimmer beginnt der OP-Bereich. Damit habe ich nicht gerechnet. Wieder will das heulende Elend über mich hereinbrechen, als ich mein Kind an einen Fremden mit grünem Mundschutz abgebe, doch da kommt mir das Lied in den Sinn: »Die Güte des Herrn hat kein Ende, sein Erbarmen hört niemals auf. Es ist neu jeden Morgen, groß ist deine Treue o Herr.« Daran will ich mich halten. Gott selbst hat es mir zugesagt. Ich werde wieder ruhiger. Gott ist unberechenbar und doch berechenbar in seiner Treue. Stück für Stück taste ich mich an den Schöpfer heran – und erwische doch nur einen Rockzipfel. Er ist immer anders als ich gerade glaubte, erfasst zu haben.

Wieder sitze ich an einem Tisch, dieses Mal im Krankenhaus, und mache mit Hilfe meines Tagebuchs meinen Jahresrückblick. Beim Lesen wird mir bewusst, dass Werner viel besser als ich für ein ausbalanciertes Leben sorgen kann. Nach meiner Operation, als ich den Haushalt nicht mehr schaffte, konnte ich mir nicht mehr vorstellen, mein altes Leben wieder zu bewältigen, und dennoch lebe ich es wieder. Und als wäre nichts geschehen kann ich immer noch schlecht für mich selbst sorgen. Ich bin ein aktiver Mensch und liebe Arbeit, das ist soweit ja in Ordnung, aber immer noch erkenne ich schlecht, wann ich Pausen brauche, kann Arbeit nicht liegen lassen, tue mich schwer, wenigstens nach Feierabend aufzuhören, produktiv zu sein. Wenn ich meinen Wäschetag habe, lege ich notfalls noch um 23 Uhr Wäsche zusammen, damit am nächsten Tag das Wohnzimmer wieder frei ist. Auszeiten genehmige ich mir nur dort, wo Arbeit unmöglich ist: Auf der Bahnfahrt. Im Krankenhaus. Im Urlaub.

Ich lese mich durch das vergangene Jahr. Es ist eines unserer schwersten. Dass das nicht sehr romantisch sein konnte, ist eigentlich nicht erstaunlich. Meine Krankheit und die Anforderungen an Werner in der Firma waren der Hintergrund für unser Familienleben. Annas Auszug, Lenas Turbulenzen, ihre Verletzung am Arm, Ehestress, Pferdekauf, Autokauf. Küchenfenster und Vordach renovieren. Erstes gemeinsames Beten. Werners Fürsorge, als ich krank bin, das mühsame Wochenende am Lago Maggiore. Eigentlich haben wir gemeinsam viel gemeistert.

Gerade als ich wieder den Kopf senke, um Gott zu bitten, dass er auf Jan aufpasst, wird er zur Tür reingeschoben. Ich bin erleichtert. Mit allem kann ich besser umgehen als damit, dass Jan, weg von mir, unter dem Messer liegt mit einem Narkoseschlauch im Hals. Er weint, weil er Schmerzen hat. Egal, er lebt und ist total tapfer. Stundenlang kann er vor Schmerzen nicht schlafen, erst nachdem er erneut Schmerztropfen bekommt, schläft er endlich ein. Der operierende Arzt kommt und berichtet, dass das Innenohr trotz der langjährigen Entzündungen sehr gut aussah. Bei dem Eingriff wurde ein großer Schnitt hinter der Ohrmuschel gemacht, um Jans Trommelfelldefekte zu schließen. Der Arzt hofft, dass sie geschlossen bleiben, dass das Innenohr genügend belüftet wird. Da Jan eine Gaumenspalte hatte, ist das von der Anatomie her nicht unbedingt vorauszusetzen. Wenn es aber klappt, könnte er in Zukunft ohne Ohrpassstücke baden, beim Schwimmen hören und hätte keine Mittelohrergüsse mehr. Meine Hoffnung, dass sich auch sein Gehör bessern wird, sieht er als unbegründet an. Jan fügt sich ins Unvermeidliche.

Wir beide machen eine Zeitreise und sehen den einzigen Film an, den es von unserer Familie gibt: Ein Abend bei Bleiers, Juni 1991. Zwei kleine Mädchen tippeln durch den Garten mit Puppenwagen, Dreirad, Bobbycar, spielen im Sandkasten, schaukeln. Baden zusammen in der Duschwanne, plaudern mit ihren Puppen in ihrem gemeinsamen Zimmer, schlafen im Hochbett. Ich staune über ihre Ruhe miteinander. Schon damals gaben sie sich viel.

Zeitsprung: Die Mädchen rufen an. Erst fasse ich es nicht, dass es dieselben sind. Es ist schön, mit ihnen zu reden. Die fünf Tage auf dem Feldberg waren ein Ausflug ins Erwachsenenleben. Tobias stürzte beim Boarden und musste eine Nacht zur Beobachtung ins Krankenhaus. Anna begleitete den Notfall souverän. Lena ist mit Blitzlerner Thomas die schwarzen Pisten gefahren. Nun passt er auf Lena auf. Seine Freundschaft fördert Lena und entlastet uns. Ihr erster Schultag war dann hart. Auf Simones Platz lag ein großes Foto von ihr vor einer brennenden Kerze, die sie selbst im Kindergarten gebastelt hatte. Alle Mitschüler durften daran eine Kerze entzünden, auf ihren Platz stellen und ihr einen Brief darüber schreiben, wie es ihnen jetzt geht. Der Chemielehrer ignorierte Simones Abwesenheit und hielt Unterricht, als wäre nichts geschehen. Als er das Aufgabenblatt für seine vor den Ferien angekündigte Arbeit austeilte, fragte er: »Fehlt jemand?« Anna-Lisa rief: »Simone!« Lena verweigerte die Arbeit, weil sie die ganze Zeit weinen musste. Sie schrieb auf das leere Blatt: »Ich weiß, dass ich jetzt meine Chemienote verderbe, aber mein Kopf ist total leer. Mir fällt nichts ein. Alles ist voll Scheiße.« Die Englischstunde durfte sie weinend mit Anna-Lisa im Flur verbringen. »In der Schule ist es ganz schlimm! Im Eingang steht ein Foto von Simone, darunter steht: ›Simone Lange, Schülerin der Klasse 9 a, bei einem tragischen Verkehrsunfall ums Leben gekommen.‹ Voll unpersönlich!« Lena versucht am Telefon mit mir ihre Eindrücke zu verdauen.

Donnerstag, 8.1.04

Jan geht es viel besser. Ich kann mich gut abwechselnd mit ihm beschäftigen und selbst zur Ruhe kommen. Anna kommt, die Anna von heute, Fortsetzung des kleinen Mädchens, das wir gestern im Film sahen: groß, schön, fröhlich. Hier in ihrer gewohnter Arbeitsumgebung tritt sie erstaunlich sicher auf, ich kenne sie so noch gar nicht. Schön, wie sie mit Jan umgeht. Er redet mit ihr wie ein Wasserfall, erzählt ihr vertrauensvoll von seiner Operation, sie nimmt ihn ernst, auch wenn sie oft lachen muss, weil er so ernsthaft erzählt und seine klassischen Wortverdreher bringt (»Der Eistee darf nachts nicht raus vors Fenster, sonst erfriert er«). Jan wirkt topfit und ich frage mich, was wir hier noch machen. Außer dem morgendlichen Verbandswechsel geschieht nichts, Essen und Betten sind gewöhnungsbedürftig. Wir schlafen fast nicht nachts. Vielleicht könnten wir morgen abhauen? Aber dann sehe ich es anders. Es ist zwar komisch, das Wochenende nicht daheim zu verbringen, aber hier herrscht Ruhe. Hier kann ich innehalten, meine Beziehung mit Jan pflegen, mich verpflegen lassen – bin ich nicht dumm, wenn ich früher gehe?

Lena – im Film eben noch drei Jahre alt, heute mit einem jungen Mann zusammen – ist unser Zimmerservice und schleppt alles an, was ich mir telefonisch erbitte. Ich vermisse das, was ich zu Hause gelassen habe, weil Werner sich lustig machte über meine Packerei. Ich bin das Gegenteil eines Minimalisten …

Dieser Krankenhausaufenthalt ist eine einzige positive Erfahrung, die frühere negative Erlebnisse überschreibt. Jan, kooperativ und dankbar für meine Gegenwart, ordnet sich willig in die Krankenhausstrukturen ein. Er empfängt glücklich die Besuche seiner großen Schwestern, die treu kommen, hat keine Schmerzen mehr und erholt sich blendend. Ich hoffe, dass seine Trommelfelle geschlossen bleiben und Mittelohrentzündungen nicht mehr vorkommen. Oh, ich hoffe …

Freitag, 9. 1. 04

Bin hin- und hergerissen, ob ich auf Entlassung drängen soll, weil es Jan gut geht und nur einmal am Tag ein Arzt auf ihn sieht – das könnten wir auch ambulant erledigen. Dabei weiß ich noch nicht einmal, ob das wirklich mein Wunsch ist oder ob ich Werner einen Gefallen tun möchte, der uns herbeisehnt. Daheim erwartet mich Routine, Alltag. Dort werde ich schnell vergessen, dass Jan frisch operiert ist, und nicht mehr diese Muße aufbringen, mit ihm zu spielen. Eigentlich ist es gut, dass wir beide mal für uns sind. Wir unterhalten uns viel, malen, sehen Videos. Für Jan ist es eine Riesenbelohnung nach der vergangenen Strapaze, die ich ihm rauben würde, wenn ich um Entlassung bäte. Ich bleibe. Anna besucht uns wieder – kommt einfach, um da zu sein, wie von einem Magneten angezogen, spielt ewig vergnügt mit uns Malefiz und ist eine Bereicherung.

Jan betrachtet mich beim Zähneputzen aufmerksam. Dann fragt er: »Wann geht die Narbe am Hals weg?« Ich bin überrascht, dass er sie sieht, sie hat sich blendend entwickelt. »Gar nicht, Jan«, sage ich, »die bleibt für immer.« Jan mit entwaffnender Ehrlichkeit: »Sieht das dann immer so hässlich aus?« Oje … Auch ich sehe diesen Strich täglich, aber ohne Groll, sondern mit Dankbarkeit darüber, gerettet worden zu sein.

Samstag, 10. 1. 04

Jan fällt es schwer Blickkontakt zu halten. Dadurch entgeht ihm viel Körpersprache und nonverbale Kommunikation. Die Akustikerin sagt zu ihm: »Jan, wenn du den Menschen in die Augen schaust, kannst du viel mitnehmen. Ich habe dich eben freundlich angelächelt, aber du hast es nicht gesehen.« Vorbildlich! Das kommt an bei ihm.

Wir sind im Krankenhaus – und Jan amüsiert sich königlich! Er tankt Zuwendung auf. Die Intensität der Zweisamkeit tut ihm gut. Vorhin sagte er aus dem Nichts heraus: »Ich liebe dich.« Aber Werner wirkt heimatlos. Jeden Abend kommt er, um bei uns zu sein. Bald kehre ich zu ihm zurück, um ihm wieder Heimat zu sein. Ich freue mich darauf, wenn wir wieder alle zusammen sind.

Montag, 12. 1. 04

Die Zeit mit Jan war eine gute Zeit. Ohne Ablenkung von Einflüssen aus der turbulenten Familie konnte ich mich voll auf ihn konzentrieren. Mir fällt auf, dass ich oft den Kraftakt scheue, ihm

Dinge zu erzählen oder zu erklären, die er eigentlich verstehen könnte. Ich mache es mir einfach, aus Funktionalität. Schade, denn er kann mehr als er zeigt und ist auf uns angewiesen. Er hat so viel Spaß am Miteinander und muss so oft zurückstecken.

Loslassen ist für mich ein schweres Thema, aber Dranbleiben auch. Deshalb war es gut, mal nicht weggehen zu können, sondern mich Jan aussetzen zu müssen. Ich bin ihm wieder näher gekommen, konnte nirgends hinfliehen und habe durch die Beschäftigung mit ihm viel entdeckt, was mich sehr berührt und erfreut. Ich konnte spüren, wie gut ihm meine Nähe tut. Erleben, wo er geistig steht. Ihm in Angst und Schmerz beistehen. Dem Nichtstun fröhnen …

Von Tag zu Tag haben wir mehr miteinander gelacht und ich war neu fasziniert von meinem Sohn. Der Aufenthalt war unser bisher angenehmster. Im Nachhinein ist bei mir eher das Gefühl von Urlaub geblieben als von Krankenhauszeit. Ich bin so glücklich! Wenn mich heute jemand fragt: »Bianka, wie geht es dir?« kann ich aus vollem Herzen sagen: *»Gut!«*

Donnerstag, 15. 1. 04

Anna beginnt die Arbeit in einer neuen Abteilung: Rehabilitation Geriatrie. Sie ist gerührt über die Alten. »Wenn man die abends duscht und fürs Bett fertig macht, riechen sie wie kleine Kinder. Das ist so goldig.«

Samstag, 17. 1. 04

Ein Traum ist rosarot und duftet nach Bubblegum. Seine Verwirklichung dagegen ist oft nüchtern und übersät mit Disteln und Dornen. Träume sind schmerzfrei, ihre Verwirklichung kostet Herzblut.

Anna und Lena reiten so gut wie gar nicht mehr. Ausgerechnet jetzt, wo wir ein eigenes Pferd und ein Pflegepferd haben. Hat sich der Unterricht mit ihnen nicht gelohnt? Doch, ich werde nie die Stunden in dieser Reithalle vergessen, wo wir zu viert unsere Runden drehten, jeder mit sich selbst beschäftigt, uns doch gegenseitig Motor. Das Jetzt zählt, und nur das Jetzt ist uns gestattet zu genießen, mit all den Mühseligkeiten, die darin stecken. Der gemeinsame Reitunterricht war wertvoll, weil wir gemeinsam etwas regelmäßig und verbindlich unternommen haben. Es ist vorbei. Das eigene Pferd bringt uns Glück und Stress, kostet uns Geld, Zeit, Arbeit. Den halben Winter lang frage ich mich, was ich da eigentlich mache, wenn ich täglich rausfahre, die Pferde auf die Weide stelle, um zwei Stunden später wieder rauszufahren, ihre Hufe zu säubern und sie wieder in den Stall zu führen. Die Zeit kommt mir irgendwie vertan vor. Unabhängig davon, ob es sich unterm Strich lohnt, ist es schön zu versuchen, Träume zu träumen und manche zu leben.

Sonntag, 18. 1. 04

Lena steht unter der Dusche und hört Cae Gauntt. Wenn sie diese starken Texte braucht, geht es ihr nicht gut. Sie hat sich mit Simones Freund am Grab getroffen. Sie weiß, dass es ihm noch viel schlechter geht. Dass sie im Alltag ihre Gefühle verdrängen kann, er aber seinen Alltag verloren hat. Lena redet oft über Gott, aber seit Simones Tod nicht mehr mit ihm. In der Schule verzweifelt sie oft, weil Simones Platz leer bleibt. Ich bin froh, dass sie redet, schreibt, Musik hört, Texte dankbar annimmt. Thomas ist ihr eine große Stütze. Ich vermisse Anna.

Montag, 19. 1. 04

Simones Freund hat Lena eine CD voller Simone-Fotos geschenkt und das Lied, das auf ihrer Beerdigung gespielt wurde. Stück für Stück, wie sie es ertragen kann, lässt sie den Schmerz an sich ran. Unerträglich vital lächelt Simone uns entgegen. Traurig mailt Lena Thomas, der postwendend dasteht, keine großen Worte macht, einfach da ist. Manchmal findet sie, dass er Anna ähnlich ist, aber das ist ihr vertraut. Wenn sie ihm mailt:

»Ich blicke Mathe nicht. Was machst du heute?«, schreibt er zurück: »Vielleicht Mathenachhilfe geben.« Dann lachen sie stundenlang.

Dienstag, 20. 1. 04

Lena wartet auf ein spürbares Zeichen von Gott. Wird er es ihr geben? Welche Schlüsse wird sie aus dieser schweren Zeit ziehen? Wenn sie nicht zu dir geht, Vater, wirst du kommen? Du bist ihr fremd geworden, ihre Vorstellung von dir ist zerrissen. Sie sagt: »Simone starb vor vier Wochen. Kein Wunder tut das noch so weh.«

Jan schleppt Getränkekisten zum Auto. Er muss mehr arbeiten, weil er stärker geworden ist und ein Bäuchlein bekommen hat. Sein gesamtes Taschengeld fließt in Cola. Nachher werde ich ihn damit schockieren, dass er den Hühnerstall umgraben muss. Anna hat mir gerade erzählt, dass er traurig zu ihr gesagt hat: »Mama will noch nicht, dass ich in den Teenkreis gehe, obwohl ich jetzt 13 bin. Sie will, dass ich noch zwei Jahre warte, aber ich will nicht mehr in die Jungschar!«

Gestern sahen wir mit Lena und Anna *Rain Man*, einen Film über einen Menschen mit Autismus. Lena fiel es wie Schuppen von den Augen, als sie erkannte, dass ihr Bruder ebenfalls an Grenzen stößt, die er und wir akzeptieren müssen. Allmählich erst wird ihr bewusst, was Behinderung heißt. Zu nah dran war sie all die Jahre, es war einfach Jan, wenn er ihr auf die Nerven ging, sie nahm wenig wahr, dass seine Behinderung dafür verantwortlich war.

Sonntag, 25. 1. 04

Hallenbad mit sieben Kindern aus Jans Leben, seinen Geburtstag nachfeiern. Das ist immer eine besondere Mischung. Zwei schwerhörige, selbstbewusste Mädchen aus seiner Klasse, die Jungs haben alle kurzfristigst abgesagt. Ein Junge aus der Gemeinde, zwei Mädchen aus dem Ort. Als der Sprungturm geöffnet wird, setze ich mich über die Hemmschwelle hinweg, was wohl die anderen denken, und springe immer wieder mit zugehaltener Nase kerzengerade ins Wasser. Ich falle, ich hebe ab, ich liebe es so. Als Mädchen war das sommerlang meine Lieblingsbeschäftigung. Ich muss da runterspringen, das hat sich nicht geändert, nur weil ich älter geworden bin. Bei jedem Sprung denke ich daran, dass ich krank war und mir keine falschen Hemmungen leisten möchte, und dann fliege ich …

Ein schöner Nachmittag, der aber auch neu Fragen nach Jans Zukunft aufwirft. Er sitzt zwischen den Stühlen: Zu fit für eine Werkstatt für Behinderte, zu behindert für eine Nische im deutschen Berufsleben. Stephanie wird von ihrer gehörlosen Schwester abgeholt. Deren Freund ist 23, arbeitsloser Autoverkäufer aus dem Osten. Wenn schon gesunde Männer keine Arbeit finden … Es bleibt spannend, wie Gott sich Jans Zukunft ausmalt.

Wenn Werner schlecht gelaunt ist, zieht das Kreise. Heute, übellaunig von morgens bis abends, war er streitlustig, aber es gelang mir, nicht einzusteigen. Ich hatte das Gefühl, dass ich die freie Wahl habe: mich von seiner schlechten Laune anstecken zu lassen oder mich rauszuhalten. Das Leben ist so kostbar kurz. Werner fühlt sich nicht verstanden, findet, dass seine Bedürfnisse zu kurz kommen. Ich verstehe ihn nicht, dass er seine Bedürfnisse immer so wichtig nimmt, aber vielleicht ist gerade das meine größte Schwäche. Was sind eigentlich *meine* Bedürfnisse? Anerkennung, Ordnung, Zärtlichkeit, Romantik, Lesen, Tiere, Natur, erledigte To-do-Listen, Gespräche, Glaube, Gesundheit, Bewegung …

Freitag, 30. 1. 04

Ich stöhne: »Wieder ist eine Nacht vorbei!«. Werner meint: »Du könntest auch sagen: »Wieder beginnt ein neuer Tag!« Er findet, dass seit meiner Krankheit eine neue Schwere auf mir liege. Dass ich ständig mit etwas beschäftigt sei, das mir helfen soll, mit meiner Krankheit zurecht zu kommen. Es scheint ein weiter Weg zu sein, bis eine Krebserkrankung verarbeitet ist.

Heute gehe ich zu einer ausgedehnten Nachsorgeuntersuchung in der Radiologie. Fünfzehn unheimliche Minuten Ultraschall vergehen in tiefem Schweigen, dann höre ich: »Alles okay!« Jeden Augenblick rechne ich damit, dass der Arzt sagt: »Frau Bleier, Ihre Lymphknoten gefallen mir nicht.« Jede Sekunde könnte sich meine Perspektive ändern, meine mühsam gewonnene Ruhe verloren gehen. Aber er ist zufrieden. Ich brauche erst in einem halben Jahr wiederzukommen. Die Unregelmäßigkeiten in meinem Zyklus hängen vermutlich mit der latenten Überfunktion meiner Schilddrüsenhormonwerte zusammen.

Freitag, 30. 1. 04

Der Videorecorder, den ich im Herbst gekauft hatte, hat den Geist aufgegeben. Im Garantieheft steht, dass das Gerät drei Jahre Garantie hat. Im Hängeregister, in dem ich alle Belege sammle, finde ich sämtliche Quittungen außer die des Videorecorders. Bescheuert. Meine Systeme kranken daran, dass sie immer Lücken aufweisen. Wochenlang liegt der Videorecorder auf meiner langen Bank. Derweil lerne ich eine Rede auswendig. Eines Tages, heute, fahre ich damit zur Reklamationsabteilung der Elektrohandlung. Ich suche mir eine junge Verkäuferin aus, bei der ich mir die besten Chancen ausrechne. Ich lächle sie gewinnend an und lasse meine Rede los, freundlich, aber selbstbewusst. Bei dem Satz »Ich weiß, ich habe keinen Kassenbeleg, aber ich habe dieses Gerät in Ihrem Haus gekauft, es sind drei Jahre Garantie drauf und ich werde nicht akzeptieren«, unterbricht sie mich ruhig: »Diese Marke führen wir nicht. Das ist die Marke von Aldi.« Ich starre sie an, weiß sofort, dass sie Recht hat. Ich kann mich zwar nicht erinnern, aber mit Sicherheit hat sie Recht. Ich kratze die Kurve. Zu Aldi. Bitte den Geschäftsführer heraus, zeige ihm das Garantieheft. Er zeigt mir die Stelle, wo groß geschrieben steht: »Wenn Sie Reklamationen haben, senden Sie einfach dieses Gerät unfrei an folgende Abteilung …« Ich fahre zur Post. Will mir schon mal den Paketaufkleber besorgen, damit ich es zu Hause fertig machen und Jan mitgeben kann. Dritter Akt des Trauerspiels: »Guten Tag«, flöte ich souverän, »ich würde dieses Paket gern zu Hause fertig machen und brauche einen Aufkleber, um es unfrei zurückzuschicken.« So weit, so gut, die Verkäuferin versteht mich. Dann denke ich daran, wie Jan das Päckchen bringen wird und ergänze, in dem dringenden Bedürfnis, diesmal alles richtig zu machen, geflissentlich: »Bezahlen würde ich es gern gleich.« Hihi. Voll verblödet, die Alte.

Samstag, 31. 1. 04

Lena hat Angst vor ihrer Operation. Sie lebt ihr entgegen wie ich letztes Jahr meinem Eingriff. Wir haben beide kein Vertrauen mehr in die Kunst der Ärzte und wagen kaum auf Besserung zu hoffen. Entsprechend niedrig ist die Motivation – andererseits, hat sie eine Wahl? Sie klagt täglich über Schmerzen und kann vieles mit ihrer Hand gar nicht mehr machen. Heute kam Annas Ausbildungsvertrag zur Krankenschwester. Ich bin so froh, sie versorgt zu wissen. Lena möchte nach der Mittleren Reife das Abitur machen. Sie würde gern Lehrerin an einer Förderschule für Hörbehinderte werden …

Montag, 2. 2. 04

Lena wird sechzehn. Ich lese in dem Tagebuch, das ich über sie geführt habe, als sie ein Baby war. Es ist witzig zu lesen, was sie alles getan hat, aber ich würde gern viel mehr darüber lesen, wie sie war. Über die Selbstverständlichkeiten des Alltags schreibe ich oft zu wenig, weil ich ihn für statisch halte. Dabei gibt es nichts Dynamischeres als Familienalltag. Dennoch – zusammen mit den Fotos von damals gibt es ein rundes Bild von meinem Mädchen. Ich sehe sie wieder vor mir, wie sie gesenkten Hauptes krabbelte, bis sie an ein Lebewesen stieß – die Katze oder mich zum Beispiel –, still liegenblieb und sich hinschmiegte. Lena, die ihre Umwelt mit der Nase eroberte. Ich höre noch ihren ersten Satz: »Hiecht so gut?«, womit sie zum Ausdruck bringen wollte, dass etwas sehr stark roch – das konnte auch das Klärwerk sein … Heute noch kommt Lena Nasenmensch bei »Essen ist fertig!« die Treppe runter und sagt: »Es riecht nach Brokkolinudeln!«

Freitag, 6. 2. 04

Anna hat Spätschicht. Wir hören Musik und machen uns im Bad gemeinsam fertig. Sie plaudert über die Alten in der Geriatrie, die sie zunehmend lieb gewinnt – die 94-Jährige, die über ihr Damenbärtchen sagt: »Machen Sie mir mal das da weg! Der junge Pfleger hat gefragt, ob ich die Härchen nicht weghaben will. Nicht dass er selbst auf die Idee kommt, es zu tun, das wäre mir so peinlich!« Kichernd drücke ich die letzten Shampooreste auf mein Haar. Die Flasche stöhnt pfeifend. »Das Einzige, das noch nach mir pfeift«, grinse ich und betrachte bewundernd Annas makellosen Körper. Anna: »Ich bring so gern die alten Leute ins Bett. Zimmer um Zimmer fertig machen, das ist schön. Zwei alte Damen, sie heißen wirklich Maria und Martha, freuen sich immer unsäglich, wenn sie ein Fußbad bekommen. Gestern sagten sie: »Schwester, das haben wir schon gehofft, als wir die Wanne im Flur stehen sahen! Heute sind wir wieder Königinnen!« Schön, wie Anna sich da reinfindet. Als ich sie ausnahmsweise um 5.15 Uhr zum Bahnhof fahre und sie mit drei weiteren tapferen Bürgern durch die Schwingtür verschwindet, bin ich sehr stolz auf sie. Genauso hat sie die Tür vom Schülerleben ins Arbeitsleben durchschritten.

Heute war Jan zum ersten Mal im Jugendkreis! Ich hole einen zufriedenen Jugendlichen ab, der einiges mitgekriegt hat und eine Beule am Hinterkopf. Lena hat zunehmend Angst vor der Operation. Jan betet: »Du siehst, dass ich ein Aua hab. Und du siehst, dass Lena Angst hat! Amen!« Ich liebe es, wenn er betet. Ja, Gott sieht.

Samstag, 7. 2. 04

Lena trauert. Ich lerne von ihr, wie das geht, nach hinten sehen und nach vorne. Sie ist verliebt und glücklich mit ihrem Freund, dennoch ist in ihrem Leben viel Raum für Simone. In ihrem Zimmer brennt eine Kerze in Simones Lieblingsfarbe und ständig läuft das Lied, das zu ihrer Beerdigung gespielt wurde. An den Wänden hängen Bilder von ihr. Sie schreibt Simones Eltern und besucht Simones Freund, der sehr in den Seilen hängt. Zu Simones Geburtstag besucht sie ihr Grab und bringt ihr Geschenke … Sie ringt mit Gott und bittet andere zu beten, weil sie nicht mehr kann.

Sonntag, 8. 2. 04

Hansjörg ruft an. Er hat einen Vers für Lena, Worte, die ihr und mir Mut machen, über den Tag hinaus: »Meinst du, es gibt eine Grenze für meine Macht? Du wirst jetzt gleich sehen, ob meine Zusage eintrifft oder nicht« (4. Mose 11,23).

Es ist Sonntag und uns ist langweilig. Teilweise sind wir entbunden von der Aufgabe, für eine fünfköpfige Familie die Freizeit zu gestalten.

Andererseits braucht uns Jan noch voll. Es ist aber nicht so lustig und scheint nach langjähriger Fünfköpfigkeit erst einmal nicht so lohnenswert, für uns zu dritt Unternehmungen der Art zu planen, die wir eigentlich längst hinter uns wähnten. Einfacher wäre es, nur für uns beide zu sorgen. Diese Zeit der »Loswerdung« der Kinder tut mir weh. Werner empfindet und reagiert anders. Ich fühle mich verantwortlicher, verliere mich leichter. Vielleicht habe ich mich bereits verloren, immer in dem Bemühen, meine To-do-Liste abzuarbeiten, die Bedürfnisse meiner Mitmenschen zu erfüllen. In »verantwortlich« steckt »Antwort«. Muss ich auf alles eine Antwort sein? Vor zwei Jahren auf einer Frauenfreizeit weinte ich: »Ich will nicht immer stark sein müssen.« Gott hat mich schwach gemacht und nun habe ich Angst zu beten, weil seine Art, mir darauf zu antworten, wehgetan hat. Aber ich will ihm doch zutrauen, mir zu zeigen, wo ich loslassen darf.

Montag, 9.2.04

Irrfahrt über Deutschlands Autobahnen nach Ludwigshafen-Oggersheim. Die Klinik war nicht einfach zu finden und trotz pünktlichen Aufbruchs kommen wir zu spät. Ich frage den operierenden Arzt, ob Lena wieder schmerzfrei sein wird, aber er macht ihr nur bedingt Hoffnung, meint zurückhaltend: »Wenn wir Glück haben, wird es so werden. Wenn wir kein Glück haben, gibt es nicht mehr viel, was wir tun können. Dann bleibt nur noch ein künstliches Handgelenk. Und das machen wir ungern bei einer 16-Jährigen.« Mir schießt das Blut in den Kopf. Jetzt klammere ich mich an Gottes Wort von gestern. Wenn die Ärzte mir keine Hoffnung machen, finde ich sie immer noch bei ihm. Lena ist ungeheuer tapfer. Sie freut sich über das moderne große Zimmer mit Fernblick und Teppichboden. Thomas kommt auf ihren Wunsch unter großem Aufwand angereist. Ich verspreche ihr, morgen früh vor dem Eingriff bei ihr im Zimmer zu sein. Sie wird zuerst drankommen.

Dienstag, 10.2.04

Um 5.30 Uhr stehe ich auf. Ich weiß, dass Lena auf mich wartet, und bemühe mich sehr. Dann geht alles schief. Mein Vater hat mir sein Auto geliehen. Er hat es gut gemeint, aber nun ist die Windschutzscheibe so verschmiert mit Reinigungsmittel, dass ich sie nicht sauber kriege. Werner steht im Schlafanzug auf der Straße um mich zu retten, am Ende tauschen wir die Autos. Hochkonzentriert gelange ich im Dunkeln über drei Autobahnkreuze bis Ludwigshafen-Oggersheim, Industriegebiet. Die ganze Zeit bete ich um Gottes Segen und Gelingen. Dann treffe ich konsequent die falschen Entscheidungen. Eine dreiviertel Stunde lang rase ich um Oggersheim und die Unfallklinik herum, von Autobahnkleeblatt zu Bundesstraßenkreuzungen, wechsle von einer Schnellstraße zur anderen, frage fünf Menschen im Dunkeln nach dem Weg, ohne ihn zu finden. Ich gerate zunehmend in Panik. Ich bete, heule, trample, schreie, während ich Kreuzungen, Ampeln, Brücken passiere; die Sicht auf Straßenschilder ist behindert durch die vielen LKWs. Die ganze Zeit habe ich Lena vor Augen, die auf mich wartet, während fremde Menschen sie für die Operation vorbereiten. Die Zeit läuft. Ich bin in der Nähe, aber nicht bei ihr. Alles war umsonst. Gott führt mich nicht auf den rechten Weg. Als ich am Ende meiner Kraft und Nerven auf dem Parkplatz ankomme, zum Fahrstuhl renne und zum siebten Stock hochfahre, ist Lenas Platz leer. Die Krankenschwester teilt mir mit, dass sie vor fünf Minuten in den OP-Bereich gebracht wurde, und erklärt mir den Weg, die Hand auf meiner Schulter. »Ganz ruhig! Mit diesem Fahrstuhl runter in den OP-Bereich fahren, raus und durch die Glastür nach rechts.« Ich fahre runter und finde keine Glastür … So war es die ganze Zeit. Vier identische Korridore mit Türen nach rechts und links, kein Mensch. Diesmal führt mich Gott oder mein Instinkt, ich wähle den richtigen Flur, rufe – inzwischen ohne jegliche Schamgefühle: »Ich suche meine Tochter Lena Bleier, ist sie hier irgendwo?« und höre eine Stimme: »Hier.« An drei Leuten vorbei, die »Durchgang verboten« rufen, dann bin ich bei ihr. Sie ist bereits in der OP-Schleuse, grüne Haube auf dem Kopf, Nadel in der Hand, bleich, tapfer lächelnd, Angst in den Augen. Ich erreiche sie nicht mehr wirklich, sie ist ganz bei sich. Wir reichen uns die Hand, dann wird sie in den OP-Saal geschoben. Knappe zwanzig Sekunden habe ich sie gesehen. Welch ein Alptraum! Weinend breche ich auf der nächsten Toilette zusammen, wimmere: »Gott, ich habe so versagt. Ich fühle mich von dir im Stich gelassen. Warum konntest du mir diesen Wunsch nicht erfüllen? Beistehen wollte ich ihr, vom Aufwachen bis zu dem Eingriff. Was war daran falsch? Es wäre dir ein Leichtes gewesen. Ich bin so enttäuscht von dir. Du hast mir nicht geholfen, als ich dich gebraucht hätte. Ich habe mich dir anvertraut, aber du hast mir nicht geantwortet. Damit muss ich erst einmal zurechtkommen. Es tut so weh. Bist du nicht an meiner Seite?«

Warum musste Lena allein da durch? Jetzt schneiden sie ihr Handgelenk zum vierten Mal auf, ohne uns viel Hoffnung zu machen. Statt neunzig Minuten bleibt Lena endlose vier Stunden im OP-Saal. Den ganzen Mittag bewache ich ihren Schlaf, dankbar um jede Minute, die sie nicht wach verbringen muss. Ich fürchte ihre Schmerzen. Sie haben ihren Arm zwanzig Zentimeter geöffnet, die Elle gekürzt, damit sie parallel zur Speiche steht, entzündete Knochenreste abgetragen und eine zwölf Zentimeter lange Titanplatte eingefügt. Unter Narkose war das Gelenk frei beweglich. Ein Jahr lang darf sie keinen Sport machen. Wird sie je wieder Saxophon und Volleyball spielen können? Ich habe sie so lieb. Unendlich lieb. Gottes Liebe habe ich heute Morgen nicht gespürt. Ich bin immer noch ganz wund deswegen. Als ich ihn gebraucht hätte, war er so fern. Als Lena mich gebraucht hätte, war ich fern. Und doch war ich in Gedanken jede Sekunde bei ihr. Als Lena zu sich kommt, hat sie Schmerzen, die sich stundenlang ins Unerträgliche steigern, bis um 19 Uhr endlich jemand nach der Ursache forscht. Eine Schwester entfernt den Wundschlauch, der direkt unter der Haut entlang der frischen Wunde lag und große Schmerzen verursacht hat, aber immer noch liegt Lena weinend und völlig verkrampft im Bett. Endlich mobilisiert die Ärztin im Praktikum die Oberärztin. Ratlos verordnet sie stärkere Schmerzmittel. Dabei stellt sich heraus, dass Lena seit der Operation überhaupt keine Schmerzmittel bekommen hat, während die Krankenschwester der Überzeugung war, dass sie mehr als abgedeckt war. Irrtümlicherweise hat sie ein Mittel gegen Übelkeit statt gegen Schmerzen bekommen. Umsonst hat Lena sieben Stunden lang gelitten und geweint. Ich bin so fertig. Ich kann mich nicht von dem Bild auf meiner Seele lösen, wie sie stöhnend Stunde um Stunde daliegt, Tränen aus ihren Augen rinnen und der Schmerz sich hochschaukelt. Immer wieder habe ich gebetet und gleichzeitig gespürt, dass ich Gott nicht mehr spürte. Ich hatte gar keine Hoffnung, dass er eingreifen würde. Er ist mir so ein Rätsel.

Mittwoch, 11.2.04

Der Tag gestern war ein Alptraum. Ich weiß nicht, wie ich damit umgehen kann, dass ich Gott manchmal so nah erlebe, so ermutigend real durch viele kleine Zeichen – und dann wieder Lichtjahre von mir entfernt. Er ist so unverfügbar. Glaubendes Gebet bleibt eine Herausforderung für mich. Wir sollen bitten und hoffen. Und glauben, immer weiter glauben. Er tut das Seine. Seit Lena sich dieses Handgelenk verletzt hat, gehen die Dinge schief. Aber heute befindet sie sich auf einem hoffnungsvollen Weg der Besserung. Sie schreibt mir:

»O Mama, meine Heldin!! Es ist so schön, dich als Mutter zu haben!! Du hast selbst so viel um die Ohren und musst auch noch ständig mit deinen Kindern ins Krankenhaus!! Es ist 20.43 Uhr und ich bin allein. Mir ist sehr schwindelig und alles, was ich hier schreibe, sehe ich doppelt. Bianka, du glaubst gar nicht, wie einsam ich mich im Moment fühle. Am liebsten hätte ich, dass du da wärst, um mich in den Arm zu nehmen und mich zu trösten. Ich habe wieder stärkere Schmerzen und Angst vor den nächsten Wochen. Ich will keine Schmerzen mehr haben müssen. Ich habe so viele Ängste und weiß nicht, wohin damit. Ich will beten, aber ich bin zu aufgewühlt. Kennst du die Angst vor morgen? Die Angst vor dem Ungewissen? Ich hab sie so satt und will Gott jeden Tag in seine Hände legen, aber das ist so schwer. Ich kann dich und Jan gut verstehen und ich weiß, wie es dir im Krankenhaus ergangen ist. Ich danke dir, dass du immer für mich da bist und mich nie im Stich lässt, dass du mir gibst, was ich brauche, und immer Kraft für zwei hast, wenn sie bei mir verloren geht. Ich liebe dich! Deine Lena«

Ich bin so dankbar für diese Zeilen, erleichtert, dass sie sich nicht von mir im Stich gelassen fühlt. Ich erlebe meine eigenen Gefühle als kleines Mädchen wieder nach, als ich viermal wegen Augenoperationen im Krankenhaus lag, meine Verlassenheit und Angst. Ich kann mich so mit Lenas Gefühlen identifizieren.

Donnerstag, 12.2.04

Wieder haben wir Anfang des Jahres den Ausnahmezustand. Werner lässt es sich nicht nehmen, jeden Tag nach der Arbeit zu Lena zu fahren. Daheim häuft sich die Arbeit am Schreibtisch, der Haushalt verfällt. Noteinkauf im Supermarkt gegenüber des Krankenhauses, jeden Tag eine Maschine Wäsche versorgen, Anna hallo sagen und sie allein lassen, Jan bei meiner Mutter abholen, einander erschöpft in die auf Halbmast stehenden Augen blicken, drei Sätze wechseln, Bett.

Medizinisch scheint Lena in guten Händen zu sein. Der Unterarm sieht wiederhergestellt aus, gerade, reizfrei, ohne Schwellung. Gestern ging es ihr um Welten besser. Wegen ihrer Fahrstuhlphobie ist sie zum Röntgen sieben Stockwerke runtergelaufen. Ich fand das fahrlässig bei ihrem labilen Kreislaufzustand, Werner angemessen.

Freitag, 13.2.04

Mein eigenes – gutes! – Befinden ist etwas in den Hintergrund getreten, aber es ist ein schönes Grundgefühl, mit dem ich leben kann. Heute geht es mir viel besser, als ich Lena sehe, die sich zusehends erholt von den Qualen. Sie ist nahbar wie lange nicht mehr, sagt mir, dass sie mich braucht. Ich massiere ihren verspannten Nacken, wasche ihre Haare, ermutige sie zur Physiotherapie. Sie macht Fortschritte, hat bei größerem Bewegungsradius jetzt weniger Schmerzen. Die Zeit miteinander tut uns genauso gut wie Jan und mir bei seinem letzten Krankenhausaufenthalt.

Sonntag, 15.2.04

Lena ist ohne Schmerzmittel und voll Hoffnung, dass sich der Arm gut entwickelt. Jetzt muss sie Dehnungsübungen machen und bekommt zusätzlich eine Kunststoffschiene. Ich bin gespannt, wie es mit ihr weitergeht, und genieße nun einfach den Zustand der Hoffnung. Anna wirkt ausgezehrt. Ich schätze, dass sie sechs Kilogramm abgenommen hat. Ich mache mir Sorgen um sie. Damit sie um 6 Uhr mit der Arbeit beginnen kann, muss sie um 4.30 Uhr aufstehen. Sie ist unglaublich diszipliniert und willensstark, wirkt aber sehr erschöpft. Sehr energisch geht sie nun ihren Führerschein an. Die Intensität und Ausschließlichkeit ihrer Beziehung zu Tobias ist genauso erstaunlich.

Samstag, 21. 2. 04

Faschingsferien. Wie immer macht sich leichte Unruhe in mir breit. Nun werden wir wieder alle zusammen täglich 24 Stunden unter einem Dach verbringen. Was soll Jan nur die ganze Zeit anfangen? Er hat kaum noch Kontakte am Ort. Aber kaum habe ich angefangen mir Sorgen zu machen, klingelt Simon, der Nachbarjunge. Und dann sind sie den ganzen Tag zusammen, sitzen nach dem Fußballspielen in der Hundehütte, jeder einen jungen, schlafenden Hasen auf dem Schoß, bauen einen Auslauf in der Fußballecke (die »Koppel«) und reden ohne Ende. Simon versteht Jan gut und fühlt sich wohl bei ihm. Jan steht außer Konkurrenz. Das macht ihn zum Ruhepol für Simon, der sich fallen lässt, sich erlaubt, Kind zu sein, und sein Schlafzeug holt, um bei uns zu übernachten. Sie sehen zusammen Fußball. Grießbrei essend fachsimpeln sie in gehobener Phonstärke, während Werner und ich zufrieden grinsend in der Küche essen. Heute wird Werner nicht gebraucht.

Ich erschrecke über Jans erwachende Pubertät, weil ich das Potenzial an Enttäuschung und Verletzung ahne. Was, wenn Bedürfnisse erwachen, die sich vielleicht nie befriedigend erfüllen werden?

Werner fegt wie immer Zweifel solcher Art zur Seite. »Anna und Lena haben es auch nicht leicht gehabt in dem Alter. Abwarten, am Ende ist er der Erste, der heiratet!« Woher nimmt er nur immer diese Gelassenheit?

Sonntag, 22. 2. 04

Simon isst mit Jan Milchreis in der Küche und sieht verändert aus. Seine Haare hat er mit einer Ladung Gel in der Mitte zu einem mächtigen Hahnenkamm hochgestellt. Ein richtiger Hingucker. Macht bestimmt Eindruck bei den Mädchen.

Werner steht vor dem Spiegel, fasst seine drei Millimeter langen, zarten Haare in der Mitte zu einem Spieß zusammen: »Soll ich meine Haare gelen?«

Anna kommt die Treppe runter, als wir mit dem Frühstück fertig sind. Sie trägt ihr elegantes schwarzes Kleid mit langem Schlitz und tiefem Ausschnitt und eine mehrreihige Kunstperlenkette im Dekolletee. Ich halte die Luft an. »Anna, bist du nicht ein bisschen overdressed?«, frage ich vorsichtig. »Ich ziehe eine Bluse drüber, keine Sorge. Wenn ich das nicht für den Gottesdienst tragen kann, dann weiß ich nicht, wann ich es überhaupt tragen kann. Wenn eine Feier für Gott kein Anlass ist, mein schönstes Kleid zu tragen, welchen Anlass soll es denn dann noch geben?« Auf dieses theologisch einwandfreie Argument gibt es nichts mehr zu erwidern. Ob ihre Garderobe aber nicht auch damit zusammenhängt, dass ihr Freund im Gottesdienst auf sie wartet? Es stellt sich dann heraus, dass sie die Feier für Gott anschließend mit ihrem Freund im Bistro weiter zelebriert.

Lena saugt in der Gemeinde jede Anteilnahme auf wie ein Schwamm. Für sie ist das der verlängerte Arm Gottes.

Ich weiß vorher nie, wer Sonntags mit uns isst. Es kann sein, dass wir zu zweit, zu dritt oder zu acht sind. Also karre ich Lebensmittel an, die ich gut lagern und schnell zubereiten kann. Montags fahre ich meine Taschen mit der Schubkarre ins Haus und hoffe, dass keiner der Nachbarn zwischen den Gardinen durchschielt. Dann fülle ich zwei Kühlschränke mit Ware, die bis zum nächsten Montag Richtung Nullpunkt wegschmilzt. Ich portioniere zehn Brote zum Einfrieren. Ich bin zwar nicht so eine begabte Köchin wie meine Oma, die gern für viele kochte, aber mich scheint dasselbe Glücksgefühl zu durchströmen.

Auf wundersame Weise gehören Werner und mir heute ein paar Stunden ganz allein und im Gefühl des Überflusses gehen wir zu zweit essen, was wir nur noch selten tun, seit wir reiten. Wir halten ein erholsames Schläfchen und reiten im Nieselregen. Abends treffen wir Freunde. Ein schöner Sonntag. Ganz nach meinem Geschmack.

Sonntag, 29. 2. 04

Neue Fragen tauchen auf am Familienhorizont: Darf der Freund bei der Tochter übernachten? Sie bei ihm? Im selben Zimmer? Was kann man überhaupt noch »anordnen«, wenn das »Kind« fast 18 ist? »Darf ich mit Tobias in die Sauna?« Das ist mal wieder so ein Moment, an dem mir die Kinnlade runterfällt und ich mich frage, wo ich die richtige Antwort schnell nachschlagen kann. Nach Luft schnappen, Nachdenken, Reden mit Werner geben wir nicht unserem Impuls nach, *Nein* zu rufen, sondern fragen Anna, wie sie sich das denn vorstellt. Es scheint ihr vor allem darum zu gehen, Tobias die wohltuende körperliche Seite der Sauna vorzustellen, weil er das noch nicht kennt. Jeder soll in Badehose und Bikini drin sitzen, anschließend wollen sie getrennt duschen. Das ist mal wieder eine Möglichkeit zu sagen: »Wir verstehen dich, wir vertrauen dir, wir trauen es dir zu.« Ich freue mich, dass Anna überhaupt fragt und nicht einfach handelt, sobald wir weg sind. Vielleicht hätte ich das an ihrer Stelle getan. Wir erlauben es, überzeugt, dass sie auch ein Nein akzeptieren würde. Wir wissen, dass der Umgang mit ihrer Sexualität in ihrer Verantwortung liegt, wir wissen es aus eigener Erfahrung. Selbst wenn wir enge Grenzen setzen würden (Türen bleiben immer auf, Besuchszeiten wie im Krankenhaus …), fänden unsere Töchter kreativ Möglichkeiten, mit ihren Freunden ungestört zu sein, wenn sie es wollten. Auch das weiß ich aus Erfahrung. Werte müssen von innen kommen; wenn sie nur übernommen werden, bewähren sie sich im Ernstfall nie. Wir können unsere Kinder nicht steuern, sondern nur begleiten. Anna und Lena wollen keine schnell wechselnden Partner, aber sie wollen lieben und geliebt werden. Und damit wollen sie nicht warten, bis sie heiratsfähig und fertig mit ihrer Ausbildung sind.

Ich habe die Kassette von unserem Traugottesdienst entdeckt! Ich habe sie seit unserer Hochzeit nicht mehr angehört. Begeistert lege ich sie in den Kassettenrekorder. Noch einmal das verhängnisvollste Ja unserer Geschichte hören, den erhabenen Worten der Predigt lauschen. Große Worte, große Gefühle, ein gehauchtes, bebendes Ja von mir, das selbstbewusste, furchtlose Ja von Werner. Dann mein Versprechen: »Werner, vor Gottes Angesicht nehme ich dich an als meinen Mann. Trag diesen Ring als Zeichen der Liebe und Treue. Im Namen des Vaters, des Sohnes und des Heiligen Geistes.« Zwei Monate trug er ihn, dann wanderte er in die Schublade. Der Ring ist nicht seine Sache gewesen, aber Liebe und Treue sind geblieben, auch ohne dieses Zeichen.

Dienstag, 2.3.04

Bernds Krebserkrankung schreitet voran. Sein Leben ist ernstlich bedroht. In der letzten Zeit hat er viel an Kraft eingebüßt. Anneliese, seine Schwester, und seine Tochter, die mit mir im Buchladen arbeiten, sind immer in meinem Blickfeld. Conny ist so krank, dass sie eigentlich dringend eine Chemotherapie beginnen sollte.

Mir ist bewusst, wie bewahrt ich bisher bin in meiner Krankheit. Jeder Tag ist ein Geschenk. Als meine Mädchen rechts und links von mir auf dem Sofa sitzen und mit mir einen Film ansehen, fühle ich mich so reich. Gelebtes Leben.

Freitag, 5.3.04

Zum wiederholten Mal lese ich, dass Krebs mit ungelebtem Leben zu tun haben könnte. Ungelebtes Leben? Trifft das auf mich zu? Spontan denke ich, bewusster kann ich mein Leben gar nicht leben. Seit ich mich erinnern kann, versuche ich es zu gestalten, auszuschöpfen, festzuhalten. Gibt es dennoch zu viel

»Ungelebtes« in meinem Leben? Stelle ich mein Wollen auf ungesunde Weise zurück? Kenne und lebe ich meine Bedürfnisse nicht genügend? Liegt der Ausbruch meiner Krankheit in meinem Wesen begründet? Sibylle hat früher manchmal gesagt, mit meiner positiven Lebenseinstellung würde ich nie Krebs bekommen. Für sie bin ich eine Frau, die in der Hängematte neben dem vollen Wäschekorb liegen kann, bis die Sonne untergegangen ist. Vielleicht war ich das mal, und ich bin dabei, es wieder zu lernen. Aber die Anforderungen meines Lebens sind gestiegen, meine Verantwortung ebenso wie meine Neigung, mich für vieles verantwortlich zu fühlen. Ungelebtes Leben … Ich bin ratlos. Ich werde versuchen, mich zu beobachten, ob ich dazu neige, meine Bedürfnisse zu ignorieren, ob ich zu angepasst bin.

Montag, 8. 3. 04

Bernd wird am Thorax operiert. Ich bin im Buchladen. Anneliese und ich sind wie gelähmt. Ich habe kein gutes Gefühl. Dennoch hoffe ich auf ein Wunder. Auf ein übernatürliches Eingreifen Gottes in das Geschick dieser Familie.

Freitag, 12. 3. 04

Heute habe ich zwanzig Minuten gebraucht, um ein Kilo Riesenradieschen vom Acker (stand als Strauß meines heimlichen Verehrers gestern Abend auf der Treppe) zu raspeln. Danach hatte ich Muskelkrämpfe und eine Zerrung im Oberarm. Schon lange mache ich keinen Hefeteig mehr, weil mir vor der mühsamen Kneterei mit meinem vorsteinzeitlichen Handrührgerät graut. Ein Elektrogeschäft veranstaltet einen Räumungsverkauf. »Haushaltsmaschine runtergesetzt von 85 auf 50 Euro!« Ich denke: »Jetzt oder nie, nie hätte mein mir anvertrauter Heimwerker zwanzig Jahre auf so eine Investition gewartet, würde er an meiner Stelle arbeiten« – und fahre los. Handwerker reißen schon die Decke des Ladenraumes herunter. Das reduzierte Gerät erweist sich als ziemlich leistungsschwach, aber die Verkäuferin, selbst bewährt im Kneten größerer Mengen Hefeteigs, weiß Rat. »Wie viel Kilo Teigmenge verarbeiten Sie gewöhnlich?« Ich habe keine Ahnung. »Also wenn ich einen Hefewürfel nehme und Mehl dazu, bis der sich von der Wand löst, sind locker 800 g Mehl reinverschafft und schon haben wir die Leistungsgrenze kleiner Haushaltsmaschinen erreicht.« Eine große, leistungsstarke Maschine überzeugt uns beide, in Schweiß gebadet ziehe ich in letzter Sekunde die Notbremse, lasse mir das 250-Euro-Stück zurücklegen, um eine Nacht darüber zu schlafen und die Investition mit dem Gatten zu besprechen. Erzähle zu Hause Werner von meinem kühnen Plan. Mein Vater steht daneben, beide haben Strohhüte auf und lehnen mit einem kühlen Bier in der Hand am Hänger des Traktors, rotbackig und nass verschwitzt. Sie haben Heu gemacht und sehen ziemlich glücklich aus. So will ich auch aussehen nach meinem ersten Hefeteig mit meiner neuen Errungenschaft. Werner findet meinen Anschaffungsvorschlag genial. Ab morgen bin ich Besitzerin einer Haushaltsmaschine.

Obwohl Jan nun in den Teenkreis darf, würde er gern weiterhin bei der Gemeindejungschar teilnehmen. Wolfi hat ihn kurzerhand zum Leiter benannt. Ich weiß nicht, wer von uns beiden glücklicher war, als er gefragt wurde, ob er Gruppenleiter werden möchte … Nun ist er Wolfis *Roadie!* Welch genialer Schachzug!

Sonntag, 14.3.04

Plötzlich kommt der Frühling! Werner und ich bleiben vom Gottesdienst weg und gehen wandern. Die ersten warmen Sonnenstrahlen sind immer eine Verheißung. Wir sind so glücklich. Daheim fragt Werner zum ersten Mal in zwanzig Jahren, ob er mir helfen kann, und wir kochen zum ersten Mal gemeinsam. Er bereitet Hasenkeulen zu, ich die Beilagen. Danach ein Traumausritt – wie gut, dass ich die Wintermonate durchgehalten habe.

Montag, 15. 3. 04

Anna ist krank und seit Freitag daheim, lässt sich verwöhnen mit Wärme und Hühnerbrühe, Musik und nostalgischem »Weißt du noch«-Geplauder über ihr Leben. Abends soll ich an ihrem Bett sitzen und sie drücken. Ich finde es bezaubernd, wie arglos wohlwollend Anna an mir hängt. Morgen hat sie ihre zweite Fahrstunde. Welch ein Gefühl, sie losfahren zu sehen! Eine elegante, zierliche Person auf dem Weg zu neuer Mobilität. Erst lernt sie laufen, dann klettern, rennen, schwimmen, Rad und Inliner fahren – und nun Auto fahren! Das wird ihr Leben verändern. Gott, bitte stell ihr noch mehr Engel an die Seite!

Montag, 22. 3. 04

Lenas Gips wird entfernt. Die Narbe ist riesig, aber der Arm ist gerade. Sie ist ängstlich, hoffnungsvoll, glücklich. In der Klinik zieht sie ihr Handy raus: »Uh, hab ich eine schöne SMS gekriegt!«, sagt sie, gefüllt mit Liebe bis an den Rand. Den restlichen Tag feiert Thomas mit ihr das Leben.

Samstag, 27. 3. 04

Die Freunde von Anna und Lena sind eine richtige Bereicherung. Es ist, als erweitere sich unsere Familie. Ich genieße ihr Vertrauen, ihren Humor, ihren Einsatz. Mein Part ist lediglich, den Kühlschrank regelmäßig nachzufüllen.

Da sowohl die Kinder als auch ich die Woche über nur noch wenig Zeit für den Haushalt haben, erwarten Werner und ich, dass wir uns samstags die Arbeit teilen. Wir praktizieren die klassische, jahrhundertelang bewährte Rollenteilung: Jan hilft Werner draußen bei Haus, Hof, Tieren und Fahrzeugen und die Mädchen helfen mir im Haushalt. Langsam sickert das in ihre Gehirne ein. Ich kaufe ein und koche, Anna saugt, wischt und putzt das Klo, Lena putzt das Bad und räumt die Küche auf.

Wenn wir so zu dritt zwei Stunden lang anpacken, kriegen wir es auf die Reihe.

Samstag, 3.4.04

Samstagmorgen in der Bibliothek. Ich bin in der Schlange an der Ausleihtheke ganz vorn, hinter mir sieben weitere Nutzer. Ein mittelständisch gekleideter, gut 38-jähriger Vater kommt mit Sprössling (maximal zwei) zur Tür herein. Seinem Verhalten nach zu urteilen ist es sein erstes Kind. In der nächsten Viertelstunde weiß jeder im Raum, wo die beiden sich gerade befinden und in welchem Prozess sie stecken, nach dem Motto: »Seht mal alle her, ich hab mich fortgepflanzt!« Hier ist ein Vater, der am Samstagvormittag die Bibliothek nutzt, um seinem Sohn qualitativ hochwertige Gemeinschaft und Kultur weiterzugeben. Der Vater ist sehr laut, sehr pädagogisch, sehr dominant. Von dem Kind hört man wenig. Vater sagt: »Nicht laut sein, Sebastian! Du kennst die Regel!« Seine Stimme hallt durch die Räume. Sebastian scheint die Regel zu kennen, er schweigt. Wir schweigen automatisch auch. Ich schiebe meinen (wie immer überdimensionierten) Bücherstapel zur Bibliothekarin. »Da hat aber eine zu Hause viiiiel Langeweile, Sebastian!«, tönt es ungezogen über die Theke. Vater hat sich hinten angestellt. Alle Blicke fallen auf meinen Bücherstapel. Andere Unterhaltungen sind nicht mehr möglich, Vater tönt ständig dazwischen. Ich ahne, dass es der Junge mit diesem Vater auch nicht leicht hat. Wie manch anderen Eltern scheint auch ihm der selbstverständliche Umgang mit Kindern verloren gegangen, den man allerorten erleben kann, wenn man in Frankreich oder Italien zu Gast ist. Wo Kinder auf wohltuende Weise einfach dabei sind, ohne großes Aufhebens.

Ich vermute seit langem, dass Kinder gut zurechtkommen ohne diese Art flächendeckender Betreuung und geistiger Kontrolle. Dass sie sich selbst suchen, was sie brauchen, und finden, wofür sie begabt sind. Dass Eltern, die nicht mitziehen beim Frühförderprogramm, kein schlechtes Gewissen bekommen müssen, selbst wenn ihr Kind kein Blasinstrument lernt und also nicht seine Lippenmuskulatur schult und vielleicht deswegen später mühseliger Altgriechisch lernen wird. Und obwohl es seine Ausdrucksfähigkeiten nicht in der Pantomimeabteilung der Jugendmusikschule schult. Wäre es möglich, dass es genügen könnte, in Ruhe abzuwarten, ob das Kind musische Fähigkeiten erahnen lässt, und es dann erst in den entsprechenden Abteilungen anzumelden? Alle Augen richten sich auf das Kind, das Leistungen erbringen muss, obwohl es noch ein Kind ist. Bullerbü ist weit weg, »zweckfrei« ein Fremdwort, »lange Weile« des Kindes unerträglich. Verplante Kindheit.

Mittwoch, 7. 4. 04

Anna hat die Theorieprüfung der Fahrschule bestanden – ganz unspektakulär. Hat vor sich hin gelernt, ist um 7 Uhr aufgestanden, zur Prüfung gefahren, hat anschließend Tobias getroffen und ist dann arbeiten gegangen. Diesen Zug kenne ich noch gar nicht an ihr!

Lena hat so gut wie keine Schmerzen im Handgelenk, ist guter Laune, und ich freue mich total mit ihr. Meine Blutwerte sind in Ordnung und ich genieße den aufbrechenden Frühling. Ich bin einfach viel im Haus beschäftigt, pflanze Blumen, reite, koche mit Lena, übe Französisch für die Pfingstferien an der Ardèche. Werner ist abends schon um 16.30 Uhr da, da hört mein Alltag sowieso auf, dann stelle ich mich auf ihn ein, bin dann gaaaanz offen …

Mittwoch, 14. 4. 04

Immer noch ist der aufbrechende Frühling eine unglaubliche Wohltat für meine Seele. Auf dem Wohnzimmertisch der nahezu bewältigte Berg Wäsche, auf dem Sofa der höchst zufrieden schnarchende Mann, ich in der Küche vor dem offenen Fenster beflügelt bei der Planung der Gartengestaltung – ich höre mich zufrieden summen. An meinen Händen klebt Pferdegeruch. Ich habe einen meiner schönsten Ausritte hinter mir, durch lichten

Frühlingswald, der Boden übersät mit den ersten kleinen Blumen, die Baumkronen hellgrün von kleinen Blättchen, die viele warme Sonnenstrahlen in die noch mückenfreie Zone lassen, zufrieden schnaubende Tiere, wenige Gedanken im Kopf – was kann schöner sein, als 42 zu sein und so einen Tag zu erleben? Immer noch sehe ich jeden Tag, den ich aus Gottes Hand nehme, im Licht meiner Erkrankung. Ich bin dankbar für jeden normalen, guten Tag inmitten meiner Familie.

Freitag, 16.4.04

Ich sehe dem Mädchen nach, das Richtung Bushaltestelle eilt, mit duftigem braunen Haar, das weit über die Schultern fällt, in der knackigen, gestreiften Schlaghose aus dem Kleiderschrank der großen Schwester, den Markenturnschuhen der Freundin, mit dem wippenden Rucksack, gefüllt mit Handy, Äpfeln, Mineralwasser, frisch erbügeltem Geld und fünf Kilogramm Liebe. Früher eilte es so zum Spielplatz. Heute reist es zum zwanzig Kilometer entfernt wartenden Liebsten …

Hansjörg geht es sehr schlecht. Vor drei Wochen wurde er am Meniskus operiert. In der Nacht hat er eine Lungenembolie bekommen. Er hat sie überlebt. Dass er lebt, hilft über die furchtbare Tatsache hinweg, dass er auf der Intensivstation liegt und höllische Schmerzen hat, traumatische Nächte durchleidet. Für Andrea, seine Frau, war es schier unerträglich, als ausgerechnet Bernd anrief, um sich nach ihm zu erkundigen. Bernd, schwer atmend, am Beginn einer Schmerztherapie, der fragt, wie es Hansjörg geht.

Samstag, 17.4.04

Welche Gratwanderung ist das Leben als Christ – zwischen dem Erschrecken über die schrecklichen Möglichkeiten des Lebens, die Größe und Allmacht des Schöpfers und der Erkenntnis seiner allgegenwärtigen Unsichtbarkeit, dem Wissen um seine Liebe, die ich immer wieder erfahren habe; dem Hoffen darauf, dass meine Gebete sein Herz anrühren und ihn dazu bewegen einzugreifen, aus der unsichtbaren Welt heraus in unsere materielle Welt; und Glaube, immer wieder neu.

Hansjörg ist im Krankenhaus wieder auf einer normalen Station, es geht ihm etwas besser. Er hätte sterben können. Ich mag nicht einmal daran denken. Hansjörg soll sein und bleiben, wie er ist, unversehrt, lachend, fröhlich. Wie zerbrechlich das Leben ist. Gott hat ihn bewahrt. Wird er auch Bernd bewahren?

Heimat wollen wir hier auf der Erde haben, denn wir kennen nichts anderes, aber Gott sagt, wir sind nur Zaungäste, er hat Schöneres für uns bereit. Unsere Heimat kommt erst noch.

Mittwoch, 21.4.04

Lenas Handgelenk wird immer beweglicher und sie klagt nie über Schmerzen. Ich besuche Hansjörg, den Tapferen, der nicht diese Untiefen an Emotionen zu kennen scheint, durch die ich oft trudle – er ist nicht erschüttert in den Tiefen seines Herzens, trotz dieser traumatischen Erfahrung. Wie unterschiedlich wir Menschen sind!

Donnerstag, 22.4.04

Anna wird achtzehn! Wie kann mein Baby so alt sein, wo ich noch so jung bin? Lena dekoriert das Haus für sie und Thomas kocht ein mehrgängiges Menü. Anna fühlt sich geehrt. So wollte sie es, klein und beschaulich, häuslich und gemütlich.

Sonntag, 25.4.04

Bernd geht es sehr schlecht. Seine Lunge ist zum wiederholten Mal voll Flüssigkeit, aber die Ärzte wagen es nicht, ihn noch einmal zu operieren. Sein Brustraum ist voller Metastasen. Nach menschlichem Ermessen sieht es nicht so aus, als würde er den Kampf gewinnen. Er bekommt Morphium gegen die starken Schmerzen. Welch ein furchtbar schwerer Weg.

Dienstag, 27. 4. 04

Softwareschulung in der Buchhandlung. Äußerlich sitze ich im Laden und versuche mitzukommen. Innerlich schicke ich Gebet um Gebet zum Himmel wegen Bernd, begleite ihn in Gedanken jede Minute. In Wirklichkeit interessiert mich die neue Software überhaupt nicht.

Anna klopft glückstrahlend ans Fenster: Sie hat ihre Fahrprüfung bestanden! Ein Teil von mir freut sich mit ihr. Abends fährt sie uns zu Claudias Geburtstag. Ich betrachte sie, während sie unser großes Auto lenkt. Konzentriert, bildhübsch, eine grazile Frau mit langen Locken und Stupsnase – ich frage mich, was mein Baby da macht. Mir kommen die Tränen. Ich habe Angst um mein Mädchen. Ich freue mich mit ihr.

Und ständig der Gedanke an Bernd. Ich sitze inmitten all der Gäste und habe das Gefühl, im Nebel zu schweben. Bernds Leid ist mir so nah.

Donnerstag, 29. 4. 04

5.30 Uhr. Ich fahre mit Anna nach Rüppur. 35 Kilometer Autobahn mit Baustellen. Sie will es wissen! In der zierlichen Person steckt ein eiserner Wille! Mit einer Mischung aus Sorge und Vertrauen sitze ich auf dem Beifahrersitz, erlebe, wie sie das Auto durch tausend Gefahrensituationen steuert, sicherer wird, sich freut an ihrem neuen Handlungsspielraum. »Gestern hab ich Tobias von der Schule abgeholt, haben seine Freunde da geglotzt! Und er hat gesagt: Hihi, meine einen Kopf kleinere Freundin holt mich mit dem Auto ab!«

Freitag, 30. 4. 04

Manchmal ist Gott besonders unsichtbar. Vielleicht hängt es damit zusammen, dass ich manchmal sehr beschäftigt bin. Ich entferne mich ein paar Schritte. Ich sehe Gott nicht mehr, weil ich nicht aufblicke. Ich spüre ihn nicht, weil ich nicht stillhalte. Ich kann ihn nicht mehr hören, weil ich so lärme. Irgendwann merke ich, dass es mir nicht mehr gut geht. Da lese ich die Geschichte von Maria und Martha, die Besuch von Jesus bekommen. Martha schuftet in der Küche, während Maria zu Jesu Füßen sitzt und es ihr reichlich egal ist, was die Jünger essen werden.

Es gibt viele wichtige Dinge, die erledigt werden sollen, aber Maria nimmt eine Auszeit um Jesus zuzuhören. Ich finde Maria cool, tendiere aber doch eher zu Marthas Verhalten. Auf Gott hören, wirklich hinhören, fällt mir schwer. Unglaublich, wie klar ich sehe, was gut für mich ist – und wie schwer es mir fällt, danach zu handeln. Immer wieder von neuem muss ich üben, dringende Dinge liegen zu lassen, um das zu tun, was jetzt wirklich wichtig ist. Und sei es nur Nichtstun, einfach dasitzen und hinhören. Einfach …

Kann ich das auch? Dinge liegen lassen, um auf Jesus zu hören, weil er mir etwas sagen will? Um mich meinen Kindern zu widmen, die erwachsen werden wollen, mich aber noch brauchen?

Heute ist es ein Bibelvers, der meine Zweifel ob eines unsichtbaren Gottes wieder niederzwingt, mir hilft, mich zu Jesu Füßen zu setzen: »Siehe, ich bin bei euch alle Tage bis an der Welt Ende« (Matthäus 28,20). Kaum lasse ich mich auf ein Wort von Gott ein, bin ich wieder nah bei ihm. Immer wieder mache ich diese Erfahrung.

Ich weiß, dass ich lernen muss, zu vielen guten Möglichkeiten nein zu sagen, weil ich mich nur auf die paar besten konzentrieren kann. Mehr ist nicht drin in meinem begrenzten Leben. Das ist manchmal ziemlich enttäuschend. Ich weiß auch, dass ich statt Nein oft Ja sage, aus Geltungsbedürfnis oder Angst, andere zu enttäuschen.

Ich wäre heute so gerne draußen gewesen, als die Sonne schien, aber ich hatte so viel zu erledigen. Was tat Gott mit Elia, als der am Ende war? Sorgte er nicht zuerst für seine körperlichen Bedürfnisse? Bei mir ist es Werner, der mir immer wieder hilft, auf meinen Körper und meine Seele zu achten. Der mich in die Sauna lockt, mich verführt, mit mir reiten geht, obwohl ich glaube, keine Zeit zu haben, mit mir den Acker bestellt.

Ich gehe jetzt die Kids vom Jugendkreis abholen und fahre mit ihnen auf den Acker – ich habe schon wieder das Gefühl, dafür keine Zeit zu haben – und werde es genießen, mit ihnen am Lagerfeuer zu sitzen …

Wie gut, dass das Lernen mit 18 nicht aufhört. Ich lerne, dass ich meine Bedürfnisse und mein Unbehagen ausdrücken muss, wenn andere sie wahrnehmen sollen. Ich werde immer eine Lernende bleiben, wenn es um das Gebet geht.

Fahre zweimal täglich mit Anna die Strecke zwischen Heimat und Krankenhaus, morgens um 5.30 Uhr, mittags um 14 Uhr. Sie braucht noch Übung. Mir ist jedes Opfer recht. Ich will sie nicht verlieren. Aber ich habe das Gefühl, mein Alltag besteht aus Ausnahmezuständen …

War mit Jan bei der Logopädin, dann beim Frisör und sitze jetzt im Wartezimmer der Ohrenärztin. Überall hängen Vorher-Nachher-Fotos. Frau muss sich nicht unnötig mit Fältchen und Falten abfinden! Laser, Botex, ein Nervengift, das Falten lähmt und wegzaubert, und das Messer des Chirurgen helfen, sich und die Umwelt lange zu täuschen über sein wahres biologisches Alter. Falten sind etwas Komisches. An Oma habe ich sie geliebt, bei mir irritieren sie mich. Im Spiegel der Toilette entdecke ich über meiner Nase die Andeutung einer Zornesfalte. Kommt bestimmt vom konzentrierten Arbeiten am Computer … Wenn ich meinen Mund zum Kuss spitze, sind um die Lippen Fältchen. Wenn ich grinse, blühen Lachfalten um die Augen, die vor fünf Jahren noch nicht da waren. Gegen Zornfalten empfiehlt die Verjüngungsindustrie Gesichtsgymnastik und Botex-Parties, auf denen sich alternde Frauen bei Cocktails Spritzen geben lassen; Lippen könnte man unterspritzen lassen. Aber Lachfalten vertuschen?? Sind sie nicht so etwas wie ein akademischer Grad? Falten zeigen, dass ich schon eine geraume Zeit unterwegs bin, einiges erlebt und erfahren habe. Sie haben Signalwirkung. Vielleicht für die einen: Achtung, älter werdende Frau. Aber für andere vielleicht: ein glaubwürdiger Mensch, der mir auf meinem Weg ein Stück voraus ist.

Samstag, 1. 5. 04

Bernd liegt im Sterben. Seit vier Wochen habe ich selbst starke Schmerzen unter dem linken Schulterblatt, genau an der Stelle, wo sich Bernds Tumor ausbreitet. Jede falsche Bewegung erinnert mich an sein Leiden.

Dienstag, 4. 5. 04

Anna und Lena sind sich gegenseitig nicht mehr die allerersten Ansprechpartner. Das sind nun ihre Freunde. Dadurch entfremden sie sich zunehmend. Der Lauf der Dinge … Nun muss ihr Fundament tragen. Welch schöne Zeit sie miteinander hatten! Wie unterschiedlich sie sind.

Draußen blühen in vielen Kübeln die Tulpen, die ich im Herbst gepflanzt habe. Bernd liegt mit schwerer Atemnot im Krankenhaus, hat sich gegen intensivmedizinische Versorgung entschieden. Abends heule ich in Werners Armen. Meine eigene Betroffenheit kommt noch dazu. Wie wird meine Geschichte weitergehen? Die Lunge voller Wasser – welch ein Alptraum. Conny muss so einen Kraftakt durchstehen – ihrem sterbenden Mann beistehen, ihn loslassen, ihre fünf Kinder durch diese Zeit begleiten. Welch ein Horror. Gott ist da, auch wenn alles schief zu gehen scheint. Ich sehe es an der Ruhe und Entschlossenheit, mit der Bernd seinen Weg geht, an der Kraft, die von Conny ausgeht, ich höre es, wenn Anneliese von ihrem Bruder erzählt. Wer zu ihm geht, hat das Gefühl, auf heiligem Boden zu stehen. Seine Tochter sagt: »Ich hoffe, dass mir mein Glaube erhalten bleibt.« Ich denke: Jesus betet darum für dich bei Gott.

Mittwoch, 5. 5. 04

Bernd ist todkrank und ich kaufe Blumen. Mehr Geld als ich vorhatte gebe ich aus für gelbe, blaue und weiße Sommerblumen, für den Kräuterkübel, der mir schon immer gefallen hat, für ein orangefarbenes Wandelröschen, einen Oleander in gelb. Tomaten, Zucchini, Gurken. Bernd stirbt und ich lebe. Noch.

Endlich regnet es – nach unzähligen Wochen Trockenheit kommt der ersehnte Landregen, der so dringend nötig ist für Heu, Stroh und Saat. Bernd feiert mit seinen Lieben Abendmahl im Krankenhaus. Alle nehmen Abschied. Ein schwerer Weg. Das letzte Stück Weg geht jeder ganz allein.

Freitag, 7. 5. 04

Egal was ich tue, ich denke an Bernd. Ich säe und Bernd stirbt. Ich pflanze Sommerblumen in Kübel, Bernd kämpft seinen letzten Kampf. Ich beende meinen Tag in der Sauna, Bernd stirbt. Was ich auch tue, mir ist bewusst: Dies sind Bernds allerletzte Stunden.

Samstag, 8. 5. 04

Bernd ist tot. Er ist ganz ruhig und friedlich gestorben. Er hat es geschafft. Anneliese erzählt weinend, dass Conny und sie mit ihm bis zur Tür gegangen sind, dass sie dort Ewigkeit gespürt haben. Ich kann es noch nicht begreifen. Wie das Gebären entzieht sich auch das Sterben meinem Verstehen. Auch wenn ich neun Monate lang schwanger war, war ich trotzdem immer so überrascht, wenn ich ein Kind geboren hatte. Bernd ist viel zu schnell gegangen. Jetzt beginnt Connys neue Wegstrecke. Während Bernd nun bei Gott ist, muss sie leben, standhalten, hinhalten, aushalten. Gott, halte du Conny!

Es ist der Höhepunkt von Liebe, der Gipfel an Zumutung, seinem Mann zu gönnen, dass er vorausgeht. Lena ist sehr betroffen. Zum zweiten Mal innerhalb kurzer Zeit wird sie mit der Grausamkeit des Todes konfrontiert. Sie schreibt uns eine Karte: »Ich hasse den Tod! Ich habe so Angst, einen von euch beiden zu verlieren, das wäre das Schlimmste, meine Welt würde zusammenbrechen! Ich will euch nie verlieren! NIE!! Ich liebe euch so und ich bin so froh um zwei gesunde Eltern! Ihr sollt mich nie verlassen! Ich liebe euch. Eure Lena.«

Ich habe das Gefühl, zu implodieren. Ich nehme Charly und fliehe. Wochenlang war es trocken, heute weint der Wald. Was haben wir zu Gott gefleht. Regen hat er geschickt, eine gute Sterbestunde, aber keine Heilung. Fünf Jahre hat er Bernd nach Ausbruch der Krankheit noch geschenkt. Viel und viel zu wenig. Ich weine. Um Bernd, den ich viel zu spät kennen gelernt habe, den ich so lieb gewonnen habe, den ich wiedersehen möchte. Von dem ich noch gar nicht wirklich glaube, dass er nicht mehr hier ist. Ich weine um Conny, weil sie den Weg gehen muss, den ich so fürchte. Und er hat ja gerade erst begonnen. Wer viel liebt, hat so viel zu verlieren. Deswegen würde man aber nie im Leben auf die Liebe verzichten wollen. Conny muss sich aus der Verschmelzung lösen, sich neu suchen und finden, ohne Bernd stark genug für das Leben werden. Ich weine um jedes einzelne der Kinder. Welch ein schrecklicher Tag.

Jesus kennt Bernds Schmerz, seine Liebsten verlassen zu müssen, aber er kennt auch Gottes Fähigkeit, die Verantwortung dafür zu tragen. Jesus musste auch viel zu früh gehen, einen Haufen verzweifelter Jünger zurücklassen!

Ich gehe blind die gewohnte Strecke durch den Wald, als ich aus den Augenwinkeln blaue Blumen wahrnehme, die ich noch nie hier gesehen habe. Vergissmeinnicht. Neulich noch habe ich Bernd Vergissmeinnicht geschenkt. Will Gott etwas sagen? Vergiss mein nicht! Rechne mit mir. Ich will daran festhalten, dass Gott da ist.

Im Buchladen liest mir eine Kundin einen Vers vor, vor dem sie heute stundenlang verzweifelt saß und der sie ganz ruhig gemacht hat, Jesaja 54,10: »Berge mögen einstürzen und Hügel wanken, aber meine Liebe zu dir wird nie erschüttert, und mein Friedensbund mit dir wird niemals wanken. Das verspreche ich, der Herr, der dich liebt!« Daran will ich festhalten, dass Gottes Liebe bleibt, auch wenn alle Lebensberge einstürzen.

Sonntag, 9. 5. 04

Der Gottesdienst ist unerträglich. Ich bekomme meine Traurigkeit besser unter die Füße, wenn ich allein bin. Ich kann kein Lobpreislied mitsingen, fühle mich Gott gegenüber wehrlos und mickrig, kann den Gedanken an Conny und die Kinder nicht ertragen. Werner weint neben mir. Hansjörg erzählt grau und zerfurcht mit leiser Stimme über das letzte halbe Jahr mit Bernd. Er hat ihn begleitet bis zum Schluss. Werner sagt: Bernd hat schon auf der Männerfreizeit gesagt, dass er nur noch auf Abruf hier ist, nach menschlichem Ermessen. Er hat es gewusst! 50 Jahre wurde er alt – welch klar bemessener Zeitraum. Mit Bernds Tod tritt die Dimension Ewigkeit noch näher an mich heran. Sein Sterben im Glauben ist ein großes Licht für mich, das mich in meiner Hoffnung stärkt, dass Jesus an der Schwelle stehen und mich abholen wird.

Montag, 10. 5. 04

Connys silbernes, klingendes Herz liegt in meiner Hand. Dass Gott Bernd von ihrer Seite genommen hat, ist eine Tragödie. Bernd, der Kluge, Bodenständige, der ihr so oft den Rücken freihielt und sie stärkte, damit sie ihre Gaben leben konnte, Bernd, der sie als Frau bewunderte und mit ihr tanzte, der mit ihr fünf Kinder großliebte … Bernd ist jetzt Jesus ähnlicher und wird wohl um nichts auf der Welt zurückkehren wollen, aber die Welt ist um Bernd ärmer geworden. Wir vermissen ihn.

Werde ich auch einmal an Krebs sterben müssen? Es ist das Loslassen, das uns schwer fällt. Es fühlt sich völlig abartig und abnormal an loszulassen, was wir lieben. Das ist gegen unseren Instinkt. Wir lassen nicht los, was uns nicht gehört. Sicher gehört es uns nicht, das lehrt uns das Leben, aber unser Gefühl sagt uns etwas anderes. Meine Kinder gehören nicht mir, ich weiß es, aber sie gehören zu mir, sind ein Teil von mir, ebenso mein Mann. Ich möchte Werner nicht hergeben, und die Kinder auch nicht, alles andere wäre gelogen.

Dienstag, 11.5.04

Bernds Sterben war schwer und dass er nun einfach weg sein soll, ist noch qualvoller. Er hat es geschafft, wir sind noch im Jetzt und Hier. Unbegreiflich. Er ist weg, sein Platz bleibt leer. Aber der Weg, den er gegangen ist, birgt eine Botschaft für mich: Es ist zu schaffen – an Gott festzuhalten bis zum Schluss. Indem wir an Gott festhalten, schaffen wir auch den Schluss. Das macht mir Mut. Seit Bernds Tod ist mir der Riss, der durch Zeit und Raum geht, wieder so bewusst. Und meine eigene Krankheit, Bewahrung, Ungewissheit … Ich leide so wegen Sophia, Bernds einziger Tochter, die mit mir im Laden arbeitet. Wie oft haben wir über ihren Vater geredet.

Donnerstag, 13.5.04

Als ich vom Buchladen komme, stehen dampfende Schüsseln auf dem Tisch, auf Klebezetteln Anleitungen und gute Wünsche. Anna liebt mich. Der Friedhof ist schwarz von Menschen. Conny trägt einen weißen Blazer. Als ihr Jüngster sie am ersten Tag nach Bernds Tod in Schwarz gekleidet sah, sagte er entsetzt: »Mama, so will ich nicht, dass du aussiehst!« Da merkte sie, dass sie es selbst nicht wollte. Dass Bernd es nicht wollen würde. Der Junge sagte: »Ich zieh zur Beerdigung meinen roten Lieblingspulli an, ich mach mich für den Papa schön.« Jetzt steht Bernds Familie als kleine bunte Oase inmitten einer Menge von schwarzen Menschen. Fünf Kinder um Conny, die durchhält, hinhält, eng umschlungen, daneben Anneliese, die alle hält, das ist mehr als man ertragen kann. Dieses Jahr hätten sie Silberhochzeit gefeiert. Nach der Beerdigung, nachdem Conny tausend Menschen umarmt hat, dreht sie sich um, um zu Bernd zu sagen: »Komm, gehen wir nach Hause, es reicht jetzt.« Da wird ihr klar, dass dieses Zuhause neu geschaffen werden muss. Bernd hat so viele Fäden zusammengehalten.

Auf der Trauerfeier (welch ein Wort – wir hier in der Zeit, Bernd dort in der Ewigkeit – es ist kaum vorstellbar, und doch glaube ich, dass die Wand dazwischen dünn ist) erlebe ich im Zeitraffer durch Dias, Bernds Lieblingsmusik, Fotos, Erinnerungstisch und Erzählungen Bernds Leben im Zeitraffer nach. Leider habe ich ihn erst vor wenigen Jahren kennen gelernt und ahne, was ich alles noch nicht kannte von diesem Menschen, der jetzt lacht und jubelt. Welch unersetzliche Lücke er hinterlässt, welch ein besonderer Mann er war, wie viel Anteil er am Leben Connys und der Kinder hatte. Ich kann mir nur schwer vorstellen, wie sich diese Lücke je schließen soll.

Bernds Tod ist eine Bedrohung für mich, für Werner, für Lena. Werner ist dabei und Lena, die eine besondere Beziehung zu dieser Familie entwickelt hat. Lena ist emotional stark genug, sich der Feier zu stellen, wird überflutet von Ängsten und Schmerzen, sieht alles, fragt nach Gott, nach dem Himmel. Bernd wurde dieses Jahr 50. Ich bin 42 Jahre alt. Wie kurz ist diese Zeit! Lena findet sie unendlich lang.

Freitag, 14. 5. 04

Ausgerechnet heute entscheidet Lena, sich im Juli taufen zu lassen. Gleichzeitig fragt sie, was das für ein Gott ist. Sie hat uns um Erlaubnis gebeten, heute von der Schule daheim zu bleiben. Jetzt liegt sie in der Badewanne, später lässt sie sich von Oma verwöhnen.

Ausritt bei herrlichem Maiwetter. Ich richte den Garten her. Er ist winzig. Ich versuche, mich daran zu erinnern, wie das war, hier mit kleinen Kindern zu leben – ich weiß es nicht mehr. Kann mir ihre Stimmen aus dem Sandkasten nicht mehr vorstellen, sehne mich nach Enkeln …

Ich nehme Picknick auf den Acker mit, pflanze verblühte Tulpenzwiebeln ein, trinke Wein in der untergehenden Abendsonne, esse Brot, Käse und Oliven. Nur Werner und ich sind auf dem Acker, keins von den Kindern geht noch mit. Die Luft riecht nach Holland. Ich denke an das Meer, sehne mich danach, mit Werner an den Wellen entlangzulaufen – schluchze plötzlich, weil Conny nie mehr mit Bernd an den Wellen entlanglaufen kann.

Samstag, 15.5.04

Anna baut meine mobile Hängematte auf. Abends eröffnen wir die Biergartensaison mit Freunden in unserem Lieblingsbiergarten über einem rauschenden Bach. In mir, neben all dem Nebel in meinem Kopf, fange ich an, mich auf die Reise an die Ardèche über Pfingsten zu freuen.

Montag, 17.5.04

Ich entdecke meinen Garten neu. Wandere mit der Sonne und dem kleinen Tisch, esse frisch gebackenes Brot mit Käse und Peperoni und denke an Frankreich, das in greifbare Nähe rückt – noch zwei Wochen.

Werner und ich bieten den Urlaub im Rahmen des Freizeitteams der Gemeinde an und es hat sich eine erstaunliche Konstellation von Familien und Einzelnen gefunden, die mit uns reisen. Ich habe ein etwas mulmiges Gefühl, aber ich freue mich vorsichtig. Wir planen eine große Kanutour. Ich werde meine Hängematte mitnehmen. Heute habe ich mir einen Leinenhut gekauft. Habe zwanzig Jahre danach gesucht und war entsprechend froh, als ich ihn entdeckte. Ich freu mich für unsere Mädchen. Sie werden wieder ins Glück eintauchen. Ich hoffe, dass auch Jan Anschluss finden wird.

Anna sitzt in der Abendsonne, müde und zufrieden nach der Frühschicht, ihre Locken leuchten golden. Plötzlich stürzt die Katze von ihrem Schoß auf eine junge Amsel. Als die Mutter zurückkommt, den Schnabel voller Futter, leise zwitschernd, um die Katze nicht auf ihr Junges aufmerksam zu machen, gibt es keine Spur mehr von dem Tier. Wir sind gelähmt vor Grauen.

Mittwoch, 19.5.04

Meine Gedanken kreisen um Conny. Ich frage mich, ob Gott uns immer nur dann eine Ahnung von seiner Größe und der Unendlichkeit des Himmels vermitteln kann, wenn dabei unser Herz zerreißt? Ich wünschte mir das auch für meinen ganz normalen Alltag. Wir begreifen nur sehr begrenzt die Dimension der Verheißung, dass Jesus uns eine Wohnung bereitet.

Donnerstag, 20. 5. 04

Wetter macht Gefühle. Schlechtes Wetter im besten Falle Tapferkeit. Gutes bringt Gute-Laune-Vorschuss. Nach zwei Wochen Kälte und Regen reißt heute der Himmel auf, als wir nach Frankreich aufbrechen. Die Fahrt durch das Elsass ist gigantisch. Ich fange an, mich konkret auf den Urlaub zu freuen, alle Befürchtungen hinter mir zu lassen, und werde ruhig nach all der Packerei. Die gute Laune der anderen steckt an und ich verliere meine Angst vor ihnen, hoffe zaghaft auf Verbundenheit, Vertrautheit. Lena kümmert sich rührend um Jan, der schon nach einer halben Stunde fragt, ob es noch lange dauert. Anna teilt mit Lena einen Kopfhörer. Thomas und Tobias sind auch mit von der Partie.
Als wir nach einer langen Reise das kleine Mobilheim auf dem Campigplatz aufschließen, das für zwei Wochen unser Zuhause sein wird, wirft Heinz mich mitsamt meinem Kleid in den Pool. Ich glaube, es wird gut!

Freitag, 21. 5. 04

Ankommen. Nach dem Auspacken auch innerlich. Akazienduft bei jedem Atemzug. Die Kids sind alle im Pool, unsere Hütte winzig, aber das Leben darin so komfortabel, dass ich mir das Campen abgewöhnen könnte. Werner auch, weil er keinen Anhänger an den Urlaubsort ziehen, kein Wasser und keine Chemietoilette schleppen muss. Es regnet, ein schöner, satter Landregen, und es macht mir gar nichts aus. Hier im Süden wird auch wieder die Sonne scheinen, und vor mir liegen dreizehn freie Tage.

Samstag, 22. 5. 04

Der Wind streicht kräftig über meine Haut, ich spüre ihn jeden Moment. So kann ich gut in der Sonne am Pool liegen.
Jan ist verblüffend wenig zu spüren, er kann sich hier total gut beschäftigen. Wir fahren zum Vallon Pont d'Arc, einem natürlichen Kalksteinbogen über dem Fluss, stürzen uns in der Hitze in die Ardèche und schwimmen unter dem gigantischen Gebilde hindurch. Was Werner und ich uns ausgemalt haben für diesen Urlaub, trifft ein: Entspannte Gemeinschaft. Menschen, die sonst nichts miteinander zu tun haben, lernen sich kennen, Vertrauen wächst. Ein alter Traum von uns wird wahr – dass sich Menschen aus der Gemeinde an einem Ort treffen, den wir lieben.

Sonntag, 23. 5. 04

Alle wollen auch nur Urlaub machen, holen sich ein paar Tipps und ziehen los. Ich bin völlig überrascht, wie wenig sie uns brauchen. Es geht ihnen wie uns: Sie genießen es, endlich Zeit füreinander zu haben. Man trifft sich lachend auf dem Tennisplatz, mit Baguettes unter den Armen, flanierend auf dem weitläufigen Campingplatz, abends vor der Kneipe. Bisher alles unkompliziert und fröhlich. Unsere zwei Pärchen sind total zufrieden und dankbar und sprühen vor Wortwitz und Hilfsbereitschaft. Ruck zuck ist nach dem Essen das kleine Haus sauber. So hatte ich mir das vorgestellt …

Wir laufen nach Largentière und zurück, ich bestaune den großen Traugott, der nonchalant seine vier Kinder hütet und einen Feldblumenstrauß pflückt. Wir singen bei Bischoffs vor dem Zelt, sitzen bei Beckers vor der Hütte, ich lese, sehe den klaren Sternenhimmel, bin glücklich.

Dienstag, 25. 5. 04

Werner organisiert eine Kanufahrt mit zehn Booten. Große Zufriedenheit ringsum. Jan überrascht uns damit, dass er ausdauernd paddelt und einen Riesenspaß hat. Die Gegend ist paradiesisch, die Tour kurzweilig durch die zahlreichen Stromschnellen. Sehr gemeinschaftsfördernd …

Mittwoch, 26. 5. 04

Abhängtag. Der Campingplatz ist dafür wie gemacht. Man kann am Pool liegen (Lena: »Voll bonzig!«), Tennis, Minigolf, Tischtennis spielen, in der Hängematte hängen, lesen, lachen, sich kennen lernen. Hin und wieder kommt einer geschlendert und plaudert. Traugott zum Beispiel. Danach geht er kochen wie immer im Urlaub. Kurz danach riechen wir es, »Papa« grillt Lammkotelett! Monika setzt mir Klein-Luisa auf den Schoß, um »eine Spritztour mit Raimund zu machen«, und ich mache die Bekanntschaft mit einem Menschen, den ich noch nie vorher gesehen habe. Werner und ich staunen, wie ein Kind mit drei Jahren ist, wussten es nicht mehr, sehen unsere drei an und fassen es kaum.

Beim Rommeespielen bricht das Eis, bei Uno zu acht platzen mir schier die Lachmuskeln. Ich gehe mit Petra Pizza essen, sehe, wie sie ihr Leben als allein stehende Frau meistert, und bin beeindruckt. Sie wiederum hört aufmerksam zu, wenn ich erzähle. Gibt es ein schöneres Ambiente zum Essen als dieses alte graue Steinhaus?

Donnerstag, 27. 5. 04

Immer noch braucht es nur wenig, um uns zu entfremden. Eine kritische Bemerkung meinerseits, als Werner endlos lang einen Parkplatz sucht auf dem Weg zum Markt, nachdem ich für meine Begriffe lange Geduld bewahrt habe, schaltet er seinen Zorn an, er schreit hemmungslos vor den Kindern. Dieses Wegstoßen reicht, damit ich mich einen Tag lang heimatlos fühle. Erst geht auch er mir aus dem Weg. Mittags bei der herrlichen Flusswanderung versucht er wieder, sich mir zu nähern, aber in mir fröstelt es. In dem Wissen, dass wir alles durch Gespräch wieder herstellen können, lasse ich mich etwas sinken in das Gefühl von Fremdheit, ziehe mich zurück.

Auch Anna und Lena haben Stress. Anna war jähzornig Lena gegenüber, Lena ist verletzt. Ich sage Anna, dass ihre Schwester traurig ist durch ihren Ausbruch, sie sieht mich mit großen Augen an, sie hat bereits auf ihre Art um Verzeihung gebeten, indem sie ein Dreigängemenü ohne Murren mit Gezwitscher auf den Tisch zauberte. Dass Lena beim Essen Tränen runterliefen, übersah sie in ihrem Eifer. Als ich mit Werner essen gehe, geht Anna zu Lena und entschuldigt sich weinend. Sie sprechen sich aus. Sternstunde. Seither bemüht sich Anna, dass sie mehr zu viert unternehmen, sie hat dabei eine Schlüsselrolle.

In der ersten Woche hier habe ich Bernd fast vergessen, aber nun drängt sich sein Bild lebhaft vor mein Auge, so real, dass ich nicht begreife, dass er einfach nicht mehr da sein soll. Ich hasse es und will es nicht. Bei dem Streit heute Morgen war mir sofort bewusst, wie wertvoll jede Stunde ist, und dass wir uns so etwas nicht mehr erlauben sollten. Ich hätte Bernd so gern noch hier auf der Welt, greifbar, erlebbar, ich hätte noch so viel von ihm lernen können, hätte gern noch so oft mit ihm gelacht, hätte viel mehr Zeit gebraucht. Zeit – welch wertvolles Gut!

Von Petra, die allein mitgefahren ist, lerne ich, hinzuspüren, was mir wichtig ist, und manches zu wagen, was für mich völlig ungewohnt ist. Ein Glas Wein an der Bar zu trinken – eine Revolution für mich.

Freitag, 28.5.04

Der Urlaub ist eine rundweg gute Erfahrung! Durch die unbelastete Zeit miteinander ist Raum für Ehrlichkeit, Lockerheit, Nähe, Spaß. Wir fahren Kanu, besichtigen Städte, baden im Fluss. Jeder kann unabhängig sein oder Gemeinschaft haben. Jan profitiert davon unwahrscheinlich. Er rutscht von einem Schoß zum andern, immer die gemeinschaftsfördernden Zauberkarten (Uno) in der Hand, und erobert Herzen von Menschen, die ihn bisher gar nicht wahrgenommen haben. Ich bin mir sicher, dass eine gesunde Gemeinde zweckfreie Zeit miteinander braucht. Menschen brauchen Nähe, um sich zu verstehen, Gespräche,

Geblödel, Gebet. Die Natur tut das ihre: Die Harmonie der Farben, die frühsommerliche Wärme, spärlich besiedelte Naturschönheiten, die Weite der Ardècheschlucht, der grüne Fluss voller Steineichen an den Steilwänden und kleinen Sandbuchten. Die Tage hier kommen meiner Vorstellung von Paradies sehr nahe: Traumhafte Landschaft, 23 Grad, Sonnenwind, sympathische, unbelastete Menschen, Gesundheit, keine Sorgen, keine belastende Arbeit, im Heute leben, Musik, Spiel, Lachen, Liebe, Familie …

Markt in einem lichten Ort auf einem Hügel unter einer Platanenallee, Stoffe, Handwerk und Kulinarisches. Jan kämpft mit Herzblut darum, fünf Riesenwuschelwelpen mitzunehmen, die zu verschenken sind. Er würde sie auch morgens vor der Schule ausführen und sie in seinem Bett schlafen lassen … Französische Händler sind angenehme, zurückhaltende Menschen. Ich kaufe eine apricotfarbene und eine gelb gemusterte Tischdecke. Bis heute fand ich Tischdecken spießig. Nun scheinen sie mir Ausdruck südländischer Lebensart. Oder bin ich einfach inzwischen alt genug für Tischdecken? Wir kaufen noch Brot, Käse, kiloweise Tomaten und Erdbeeren und fahren an unseren Lieblingsbadeort. Dort setzen wir uns zu zweit ab, sitzen unter Platanen am Flussufer und sind stumm begeistert.

Montag, 31. 5. 04

Wanderung entlang der Schlucht in achtzig Meter Höhe. Weites Land! Jan wird schlanker, weil er keine Zeit hat zum Essen. Morgens ein Croissant, Freunde besuchen, mittags zwei Jogurts, weil das Essen noch nicht fertig ist, Fußball, abends ein Jogurt, Fußball … Tut ihm gut.

Freitag, 4. 6. 04

Es war so gut, mit dieser Gruppe hier zu sein, wir haben viel mehr gewonnen als erhofft. Für die Kinder war es einmalig, für die Männer auch, weil sie Abwechslung, Gemeinschaft und

Sport hatten. Die Freunde von Anna und Lena waren vorbildlich schwiegermuttercharmant und Jan ständig glücklich.

Samstag, 5. 6. 04

Die Kids packen das Auto aus, ich verstaue alles, tilge die Spuren des Urlaubs. Es ist schön, in ein sauberes Haus heimzukehren, Poststapel zu sortieren, Souvenirs zu sichten, die übrig bleiben, als alles weggeräumt ist. Die neuen weißen Teller, den Rosé, die Würste mit der weißen Haut, den großen Camembert, den Bastkorb. Ich dekoriere das Wohnzimmer um die Tischdecke herum. Es sieht herrlich aus, der Raum wirkt total verändert. Ansonsten ist Deutschland gewöhnungsbedürftig mit den Gartenzwergen, Regenwolken und der Enge. Mir fehlt der Mistral, der unter der Toilettentür durchpfeift und das Toilettenpapier wehen lässt. Die Mädchen sehen blendend aus. Beide haben die Beziehungen zu ihren Freunden in der gemeinsamen Zeit gefestigt. Lena besucht ihre 89-jährige Freundin. Es ist ihr so sehr bewusst, wie kostbar jeder Tag doch ist. Sie hat sie »so unsagbar lieb«.

Sonntag, 6. 6. 04

Gottesdienst. Hinter mir sitzt Conny. Die ganze Zeit frage ich mich, warum Bernd sich nicht endlich neben sie setzt, und rechne damit, dass er hinter ihrer Schulter auftaucht. Die Erinnerung an ihn ist so lebendig. Ich begreife immer noch nicht, dass Tatsache sein soll, wovor wir gebangt haben. Es ist unwirklich, dass sein Tod Wirklichkeit sein soll. Ich halte ihre Hand. Sie braucht so viel Kraft für eine lange, lange Aufgabe.

Abends radle ich weinend durch den Wald. Auf dem Schreibtisch warten Berge auf mich. Der Urlaub ist vorbei. Ich fahre durch die grüne Baumallee, die doch eben noch schneeweiß dalag. Zeit ist ein flüchtiges Nichts. Ich hoffe sehr, dass es stimmt, was wir glauben – dass die Wand dünn ist zwischen Zeit und Ewigkeit, zwischen Bernd und Conny. Ich wünschte, es gäbe keine. Wenn Himmel und Erde sich berühren, sind Erschütterungen zwangsläufig schwerwiegend.

Dienstag, 8. 6. 04

Anna zieht wieder bei uns ein! Zugabe des Lebens! Sie ist nicht mehr auf öffentliche Verkehrsmittel angewiesen, denn sie besitzt nun ein Auto und hat ihr Zimmer aufgegeben. In einem großen Karton bringt sie ihre Sachen zurück. Sie sagt: »Ich bin nie ausgezogen. Ich möchte nicht in dem Haus schlafen, wo ich arbeite, um aufzustehen, um zu arbeiten. Mein Leben ist hier. Meine Familie ist hier. Mein Freund ist hier. Was soll ich dort?« In weißer Polyesterkleidung durchsteht sie die erste Hitzewelle des Jahres. Das Personal nennt sie wohlwollend »Schwesterle«. Ich nenne sie auch oft so.

Mittwoch, 9. 6. 04

Im Supermarkt grüßt mich eine Frau. Unsere Jüngsten waren vor sieben Jahren ein Jahr lang gemeinsam im Sprachheilkindergarten. Es ist die Mutter, die auf Elternabenden immer etwas besorgt klang. »Meine Rahel …« Rahel hat es geschafft, ist in der Realschule, aber ihre Mutter scheint nicht glücklich. Beim dritten Kind geht ihr allmählich der Atem aus, was Schule betrifft. Ich habe ein schlechtes Gewissen, als ich fröhlich sage: »Ich mache mit Jan fast nichts. Wenn er abends von der Schule kommt, soll er leben.« Sie klagt: »Das Leben ist so anstrengend mit drei Teens.« Ich denke an den wundervollen Urlaub, den ich mit meinen gerade verbracht habe, und glaube es nicht. »Und das Gejammer über das Essen, es wird mir oft zu viel. Und die Streiterei den ganzen Tag!« Eigentlich stehen wir in einer ähnlichen Situation: drei Kinder, die schweren Anfangsjahre des dritten Kindes überwunden. Rahel hat sogar den Sprung in die Regelschule geschafft, aber bei dieser Frau findet sich keine Spur von Dankbarkeit, nur freudlose Unzufriedenheit. Ich frage mich, warum meine Kinder so leidenschaftlich gern essen, was ich koche, warum bei uns nicht lautstark gestritten wird. Auseinandersetzungen gibt es hin und wieder, aber die finden unabhängig von mir statt und bauen in der Regel konstruktiv weiter an den Beziehungen der Geschwister. Streitereien wie zu Kleinkindzeiten kennen wir nicht mehr. Anna, Lena und Jan gehen respektvoll miteinander um. Was Schule und Lebenswegfindung betrifft, kann ich ihnen voll vertrauen. Irgendwie bin ich erleichtert, als wir uns an der Kasse trennen, der lamentierende Ton zerrt an meinen Nerven.

Ich glaube, der Stress der Mütter steigt mit ihrem Bedürfnis, die Kontrolle zu bewahren. Nichts regt den Kampfgeist von Kindern mehr an als Eltern, die keinen Spielraum lassen für eigene Entscheidungen, für Wachstum unabhängig von den Wünschen ihrer Erziehungsberechtigten. Wenn der Umgang nicht von Respekt und Freiheit geprägt ist, beschwört das quasi den Überlebenswillen herauf. Ich glaube, das Geheimnis liegt darin, vertrauensvoll loszulassen und – zu genießen! Das Motto zu leben: »Ich bin so gern mit dir zusammen! Ich glaube an dich und stehe zu dir, ganz egal, was du kannst oder tust – weil du mein Kind bist. Ich kann nicht anders. Ich liebe dich.«

Im Urlaub fand ich es manchmal schade, wenn Anna sich mit Tobias zurückzog, aber heute freue ich mich, wenn sie mit glänzenden Augen sagt: »Das war so ein wundervoller Urlaub.« Dann fällt mir wieder ein, dass sie 18 ist und dass ich mich »von Bleier« schreiben kann, weil sie gern mitgegangen ist.

Als Kind hatte ich ein Schlüsselerlebnis, das mich in meiner Haltung meinen eigenen Kindern gegenüber heute noch prägt. Ich hatte ein Lieblingsbuch. Es gehörte der Schulbücherei und hieß »Der Junge mit den Goldhosen«. Jahrelang habe ich es immer wieder ausgeliehen, kaum dass ich es am Ende der Leihfrist zurückgegeben hatte. Es handelte von einem Jungen, der immer Goldstücke aus der Hosentasche zog, wenn er hineingriff. Das Märchen vom Reichtum ohne Leistung … Ich liebte dieses Buch. Ich wollte es haben. Irgendwann gab ich es nicht mehr zurück. Der Gedanke, dass ich mir das Buch zum Geburtstag wünschen könnte, war jenseits meiner zehnjährigen Vorstellungskraft. Ebenso wie der, dass es deutsche Verwaltungssysteme gab wie Karteikarten, durch die man zuverlässig auffällt, wenn man sich nicht an die Regeln hält. Die Welt war mir dieses Buch schuldig. Alles war so, wie ich mir das vorstellte. Bis zu dem Tag, als mich der Leiter der Bibliothek ansprach. Mahnung – ein Wort, das mir bis dahin fremd war. Er ermahnte mich, das Buch zurückzugeben, das nach seinen Informationen in meinem Besitz war. Damit hatte ich nicht gerechnet. Es war mir ein Rätsel, warum er das zu wissen glaubte. Vielleicht bluffte er. Sicher war eine Lücke im System. In dieser Sekunde entschloss ich mich, mein Ding durchzuziehen. Ich hatte sowieso keine Wahl. Längst hatte ich zum Zeichen des Eigentümerwechsels die Bibliothekssignatur vom Buchrücken entfernt, eine Handlung, die nicht mehr rückgängig zu machen war. Die Wahrheit zu gestehen wäre ein unendlich peinlicher Akt gewesen, unvorstellbar die Schande, die auf mich fallen würde, wenn ich das beschädigte Buch zurückbrächte. Mir fiel nichts Fantasievolleres ein als zu sagen: »Ich habe das Buch längst zurückgegeben.« Doch er bestand penetrant darauf, dass ich es abgeben oder ersetzen müsste.

Aufgewühlt ging ich nach Hause, ratlos, wie ich aus der selbst gemachten Falle wieder herauskommen sollte. Die folgende Woche war eine der schwereren meines Kinderlebens. Das Buch war mir zur Last geworden. Nicht genug, dass ich jede Freude daran verloren hatte, nun musste ich auch noch einen sicheren Platz suchen, wo die Polizei das Beweisstück nie finden würde. Ich weihte keinen Menschen in mein Dilemma ein. Als meine Not ihren Höhepunkt erreicht hatte, war wieder Bibliothekstag. Mit zitternden Knien kehrte ich zurück zum Tatort. Ich wollte mich nicht durch Fernbleiben verdächtiger machen, als ich bereits war. In einem hinteren Winkel meines verzagten Herzens keimte eine kleine Hoffnung, dass die Sache vergessen war, aber als ich den Bibliotheksleiter sah, wusste ich, dass es keine Gnade geben würde. Er wollte dieses blöde Buch haben. Wie konnte man nur so an einem alten Buch hängen! Irgendwann wurde er ungemütlich und ich bekam

Angst. Ich hatte verloren. Meine Ehre stand auf dem Spiel. Dass er mir nicht glaubte, war so vernichtend, dass ich vergaß, dass er im Recht war. Ich hatte keine Ahnung, wie ich dieses Buch ersetzen sollte. Als ich am Ende meiner Möglichkeiten war, fiel mir meine Mutter ein. Jetzt war mir egal, wie viel Dreck ich am Stecken hatte, nun rannte ich heim, warf mich heulend an ihren Hals und erzählte ihr – nicht die wahre Geschichte. Ich schilderte ihr meine Version so überzeugt, dass ich allmählich selbst daran zu glauben begann: Ich war Opfer einer Sabotage. Völlig zu Unrecht bezichtigte man mich des gemeinen Diebstahls. Ich war unschuldig, und niemand glaubte mir. Was dann geschah, erschreckte mich zutiefst. Meine Mutter sprang wutentbrannt auf, zerrte mich aus dem Haus und lief so schnell, dass ich kaum mithalten konnte, zur Schulbibliothek. Sie hielt mich fest an der Hand. Ich hatte keine Wahl. Ich musste wieder dorthin. Ich hatte gehofft, dass sie mit ihrem mütterlichen Zauber die Ungereimtheiten ohne mich aus der Welt schaffen würde. Aber ich sollte hören, was sie zu sagen hatte. Und so hörte ich den Satz, der mir bis heute im Ohr klingt. Mit einem Nachdruck, den ich selten an ihr erlebt hatte, stellte sie klar: »Das ist *meine* Tochter! *Meine Tochter* lügt nicht! Wenn sie sagt, sie hat das Buch abgegeben, dann *hat* sie das Buch abgegeben!« Damit war der Fall erledigt. Ich kann mich nicht erinnern, je noch einmal darauf angesprochen worden zu sein. Meine Mutter hatte ihre Glaubwürdigkeit wie einen Mantel über mich gebreitet. Sie hatte ihr Wort für mich gegeben. Das war der Tag, an dem ich aufhörte, sie anzulügen. An den Heimweg kann ich mich nur vage erinnern. Ich weiß nur noch, dass meine Mutter immer wieder aufgebracht sagte: »Wenn es sein muss, kämpfe ich für meine Kinder wie eine Löwenmutter!« Einerseits war der Fall tatsächlich erledigt. Sie hatte mich aus der Misere gerettet, meine Würde wiederhergestellt. Nach außen hin war ich rehabilitiert. In mir drin aber hatten ihre Worte tiefen Eindruck hinterlassen. Ihr Vertrauen, dessen ich nicht würdig war, machte mir zu schaffen. Dass ich sie angelogen hatte, machte mir zu schaffen. Dass sie an mich glaubte, dass sie mir grundsätzlich Gutes unterstellte, ging mir nicht mehr aus dem Herz. Ihr Glaube an mich war wie glühende Kohlen auf meinem Haupt. Noch nie im Leben hatte ich mich so geschämt. Noch nie war mir meine Schuld so bewusst geworden. Das Verhalten meiner Mutter wurde für mich zu einem Wendepunkt.

Ihr Vertrauen in mich bewirkte, dass ich darauf hinarbeitete, diesem Vertrauen gerecht zu werden.

Vielleicht ermöglicht mir gerade diese Erfahrung zu glauben, dass Gott mich liebt, trotz unreiner Weste. Dass da einer ist, der größer ist als ich, dessen Liebe ich nie verlieren kann, der zu mir hält, wenn ich falle, mich wieder aufrichtet und mir meine Würde zurückgibt. Solidarität bis zum Abwinken. Auch heute noch verrenne ich mich in Sünden, ertappe ich mich dabei, Schwächen zu verstecken und eine reine Weste vorzutäuschen. Aber dieses Erlebnis, das vermutlich stellvertretend ist für viele andere in meiner Kindheit, an die ich mich nicht mehr erinnere, war der Anfang eines lebenslangen Prozesses, im Laufe dessen ich allmählich lernte, dazu zu stehen, wenn ich Mist gebaut habe, die Achtung vor mir selbst nicht zu verlieren, wenn ich mal wieder gefallen bin. So möchte ich auch meinen Kindern begegnen.

Ich weiß nicht, wie meine Mutter reagiert hätte, wenn ich ihr die Wahrheit gesagt hätte. Vielleicht hat sie mich auch durchschaut. Aber ich werde nie dieses Gefühl vergessen, als sie kompromisslos und ohne zu zögern zu mir hielt. Bis zum heutigen Tag ist es abrufbar, wenn ich erlebe, dass ein Kind Beistand braucht – nur dass ich diesmal auf der anderen Seite stehe. Ich habe meinen Kindern mit der Muttermilch eingeflößt, dass Werner und ich zu ihnen halten, egal was geschieht. Dass keine Schuld so groß sein kann, dass wir nicht zu ihnen stehen. Gleichzeitig war mir wichtig, ihnen zu vermitteln, dass sie in einer vergleichbaren Situation in der Lage sein können, die Wahrheit zu wählen. Als ich groß war, wurde ich Bibliothekarin …

Samstag, 12.6.04

Es geht mir gut. Ich zehre von den schönen Tagen in Südfrankreich, dem hellen Licht, der klaren Luft, dem Mistralwind, der Gemeinschaft. Ich erlaube mir öfter, mich auszuruhen, zu leben, mit der Hängematte dem Schatten hinterherzuwandern. Seit Bernds Tod ist mir das Schreiben vergangen. Was ist schon wichtig …

Werner und Jan eröffnen die Europameisterschaft. Jans riesige Deutschlandfahne hängt am Schrank. Bei jedem Schrei stürzt der Hund alarmiert ins Wohnzimmer. Anna und ich bevorzugen es, in Lenas Zimmer »Family Man« anzusehen, ein wunderschönes Märchen. Es ehrt mich immer, dass Anna gern mit mir allein ist.

Jan betet neuerdings jugendkreistauglicher, jugendlicher. »Jesus, du siehst Josias' gebrochenen Arm. Und du siehst auch, dass Lena heute traurig war wegen Bernd. Und du siehst auch, dass Mama weint. Amen.« Amen!

Montag, 14.6.04

Erst sehr viel später begreife ich, dass Jans Gebet gar kein halbes Gebet ist, wie ich zuerst nachsichtig schmunzelnd dachte, sondern ein vollendetes. Jesus, du siehst. Keine Klage, keine Forderung. Aber Glaube. Jesus, du siehst Connys Trauer. Du siehst die Ehe unserer Freunde, die auseinander zu brechen droht. Du siehst Isolde, deren Schilddrüsenkrebs neu entflammt und mein banges Blicken darauf …

Gestern bin ich erst um zwölf ins Bett, aus Angst, etwas zu verpassen. Das Leben vielleicht. Um eins weckte mich die Katze, um zwei, drei und vier Werners Schnarchen, das wie das Tönen eines Tiefseewals klang, der über weite Fernen mit seinen Lieben kommuniziert. Kann es sein, dass er sich in der Tiefe seiner Seele weit von uns entfernt fühlt? Irgendwann habe ich eine Zwischenschicht mit Schokoriegel eingelegt, an meinen Zahnarzt gedacht, trotzdem nicht die Zähne geputzt und mich wieder hingelegt. Um fünf verbellte der Hund die Zeitungsfrau, um sechs tönte ein Handy aus einem benachbarten Zimmer. Jetzt ist es sieben, der Wal frisch und ausgeschlafen unterwegs zu seiner Bestimmung, und auf mir liegt bleierne Schwere. Meine erste Pflicht habe ich erledigt, meine Nächsten geweckt, Frühstück und Schulbrote gerichtet.

Nun kämpfe ich schon seit einer Stunde dagegen an, zu Anna ins Bett zu sinken. Sie hat Spätschicht und würde es erlauben, trotz ihrer 18 Jahre. »Dekompetieren« nennt eine Bekannte den Zustand, in dem ich mich befinde. Das Mehr an Leben, das ich heute Nacht erhascht zu haben glaube, geht mir nun abhanden. Meine Rechnung geht nicht auf. Ich schaffe es, mich an Annas offenem Zimmer vorbeizuschleppen, aus dem mir einladende Wärme entgegenschlägt, und dusche stattdessen. Der halbherzige kneippsche Guss am Ende hilft mir zumindest, klarer aus den Augen zu blicken. Ich mache die Betten mit einem Handtuchturban auf dem Kopf. Meine Haare sind endlich schulterlang. Ich möchte sie noch ein letztes Mal wachsen lassen, bevor ich für immer den schmeichelhaften Kurzhaarschnitt wähle. Beim Föhnen frage ich mich, ob ich noch objektiv beurteilen kann, ob ich längere Haare noch tragen kann oder ob ich nicht unmerklich zu alt dazu geworden bin. Hat sich mein Gesicht schon so verändert, dass man dieses Aha-Erlebnis hat, wenn man mich zuerst von hinten und dann von vorne sieht? Ich weiß, dass es eine sensible Grenze gibt, die ich an anderen Frauen sehr wohl wahrnehme … Wenn ich jetzt mit Charly rausgehe, habe ich es geschafft, mein Kreislauftief ohne ermüdenden Zweitschlaf überwältigt. Der Hund hätte es verdient, er wäre gestern Abend gern noch rausgegangen und ich habe ihn ignoriert. Wenn ich nur für mich allein verantwortlich wäre, würde ich mich jetzt ganz bestimmt fallen lassen. Charly wird bald zehn. Er hinkt. Arthrose. »Fünf Jahre hast du einen jungen Hund, fünf Jahre einen guten Hund und fünf Jahre einen alten Hund«, sagt der Volksmund.

Um mich herum Vergänglichkeit. Ich beobachte staunend, wie meine Kinder erwachsen werden, beobachte das Werden und Vergehen um mich herum und bin ein Teil davon. Meine

Haare werden grau, meine Kinder erwachsen und der Hund alt. Ich möchte das Leben aufsaugen und werde scheinbar immer lebenshungriger dabei. Ich habe nicht mehr das Gefühl, unendlich viel Zeit zu haben, und wenn ich heute Entscheidungen treffen muss zwischen entweder und oder, fallen sie manchmal anders aus als vor einigen Jahren. Meine Entscheidung zwischen dem überfälligen Wohnzimmerteppich und den lang ersehnten Vorhängen oder Urlaub fällt eindeutig zugunsten des Urlaubs aus. Man lebt nur einmal …

»Kann ich noch einen Minirock tragen?«, frage ich Anna. Die Antwort ist so kurz wie klar: »Nein!« Anna will mich als eindeutig erkennbare Mutter, sagt mir unmissverständlich, dass ich in der nächsten Generation beheimatet bin. Was sie nicht braucht, ist eine Mutter der hippen Sorte, Marke »coole Freundin«, die ihre Kraft daraus zieht, dass sie für die Schwester ihrer Tochter gehalten wird. Ich kenne meinen Platz: Gediegen – und, um nicht von der anderen Seite des Pferdes zu fallen, einen Hauch modern, seriös meinem Alter angepasst. Die gemäßigte Schlaghose aus Stoff in einer neutralen Farbe scheint angemessen. Augenbrauengepiercte Teenagermütter, die ihre bauchnabelfreien Tops im selben Laden kaufen wie ihre Töchter, sind eindeutig peinlich. Wichtiger ist eine Mutter, die ein offenes Haus hat für die Freunde der Kinder, ein offenes Herz für den Jungen, der morgens um sechs das erste Tages-SMS schreibt, offene, gut gefüllte Vorratsschränke und um elf Uhr nachts ein offenes Ohr für Freuden, Fragen, Nöte. Immerhin bin ich objektiv alt genug, um Halt, Geborgenheit und Ratschläge zu geben, was noch schöner ist als eine faltenfreie Augenpartie und ein straffer Bauch. Staunend beobachte ich, wie meine Kinder unter unserem Schutz groß und größer werden.

Zu meinen Haaren werde ich den Frisör meines Vertrauens fragen. Seine objektive Meinung ist mir hilfreich, seit die Männer aufgehört haben, mir nachzusehen. Die stillen, aufmerksamen Blicke, kleine Tageskomplimente, sind versiegt. Innere Schönheit sieht Mann erst auf den zweiten Blick … Als ich neulich mit Lena in der Stadt war, sah ich diese Blicke wieder …

Neulich allerdings, als ich allein mit der Bahn unterwegs war, hatte auch ich einen Bewunderer. Ich schätzte ihn Mitte 60 ... Solange sich der Bewunderer zu Hause noch hin und wieder zu einem anerkennenden Wort hinreißen lässt (was auch etwas nachlässt), soll mir das genügen. Und so übe ich mich in der Erkenntnis, dass Menschen meine Sehnsüchte nicht ausfüllen können, nicht auf Dauer. Aber Jesus kann es. Er findet mich schön und sieht mir hinterher. Erschöpft vom Leben und vom Grübeln sinke ich in die Hängematte und lebe meine Bestimmung, die ich heute Nacht nicht wahrgenommen habe.

Dienstag, 15.6.04

Werners Schlüsselerlebnisse gehen weiter: »Weißt du, wo meine Tasche ist?« Ich: »Deine Tasche?« Er: »Mein Schlüssel, meine ich.« Aus den Augenwinkeln sehe ich ans Schlüsselbrett. Dort hängt nur Werners Jeans, an einer Gürtelschlaufe. Sehr malerisch. Ich: »Hast du deine Frage etwas tarnen wollen?« Er ruft vom Keller hoch: »Ja, man bringt so kleine Variationen rein. Ich hab ihn!« Er kommt geschäftig in die Küche. »Irgendwo muss meine Jeans hängen!«

Anna hat einen freien Tag. Ich frage vorsichtig, ob sie mir im Haushalt hilft. Seit sie berufstätig ist, habe ich Hemmungen. Sie isst nur noch am Wochenende bei uns – wenn sie nicht Dienst hat. Aber sie lebt doch mit uns, wir sind ihre Familie, helfen ihr, ihr Leben zu leben. Sie fragt zurück, um was es sich handelt. Ich zähle auf, was alles zu tun ist. Das Bad gründlich putzen, die Toilette, Hof fegen, mein Auto putzen. Sie antwortet: »Meins sollte auch geputzt werden.« Ich warte gespannt. Dann sagt sie: »Ich kann ja die Toilette putzen, fegen und das Auto sauber machen.« Ich entspanne mich. Sie legt ihre Lieblingsmusik rein und fegt. Auf die Idee, es so anzugehen, bin ich in meinem ganzen Leben noch nicht gekommen. Ein Huhn läuft aufgedreht am Zaun entlang, Anna meint amüsiert: »Guck mal, es rappt!« Ihre gute Laune ist ansteckend. Ich hänge Wäsche auf und mache mich an das Bad.

Bernds Tochter Sophia ist bei mir im Buchladen. Sie vermisst ihren Vater schrecklich. Sie malt sich aus, wie es sein wird, ihn wiederzusehen: »Im Himmel, wenn es stimmt, dass es einen gibt, wird er auf uns warten und brummen: ›Kommt ihr auch schon?‹« Wir lachen unter Tränen. Natürlich fehlt Bernd.
Fußball: Deutschland spielt gegen die Niederlande. Die Deutschlandfahne hängt über der Tür, weil sie über dem Schrank kein Glück gebracht hat … Pudding, Tee, heiße Würstchen und Bier, der Hund in Alarmbereitschaft. Bei jedem Aufschrei aus dem Wohnzimmer stürzt er ins Haus, um nachzusehen, was los ist. Er wird es nie begreifen. Ich hole ihn zu mir ins Zimmer, aber er steht im Liegen, einsatzbereit. Wenn der Rudelchef so schreit, kann niemals Entspannung angesagt sein … Erst das glorreiche, viel umjubelte Eins zu Null für Deutschland. Später dann, kaum hörbar, ein Ausgleichstor. Jan weint.

Donnerstag, 17. 6. 04

Conny hat unter der Birke, wo Bernd zuletzt gern lag, einen Platz gestaltet, den sie »Ewigkeit« nennt. Vielleicht weil Bernd von hier nach dort gegangen ist. Viele kleine Spiegel und geschliffene Glaskugeln hängen in den Ästen und reflektieren das Sonnenlicht hundertfach.

Freitag, 18. 6. 04

Pünktlich zu dem Moment, als ich mich frage, wann wir eigentlich zum letzten Mal gestritten haben, als ich glaube, dass wir es endgültig überwunden haben, ist es wieder soweit. Heute haben wir uns ständig missverstanden. Dennoch haben wir den Tag noch relativ gut hingekriegt. Werner montiert die Lampe, die wir vor fünfzehn Jahren gekauft haben, über dem Terrassentisch. Jetzt habe ich das Gefühl, ein neues Zimmer zu haben, ein Zimmer im Freien unter dem lichten Glasdach.

Als er sich mit den Schuhen auf meine neue Tischdecke stellt, kommen mir zwar die Tränen – es fühlt sich an, als trample er auf mir herum –, aber ich sage es, er entschuldigt sich und es geht weiter. Einiges haben wir auch gelernt in all den Jahren. Heute weiß ich, dass er sich im Stich gelassen fühlt, wenn er allein ist beim Reparieren und Renovieren. Also bleibe ich in seiner Nähe, bringe währenddessen den Garten auf Vordermann, bin sein Handlanger und Putzdienst, erlebe, wie mühsam es ist, alles maßgerecht zu zimmern, das Kabel vom Schopfdach durch die Mauer zu führen, erfahre, dass es ätzend ist, mit einer defekten Leiter und einem funktionsuntüchtigen Akkubohrer zu arbeiten und dass wir beides neu anschaffen müssen, verstehe, dass man unter diesen Umständen Arbeiten vor sich herschiebt.

Immer weiter bauen an dem zerbrechlichen Gebäude Ehe, es immer wieder auf den Grund stellen, woher die Liebe und die Kraft zur Vergebung kommt, auf dem allein es eine Chance hat. Wie schön, wenn es gelingt, erst einmal zuzuhören, zu prüfen, was der andere sagt, statt gleich zu erwidern. Welch ein Sieg, wenn ein Streit nicht ausbrechen muss, weil ich nicht automatisch zu reagieren brauche.

Charly wird sensibler auf seine alten Tage. Manchmal winselt er im Liegen vor Schmerzen und ich frage mich, wie lang uns der Gute noch bleibt. Es waren zehn so gute Jahre mit ihm. Ein Familienmitglied, selbstverständlich, immer und überall dabei, ein Wachhund, Freizeitbegleiter, Kuscheltier. Gerade schlabbert er Jans restlichen Pudding, routiniert lässt er die Erdbeeren sauber geleckt übrig. Wie er sein Leben genießt! Selten stirbt ein Haushund eines natürlichen Todes. Irgendwann müssen wir auch die Verantwortung übernehmen, seinem Leben ein Ende zu setzen. Ich fürchte mich vor diesem unaussprechlichen Moment.

Fußballzwischenbericht: Deutschland gegen Lettland. Ein paar Männer und Jungs sitzen im Wohnzimmer, jubeln und brüllen, Charly steht verwirrt herum, rennt raus und rein. Frederico würde Maradona einwechseln, Traugott Jan als Joker. Das Gelächter schwillt derart an, dass ich selbst lachen muss. Wenn einer aufs Klo geht, brüllen fünf Männer: »Hinsetzen beim Pinkeln!« Als alle gegangen sind, schnarcht Werner auf dem Sofa so laut, dass ich ratlos vor ihm stehe und ihn dann liegen lasse.

Montag, 21.6.04

Meine Art zu kochen hat sich sehr verändert. Die Woche über darf es etwas kleines Schnelles sein, so liebt es Lena. Am Wochenende dann gern pompös für Anna und Tobias. Lena ist ein emotionales Pulverfass, sobald ihr Zyklus den Zenit überschritten hat. Nah am Wasser gebaut und reizbar, macht sie mir manchmal ganz schön das Leben schwer, zieht mich mit hinein in ihre Gefühlsturbulenzen.

Ich bin schreibmüde. Vielleicht ein Hinweis darauf, dass ich überhaupt müde bin. Ich habe nicht wenig Lust, eine grundsätzliche Schreibpause einzulegen. Ich lebe meinen Alltag ruhig, dankbar und zufrieden, beobachte, wie er so naturgegeben und unaufhaltsam dahinfließt, die Kinder (und wir zwei Altvorderen) dabei älter werden und das einzige wiederkehrende Thema, das in mir ein- und ausgeht, das mit mir umgeht, das ich schweigend und fragend anblicke, dem ich mich schüchtern annähere, ist das Leben an sich oder vielmehr das Sterben. Das Leben im Angesicht des Sterbens um mich herum. Und des Sterbens, das in mir mit dem Tag meiner Geburt schon begonnen hat. Ich möchte lieber leben als über das Leben schreiben.

Das Leben geschieht schon lange. Davon war ich oft Zeuge. Aber auch Sterben geschieht, um mich herum. Die Einschläge kommen näher. Mein Leben hat sich verändert. Ich verändere mich. Wenigstens bleibt Gott gleich.

Wie viel Unwichtiges gibt es im Alltag, das mich seit Bernds Tod nicht mehr interessiert. Hansjörg hat großes Glück gehabt, Gott hat ihn bewahrt. Eine Mutter, die ich kenne, hat ihr Baby verloren. Hat Gott es nicht bewahrt? Lenas Freundin ist bei einem Unfall ums Leben gekommen. Hatte Gott einen guten Plan mit ihr? Weggeschobene Fragen drängen sich wieder nach vorne. Warum begegne ich Gott meist in der Tiefe? Warum kommt mir die andere Welt vor allem im Leid so nah? Mag sein, dass die Wand nur dünn ist zwischen unserer Welt und der Ewigkeit – aber ist die Schnittstelle denn nur im Leid möglich? Bin ich nur dort sensibel für die Dimension Gottes, sein unsichtbares, unendliches Sein und Walten? Erlebe ich vor allem dann eine Ahnung von Gottes Größe und Macht, wenn mein Herz einen Riss bekommt? Ich finde keine Antworten, nur Fragen, offene Fragen. Ich mache sie zu einem Gebet. Ich möchte Ruhe vor Gott finden.

Manches interessiert mich nicht mehr. Anderes dafür umso mehr. Mein Verständnis für Menschen, die Schweres erleben, wächst behutsam. Meine Lust an Smalltalk sinkt dramatisch. Ich liebe das Leben (noch) mehr als früher. Und ich fürchte mich (noch) mehr als früher. Dafür wage ich manches, was ich bisher nicht gewagt hätte. Ich hänge mehr an einzelnen Menschen, und ich kann mir eher vorstellen, eines Tages abzutreten, um in eine noch bessere Welt überzuwechseln. Eine seltsame Mischung.

Ein Freund ist gestorben – mit großen Augen gehe ich durch das Leben, weil geschah, was nie geschehen durfte. Ich weiß, dass das erst der Anfang ist. Gott gewöhnt mein Herz an die Ewigkeit – eine Dimension, die näher rückt. Ich beobachte, wie andere Christen mit Leid, Tod, Trauer umgehen. Ob ihr Glaube hält. Ich brauche glaubwürdige Wegbegleiter, um Mut zu sammeln für meinen eigenen Weg, Geschwister, die festhalten an Gott, wenn alles wankt. Ich habe ihren Glauben nötig, weil Gottes Unsichtbarkeit für mich immer wieder ein Stolperstein ist. Durch ihr Zeugnis wird Gott für mich spürbar und vertrauenswürdig. Selbst wenn ein Mensch stirbt, um dessen Heilung ich gebetet habe. Jesus lässt sich nicht vor den Karren unserer Erwartungen spannen. Es bleibt eine Herausforderung, Gott für vertrauenswürdig zu halten.

»Mama, wir machen ja bald wieder ein Turnier in der Schule. Gell?« Ab und zu kommt ein Fitzelchen Information aus Jans Leben. Das hier könnte so eines werden. »Und ich mach auch wieder mit. Ich bin aufgestellt, aber nur auf der Ersatzbank.« Schön! »Hoffentlich werde ich auch eingewechselt, nicht dass es wieder passiert wie im letzten Jahr, da wurde ich gar nicht eingewechselt!« Lena sieht mich an, verstehend, lächelt dieses zarte Lächeln, das mir zeigt, wie sehr sie ihren Bruder mag. Als er abzieht, seufzt sie: »Hoffentlich wird er eingewechselt!«

Dann lässt auch sie mich teilhaben an ihrem Innenleben. Sie philosophiert: »Ich finde, Jesus müsste mal auf die Erde kommen und für die ganze Christenwelt einen Vortrag halten, wie das gemeint ist mit all dem, was in der Bibel steht und worüber sich die Menschen uneinig sind. Bestimmt würde er sich dann in der Kirche nicht wohl fühlen. Ich finde, ein Haus Gottes muss Wärme ausstrahlen. Und ein Klo haben. Stimmt doch! Und ein Billard für die Kinder! Jesus würde das bestimmt so wollen!«

Dienstag, 22. 6. 04

Deutschland – Tschechien: Es kommen noch mehr Männerfreunde mit Söhnen, einem Fässchen Bier und einer Kiste Orangina, Deutschlandfahnen wehen, ich mache Häppchen, beruhige den Hund, lache mir entspannt ins Fäustchen und genieße meine Freiheit. Vermutlich ist es das letzte EM-Spiel, bei dem »wir« mitspielen. Deutschland sieht erbärmlich angegriffen aus. Die Spannung ist groß, der Unterhaltungswert auch. Jan: »Hopp, ihr Deutschen! Ab Marsch!« Der Trainer erhält Ratschläge direkt aus dem Wohnzimmer. Bei der Quizfrage, wer 1994 der deutsche Kapitän war, vermutet Jan Jürgen Klinsmann. »Sicher?«, fragen die Männer überrascht, halb geneigt, ihm zu glauben. »Ja«, sagt Jan, »und da hatte ich glaube ich meinen Stromunfall.«

Nach der Halbzeit stürmen drei weitere Patrioten das Wohnzimmer. Jan informiert sie über die wichtigsten Entwicklungen, was großes Männergeschrei und sofortige Kommentare hervorruft. Werner hat sein Maradona-Shirt an, das er auf dem Markt in Frankreich gekauft hat, und reicht Apfelschorle und Bier, was neues Gelächter und Applaus hervorruft.

Ich käme nie auf die Idee, mir einen Fernseher zu kaufen, wenn ich mich nur für mich selbst einrichten sollte. Ich würde mir stattdessen ein Kanapee kaufen, eine riesige weiche Kuscheldecke, ein meterhohes Bücherregal und einen wundervollen Schreibtisch. Aber lieber noch wohne ich hier …

Freitag, 25.6.04

Was juckt es eine deutsche Eiche, wenn eine Wildsau sich an ihr kratzt? Ich bin weit davon entfernt, so eine nonchalante Eiche zu sein. Schon nach der ersten morgendlichen Begegnung mit der übelgelaunten Lena habe ich eine halbe Stunde lang schlechte Laune. Noch ist sie ein unausgegorener Teenager. Unvorstellbar, dass in anderen Ländern Mädchen ihren Alters verheiratet sind und Kinder haben.

Andererseits ist sie oft dankbar, hilfsbereit und liebevoll. »Was kann ich für dich tun?«, fragt sie oft. Dann bügelt sie (tadellos, bei laufenden Teenagersoaps) und putzt Fenster.

Die Zeit, als ich täglich zwei Mädchen eine halbe Stunde durchs Haus schicken konnte, ist vorbei. Anna ist entweder weg oder ausgelastet, nach acht Stunden Schicht möchte ich ihr kaum noch Hausarbeit geben.

Heute konnte ich mich ein paar Mal mit spontanen Antworten zurückhalten Lena und Werner gegenüber, die beide unter Spannung stehen und erstaunt beobachten, welche Wirkung das (nicht) hat. Ganz langsam lerne ich, Gedanken nicht immer zu Worten werden zu lassen.

Samstag, 26.6.04

Hin und wieder bin ich es, die das Gefühl hat, zu kurz zu kommen.

Wir haben kaum Gelegenheit, in Ruhe und Zweisamkeit Romantik zu pflegen. Annas Schichtdienst macht uns oft einen Strich durch die Rechnung. Für starke, schnelle Gefühle ist eher noch Raum als für leise, zärtliche Bedürfnisse.

Ich bin eifersüchtig auf Menschen, die Werners Zeit bekommen, wenn sie mir abzugehen scheint. Ich weiß, dass ich keinen Anspruch darauf habe, dennoch empfinde ich so. Anderen Menschen zu helfen ist Werners Art Beziehungen zu pflegen. Dafür lässt er unsere Angelegenheiten gern liegen. Wir gehören schließlich zum inneren Kreis, das sind die Beziehungen die so gefestigt sind, dass sie auch eine Weile ohne Pflege überleben.

Der Acker war bisher immer unser gemeinsames Ding. Seit wir Prinz haben, fehlt uns dort allerdings genau die Zeit, die wir nun bei den Pferden verbringen. Werner kommt kaum nach mit Unkrauthacken, Gießen und Düngen. Die Ernte wird dürftig ausfallen und den Aufwand nicht wert sein, den wir noch treiben. Die ganze Woche, während ich alleine Wasser ins Fass pumpe, mit Gießkannen zu den Pflanzen schleppe und in den leichten Sandboden versickern sehe, frage ich mich, wofür ich das noch mache. Zum ersten Mal seit über fünfzehn Jahren stellen wir uns die Frage, ob wir weiterhin Gemüse anbauen wollen.

Die beste Zeit dafür war zweifellos, als die Kinder daneben Sandburgen gebaut, Schlammschlachten und Schubkarrenrennen gemacht, im Wasserfass gebadet, Blumensträuße gepflückt, zwischen den Holzstapeln Verstecken gespielt haben. Warum gibt es davon eigentlich keine Fotos? Überhaupt habe ich viel zu selten unseren ganz normalen Alltag fotografiert, eher die Highlights. Wie beim Tagebuchschreiben … Kam mir der Alltag wirklich so statisch vor? Dabei war er das Element meines Lebens, das sich am stetigsten geändert hat.

Heute reift in mir der Entschluss, im nächsten Jahr nichts mehr anzubauen. Pferd oder Acker. Werner ist sofort einverstanden und denkt um: Dann wird er auf dem Acker eine Pferdeweide einzäunen. Trauer mischt sich mit Erleichterung. Es ist ein schöner Ort. Hier sind die Kinder aufgewachsen im Frühling, Sommer, Herbst. Wieder geht eine Ära zu Ende. Dafür hat das Reiten begonnen.

Ich staune über Annas Kraft. Klaglos arbeitet sie seit acht Tagen ohne Pause. Wenn es ihr wie heute Morgen (Samstag, 25 Grad, Brise) schwer fällt, aus meinem Relaxsessel im Garten aufzustehen, sage ich mitunter: »Anna, wärst du doch nur Erzieherin im Ort geworden!« Dann grinst sie nur und ist sich sicher, den richtigen Beruf gewählt zu haben. Täglich lernt sie, sich mit Erwachsenen auseinander zu setzen. Aus dem ruhigen, zurückhaltenden, schüchternen Mädchen wird allmählich eine junge Frau mit starken Nerven, die weiß, was sie will. Mir fällt immer wieder auf, welch scharfe Beobachterin und aufmerksame Zuhörerin sie ist.

Montag, 28. 6. 04

Allüberall Charlys Haare. Ich fege und fege … Er wird alt, braucht jetzt Schmerzmittel, ich fange an, Abschied zu nehmen. Werner möchte vielleicht eine Zeit ohne Hund erleben, ich hätte gern gleich wieder einen, ich möchte das morgendliche Ausgehen nicht missen.

Wir überlegen, ob wir noch einmal in Urlaub gehen mit der Meute, und wenn, ob Holland oder ein wärmeres Land, vielleicht Kroatien. Da wir nicht sehr entscheidungsfreudig sind, entwickelt sich das zu einer zähen Sache. Anna möchte mit dem eigenen Auto hinterherfahren. Sie ist kein Kind mehr. Wenn sie mir vom Krankenhaus erzählt, von den Menschen, die murren, leiden, anklagen, verletzen, loben, danken, kann ich ahnen, wie sie daran reift.

Dienstag, 29. 6. 04

Nachts schnarcht Werner, Tendenz steigend, so dass ich immer öfter minutenlang vor dem Schnarchbär auf dem Sofa stehe und nicht weiß, ob ich ihn mitnehmen soll. Er fehlt mir, wenn ich es nicht tue, aber wenn er beschließt, im Bett weiterzuschnarchen, liege ich wach. Sensibilisiert durch tausend Kinderweinnächte reagiert mein Gehirn ohne Verzögerungsmoment auf jede Regung meiner Liebsten. Wenn Jan seufzt, stehe ich auf und sehe nach, ob er friert oder schwitzt. Wenn dann Werner schnarcht, kann ich nicht mehr einschlafen. Ich streiche über seinen Oberarm, freue mich über seine Muskeln und sein Verstummen, das aber leider nur von kurzer Dauer ist. Nach der fünften Streicheleinheit gebe ich ihm einen Stoß mit dem Fuß. Er schreit auf, wirft sich herum und schweigt. Morgens sagt er empört: »Wenn du mich nachts schlägst, bin ich total gerädert. Ich habe die halbe Nacht nicht geschlafen. Das halte ich nicht aus, da bin ich tot.« Wenn er nachts einmal nicht durchschläft, gerät er völlig aus dem Gleichgewicht, ist den ganzen Tag gereizt und verbreitet brummige Stimmung.

Ich würde so gern einmal wieder durchschlafen. Heute Nacht klingelt um 5 Uhr Annas Wecker (Frühschicht). Der Papagei des Nachbarn fängt an zu schreien. Ich schließe den Rollladen. Ab 6 Uhr klingelt Werners Wecker in Fünfminutenintervallen, ohne dass er aufsteht, das tut er lange nach mir. Wenn ich abends vor dem schnarchenden Mann mit der Fernbedienung in der Hand stehe, fällt mir die Entscheidung leicht …

Mittwoch, 30. 6. 04

Ich habe durchgeschlafen, bis Annas Wecker um 5 Uhr klingelte, danach noch mal bis 6.40 Uhr. Was für eine herrliche Bilanz! So könnte es gehen. Als ich Werner auf dem Sofa wecke, ist er gerädert, »völlig verstochen« und übel gelaunt. Er ist ein totales Wrack. Wenn er meine ganz normalen Nächte hätte, wäre er vermutlich längst in der Psychiatrie. Wie können wir nur dieses Problem lösen?

Ich hatte so viel geplant, was ich heute erledigen wollte (Brotbackautomat ausprobieren, Entwurmungsmittel für die Pferde beim Tierarzt besorgen, die Biertischgarnitur streichen, den Kühlschrank auswischen, Jans Tasche für den Landschulheimaufenthalt richten, Fotos vom Urlaub einkleben, Pferdeweide abäpfeln …), und dann fragt Anna, ob ich mit ihr reite. Nach einer Schrecksekunde lasse ich alles liegen. Seit einem Jahr ist sie nicht mehr geritten. Zeit zu zweit ist ihre Liebessprache, also reiten wir und reden. Wie wunderschön ist mein Leben wieder nach meinem Tief im Krankenhaus vor anderthalb Jahren. Keine Ahnung, wie lang es andauert, aber jetzt ist es schön.

Samstag, 3.7.04

Aus der luftig umwehten Ecke der sonnigen Hängematte aufzustehen, um reiten zu gehen, ist so ähnlich wie die Sache mit dem Beten – die Motivation dazu entspringt nicht einem Gefühl der Vorfreude, sondern der Erfahrung: Ich baue darauf, dass das, was ich mehrmals als gut erlebt habe, zuverlässig so ist. Dass es gut sein wird, mich aufzuraffen. Und es ist gut!

Jan schlürft Pudding mit Erdbeeren und Keksen und brummt: »Mama: Weltklasse!« Ich muss kichern. Später liegt er mit Simon, inzwischen mit blondiertem Hahnenkamm und beginnendem Stimmbruch, im Garten, jeder einen Hasen auf dem Schoß, Cooldown nach dem Fußballspiel. Werner sagt: »Das brauchen Jungs. Allein schon darum lohnt es sich, die Hasen zu halten. Mehr noch als wegen des Fleisches.« Jan setzt seinen Hasen in die Hängematte zu Simon und holt Obstsalat. Hier in seinem Revier ist er sicher und selbstbewusst.

Um 20 Uhr kehrt Anna heim, isst Rühreier, legt sich auf die Hängematte zu den Hasen. Sie denkt laut: »Ich versteh nicht, wie manche Kolleginnen so mürrisch ihre Arbeit erledigen. Wenn ich diesen Beruf lerne, muss mir klar sein, dass ich dienen werde. Wenn das nicht meine Gabe ist, bin ich am falschen Platz. Igitt, jetzt hat das Vieh auf meine Hose gepinkelt! Wäh! Ist das eklig!« Sie schnappt ihn am Schlafittchen und setzt ihn in den Käfig. Ich bin froh, dass sie nun weiß, welchen Beruf sie ergreifen möchte, und dass sie ihn vorher so gründlich prüfen konnte.

Sonntag, 4.7.04

Die Angst, dass meine Krankheit wieder auftritt, bricht neu in mir auf. Während des Gottesdienstes versuche ich, meine Sorgen an Gott abzugeben, aber im Laufe des Tages nehmen sie zu. In zwei Wochen ist mein nächster Nachsorgetermin. Was, wenn plötzlich auffällige Veränderungen im Halsbereich sichtbar sind? Muss ich wieder in diesen Bunker? Gibt es eigentlich kein schöneres Wort dafür? Radiologie, nuklearmedizinische Abteilung … Eine Nachbarin hat mir Kirschen geschenkt. Wie sie glänzen! Jede Kirsche ein Versprechen. Heute leben. »Sorge dich nicht um morgen, jeder Tag hat genug an seiner eigenen Last«, sagt Jesus.

Es ist 24 Uhr, ich sitze in der Küche und weine. Wir hatten eine Auseinandersetzung und ich fühle mich nicht willkommen, einsam, leer. Werner müsste wissen, dass es mir heute schlecht geht, aber er ist so auf sich bezogen, dass er dafür keinen Raum hat. Selbst eine gute Ehe ist ein Ort der Missverständnisse, unerfüllter Erwartungen, Enttäuschungen, Verletzungen. An schwachen Tagen wünsche ich mir eine starke, schützende Schulter. Hier sitze ich und kann nicht zu Werner, fühle mich ihm gegenüber unsicher und fremd. Zurzeit prelle ich mich öfter an seinen Ecken und Kanten.

Andrea und Hansjörg fragten neulich, ob wir wieder einen Hund wollen, wenn Charly mal nicht mehr bei uns ist. Ich sagte, dass das für mich keine Frage sei, weil ein Hund für mich eine Lebensangelegenheit ist. Aber Werner meinte, dass das für ihn nicht klar sei. Er möchte erst einmal spüren, wie sich das Leben ohne Hund anfühlt. Vielleicht auch einmal in Urlaub fliegen. Ich war schockiert, wie unterschiedlich wir empfanden, ohne dass ich davon gewusst hatte; es war auch nicht schön, das auf diese Weise zu erfahren. Als ich ihm heute erzähle, dass uns Charlys Dauermedikamentation 40 Euro im Monat kostet, sind wir uns schnell einig, dass er uns das wert ist, aber auch, dass wir ihn nicht quälen werden, wenn sich sein Zustand darüber hinaus verschlechtert. Wir werden unsere Verantwortung ihm gegenüber wahrnehmen und beginnen zu ahnen, was da auf uns zukommt. Ich sage: »Ich weiß auch, wer es tun wird.« Werner: »Ich?« Ich: »Ja. Mich kannst du nämlich eine Woche in Kur schicken, wenn mein Hund stirbt.« Überraschende Antwort: »Dann holen wir rechtzeitig einen neuen Hund für dich, um dich abzulenken!«

Am nächsten Morgen fahre ich mit verschwollenen Augen gerädert zu den Pferden. Im Stall schlägt mir warmer Heugeruch entgegen. Prinz liegt auf frischem Stroh, Chopper steht wachend in der Nachbarbox. Als Prinz aufspringt und beide erwartungsvoll freudig grummelnd in der Box hin- und herlaufen, muss ich lachen, und das Lachen bleibt auf meiner Seele, während ich sie nacheinander grasen lasse, auf die Weide führe, ihnen Wasser bringe. Anschließend geht es mir etwas besser. Tiere sind Balsam für meine Seele.

Dienstag, 6. 7. 04

Werner nervös: »Du glaubst es nicht, aber ich suche meinen Schlüssel!« Die Erlösung kommt durch Jan: »Werner, hast du deinen Schüssel schon gesucht? Der steckte im Traktor, als ich gestern darauf gespielt habe.« Werner, sich dankbar ins Ablenkmanöver flüchtend: »Du wolltest Traktor fahren?«

Lena sitzt mit Handtuchturban und Schlafanzug am Gartentisch, vespert mit uns und plaudert, bis es dunkel wird. Ihre Freundschaft mit der alten Frau Wagner ist beständig und von Liebe getragen. Jeden Tag sagt sie: »Oh, ich habe meine Frau Wagner so lieb!« Es ist ihr mehr als bewusst, wie kostbar jeder einzelne ihrer gemeinsamen Tage ist. Sie ist wild entschlossen, ihre Wahl-Oma bei ihrer Taufe dabeizuhaben, und arbeitet darauf hin, sie zu mobilisieren. Noch ist sie gelassen. Vor zwei Jahren hatte sie noch Angst, zu ihrem Glauben zu stehen, nun will sie ihn vor vielen Menschen bezeugen. Ich liege im Bett, Werner fünf Meter unter mir in der Hängematte, sein Schnarchen dringt zu mir hoch, als liege er neben mir.

Mittwoch, 7. 7. 04

Als ich das Datum notiere, fällt mir ein, dass heute unser Hochzeitstag ist, und als ich nachrechne, stelle ich erstaunt fest, dass es der zwanzigste ist. Es ist mir klar, dass Werner darauf nicht kommen wird, also helfe ich ihm auf die Spur, als er anruft. Ehefrauenfangfrage Nummer eins: »Was ist heute für ein Tag?« Mittwoch! »Ein ganz normaler Mittwoch?« Ja! »Was haben wir heute für ein Datum? Wenn eine Ehefrau so fragt, ist das keiner der ganz normalen Tage.« Da kommt der Geistesblitz: »Oh! Ja! Ich weiß natürlich, was für ein Tag heute ist. Natürlich haben wir heute Hochzeitstag!« »Und der wievielte?« »Wir haben den … warte, ich sag's dir gleich – natürlich weiß ich, den wievielten Hochzeitstag wir haben, nämlich – heute ist unser zwanzigster Hochzeitstag!« »Werner, ich erwarte Diamanten und Juwelen. Und 20 langstielige Rosen!« Ich höre ihn grinsen: »Ich hab im Geldbeutel noch fünfzehn Euro, mal sehen.«

Er kommt früher heim als gewöhnlich – um sich mit Alex, dem Schlosser, zu treffen und das neue Hoftor zu setzen. Wie geplant. Den restlichen Tag verliert er kein Wort darüber, dass wir zwanzig Jahre verheiratet sind. Dass ich essen gehen möchte, ist ihm so klar wie mir klar ist, dass er Sex will. Ich habe nicht wirklich Lust, kann mich aber dann doch darauf einlassen und so scheint es Werner mit dem Restaurant zu gehen.

Zum ersten Mal sind wir in diesem Lokal mit exotischem Ambiente. Ein Papagei schreit jedes Mal, wenn etwas runterfällt, »Drecksack«. Ihm entgeht wirklich nichts, er schreit »Drecksack«, als Werner ein Stückchen Schafskäse von der Gabel rutscht, und ich muss kichern. Es gelingt mir, keine hohen Erwartungen aufkommen zu lassen, der Abend ist kein Fiasko, aber Werner ist müde und still, das Essen findet er mittelmäßig und wir reden kein Wort über uns, nicht über die vergangenen Jahre, nicht über unsere Zukunft. Es ist wie es ist.

Heute lässt er mich in der Hängematte schlafend liegen, ein befremdendes Gefühl, um 24 Uhr im Dunkeln allein im Garten aufzuwachen und den Mann schlafend im Bett vorzufinden. Er schnarcht, und nach einer dreiviertel Stunde Schlaflosigkeit macht sich eine gewisse Verzweiflung in mir breit. Ich bitte ihn, in Annas Bett umzuziehen. Ich kann dort nicht schlafen, weil ich von der harten Matratze Hüftschmerzen bekomme. Stöhnend zieht er ab. Sehr romantisch … Ich schließe die Tür und schlafe zum zweiten Mal Stunden am Stück durch. Morgens bin ich taufrisch. Seit 5 Uhr stürmt und regnet es draußen (endlich!), die Luft ist frisch und kühl. Werner schnarcht immer noch.

Es ist ernüchternd, in welche Richtung sich unsere Schlafgewohnheiten entwickeln.

Sonntag, 11.7.04

Ruhig und selbstsicher steht Lena am Mikrofon vor der Gemeinde und erzählt ihre Geschichte mit Gott. Heute lässt sie sich taufen. Werner ist stolz auf sie und sehr beeindruckt. Sagt flüsternd zu mir, dass unsere Mädchen prächtig sind, dass sie Tiefgang haben und die Gabe, bewusst zu leben und über ihr Leben nachzudenken, und dass er weiß, dass ihnen das fehlen würde, wenn er sie allein erziehen müsste. Er findet, dass wir als Eltern eine gute Mischung sind.

Lena erzählt authentisch und ehrlich davon, dass in den letzten zwei Jahren ziemlich viel auf sie zugekommen ist, sie an Gottes Gnade gezweifelt hat und ihn nicht verstehen konnte. Sie erzählt, dass meine Krebserkrankung eine sehr schlimme Zeit für sie war und sie nicht wusste, wie sie wieder mit Gott reden sollte. Dann die Schmerzen an ihrem Arm ohne Aussicht auf Besserung, die erfolglosen Operationen. Sie erzählt, dass ihre Freundin gestorben ist und sie Gott nicht mehr verstehen konnte, ihn dafür hasste. Als dann noch Bernd starb, wusste sie nicht mehr, was sie noch glauben sollte, und fragte sich, ob Gott es wirklich so gut mit ihr meinte, wie sie in der Kinderstunde immer erzählt bekommen hat. Im Gottesdienstraum ist es ganz still. Lena spricht frei und absolut ruhig: »Ich wusste nicht mehr, ob an Gott was dran war, und, wenn ja, ob es ein guter Gott war, ob ich noch etwas mit ihm zu tun haben wollte. Ich war sauer und entfernte mich von ihm. In dieser Zeit hat mir meine beste Freundin sehr geholfen, glücklicherweise wohnt sie genau gegenüber. Sie ist sehr klug und weise, hat mit ihren 89 Jahren schon sehr viel erlebt und ist mein größtes Vorbild. Sie hat mir oft erzählt, wie ihre wichtigsten Menschen gestorben sind. Ich habe gesehen, wie sehr sie an Gott glaubt und dass nur er sie tröstet und ihr hilft. Obwohl sie so viel Schweres miterleben musste, zweifelt sie nicht mehr an ihm und glaubt an seine unendliche Güte. Das hat mich sehr beeindruckt und ich begann wieder zu beten und hilfreiche Gespräche anzufangen. Im Laufe der nächsten Wochen und Monate merkte auch ich, dass nur Gott trösten kann und dass er es ernst mit mir meint und mich liebt. Dass ich mit all meiner Wut zu ihm kommen und alles abladen kann. Ich habe gespürt, dass er mich liebt und hält in stürmischen Zeiten.« Ich kann kaum fassen, dass da vorne mein kleines Mädchen steht und so freimütig vor all diesen Menschen redet, wie ich es noch nie geschafft habe.

Frau Wagner sagt zu mir: »Dass das Mädchen seit neun Jahren zu mir kommt! Hat die mir gut getan! Heut steh ich an dem Grab meiner Tochter und sag: Guck her, Ursel, ich lach wieder!« Werner beeindruckt: »Das ist einmalig, dass so eine alte Frau so eine junge Freundin hat! Und dass so ein junges Mädchen so eine alte Freundin hat. Das wird sie ihr Leben lang nicht vergessen. Was Frau Wagner Lena gibt, ist unbezahlbar!«

Freitag, 16. 7. 04

Jan wartet darauf, dass Thomas kommt, um ihn in den Teenkreis mitzunehmen. Er wartet eine Stunde lang. Nicht, weil Thomas zu spät kommt, Thomas kommt immer pünktlich auf die Minute. Sondern weil Jan sich gern eine Stunde lang auf etwas einstellt. Er verbringt die Zeit gestriegelt, zwei Euro und Handy in der Hosentasche, in der Hängematte, seine linke Hand streichelt einen Hasen. Thomas kommt, noch gestriegelter als Jan, vollendet gestylt im Hiphop-Look. Jan freut sich riesig, dass Thomas ihm die Ehre gibt. Letzter Satz, den ich aus meinem kleinen rosaroten Auto höre, in das der Hiphopper und der Jugendliche mit den Hörgeräten sinken: »Thomas, freust du dich auf den Teenkreis?« Die Antwort auf die vertrauensvolle Jungenstimme verstehe ich nicht mehr, aber ich tippe auf ein knappes, männliches »Ja!«

Einmal in der Woche sind wir zwei Stunden für uns allein. Heute bin ich irritiert (eifersüchtig wäre ehrlicher), weil Werner genau zu diesem Zeitpunkt dem Bauern, bei dem Prinz steht, hilft, Heu zu machen. Um 20 Uhr will er zurück sein. Vielleicht haben wir noch ein wenig Zeit für Zärtlichkeit. »Zärtlich« ist mein Bedürfnis, nicht klar artikuliert, aber als klare Sehnsucht im Herzen. Schon seit Tagen klingt Klaus Hofmanns Lied »Für ein bisschen Zärtlichkeit« in mir. Ich verbringe eine Weile damit, mich schön zu machen, suche ein Kleid aus, das zur Geltung bringt, was ich an mir mag. Als Werner nicht kommt, beginne ich zu schreiben, und ich schreibe noch, als es 22 Uhr ist. Ich kann mich gut beschäftigen, das ist nicht mein Problem. Mein Problem ist, dass ich mir den Abend anders vorgestellt habe, dass es der dritte ist, an dem ich diese Woche allein bin und für das Sprengen des Rasens zuständig; mein Problem ist meine ungestillte Sehnsucht nach Zärtlichkeit. Erst als Werner heimkommt, zufrieden, mit lästigem Ansatz von schlechtem Gewissen, mich strategisch anlächelt, bemüht, das Schlimmste abzuwiegeln, schief fragt: »Und?« – erst dann merke ich, wie traurig ich bin. Während er duscht, fahre ich mit Charly an den Waldsee, spüre meine Einsamkeit, meine Verbundenheit mit diesem Mann. Ich kann über seine Zuwendung nicht verfügen, er kann sie mir nur freiwillig schenken. Natürlich könnte ich mich umstellen, unabhängiger werden – könnte ich es wirklich? –, eine Freundin besuchen, alleine reiten, aber ich will ja seine Gesellschaft. Und die Zärtlichkeit, die ich nur von ihm bekommen kann. Ich würde so gern zurückfinden zu unserer ersten Liebe, als ich so verzaubert war.

Samstag, 17. 7. 04

Werner fragt, ob er mir die Haare waschen darf. Ich erhalte eine Kopfmassage, die es locker mit der von Gioacchino aufnehmen kann, er kämmt und föhnt mir die Haare und ich genieße jede zärtliche Geste wie ein Grundnahrungsmittel.

Jan philosophiert: »Mama, wir werden jeden Tag älter!! Der Charly ist schon zehn! Er ist schon ein alter Knochen! Siebzig!« Ich schlucke. Als er abzieht, grinst Anna: »Du glaubst gar nicht, wie froh ich bin, dass Jan diese Behinderung hat! Er hat keine

Hemmungen, sich im Teenkreis auf meinen Schoß zu setzen, und ist bei allen beliebt!«

Lichter Schatten macht mich glücklich. Der Biss in einen saftigen Pfirsich macht mich glücklich. Dass Werner heute morgen so zärtlich war, macht mich glücklich. Hier auf der Gartenbank im Schatten zu sitzen, Hühner gurren und den Wind im Windspiel zu hören, die warme Luft auf meiner Haut zu spüren, den Sommer zu riechen. Werner auf dem Acker Kartoffeln hackend und Jan als Leiter bei der Jungschar zu wissen, Anna und Lena in wippenden Miniröckchen zum Jugendgottesdienst abfahren zu sehen, plaudernd, Anna trägt meine Sonnenbrille, Lena den Kuchen – das ist mein Glück. Ich bin gern immer wieder allein, weil ich weiß, dass es vorübergehend ist. Dann kann ich aufhören, nach den anderen zu sehen, zu reden, zuzuhören, hinterherzuräumen. Dann kann ich verarbeiten, statt zu arbeiten, meinen Gedanken nachhängen, alle Eindrücke dieser wilden Familie sinken lassen, vordenken.

Wir haben es dieses Jahr wunderschön im Garten, obwohl wir unsere Umgestaltungspläne noch gar nicht verwirklicht haben, die wir im Frühjahr so schwungvoll gefasst hatten. Die Bank unter der Eberesche, die Hängematte da, wo ich sie gerade brauche, der Tisch im Schatten der Buche, die Sitzecke unter dem Glasdach, die alten Oleander – ich liebe es, mit den Augen hin- und herzuwandern. Mit dem Lauf der Sonne wandelt sich auch die Szenerie im Garten. Er ist klein, aber er hat Flair. Wenn ich von draußen eintrete, empfängt mich Ruhe und Geborgenheit, eine von außen uneinsehbare Oase.

Montag, 19. 7. 04

Thomas stellt sich wie ein Orang-Utan mit gespreizten Beinen vor Lena und begrüßt sie mit Urwaldlauten. Lena stellt sich daraufhin ebenfalls wie ein Samurai-Ringer vor Thomas und antwortet mit kehligen Lauten. Zum Schieflachen. Was die zwei dann auch tun, ineinander verkeilt kugeln sie wie zwei Welpen über den Rasen. Anna schüttelt grinsend den Kopf. Nie würde sie sich auf diese Weise in Szene setzen. Sie und Tobias begrüßen sich selig seufzend, leise schnurrend. Lena und Thomas beten zusammen. Dafür haben Werner und ich 25 Jahre gebraucht.

Mittwoch, 21.7.04

5.15 Uhr. Anna frühstückt. Trotz Müdigkeit folge ich meiner Sehnsucht, zu ihr runterzugehen, sie zu umarmen, zu riechen. Dankbar seufzend schmiegt sie sich schweigend an mich, ein bettwarmes, großes, kleines Wesen. Dann reiht sie sich ein auf deutschen Autobahnen und ich liege im Bett, bange um sie, bete für sie – zum wievielten Mal seit 18 Jahren? Gott kennt ihre Tage, nicht alle Gefahren dieser Welt gelten meiner Tochter. Ich bin stolz auf sie.

Ich nehme meine tägliche Dosis Thyroxin und denke: »Ich habe keine Schilddrüse mehr.« Ich frühstücke, nehme 750 Milligramm Calcium in Form einer sauren Brausetablette, halte die Luft an beim Trinken und denke: »Ich habe keine Nebenschilddrüse mehr.« Seit Tagen ist mir bewusst, wie sehr ich meine Krankheit wegschiebe, um leben zu können, um Leichtigkeit und Unbeschwertheit zu empfinden. Nun ist sie wieder real, obwohl mir die OP, die erst anderthalb Jahre zurückliegt, vorkommt wie in einem anderen Leben, ähnlich weit weg wie die Geburt der Kinder. Dennoch wird für mich wieder ganz bedrohlich vorstellbar, dass »es« weitergehen könnte. Menschen mit 42 sterben an Krebs.

Conny und Bernd hätten heute silberne Hochzeit gefeiert. Was sind schon 25 Jahre? Ich finde es grotesk, wie viele Ehen um uns zerbrechen, und gerade Connys Ehe, die Potenzial für die Ewigkeit hatte, wird vom Tod zerrissen. Bis dass der Tod euch scheidet – wie abstrakt einem das erscheint bei der Eheschließung, sehr weit weg.

Der Mailwechsel mit Luise ist anregend. Heute fragt sie, ob ich finde, dass Midlife-Abenteuer, die Menschen in ihrer Umgebung suchen, nötig sind, wenn man sich nicht mehr zu spüren meint, oder ob man sie brauche, um Persönlichkeitsdefizite zu kompensieren. »Braucht man sie, wenn man ahnt, dass das Leben tatsächlich endlich ist? Ist es einfach die Sehnsucht nach Leben? Oder verleihen sie einem ein Stück Schwerelosigkeit, wenn die Pflichten runterziehen?« Huch, welche Fragen! Seit ich meine Midlife-Krise hatte im Krankenhaus vor anderthalb Jahren, brauche ich nur noch meinen Alltag, meine Leute, meine Tiere, die Gemeinde, den Buchladen, das Schreiben. Für mich ist die Fahrt zu Dr. Peter morgen Abenteuer genug. Nächste Woche habe ich auch wieder ein Abenteuer: Ich verbringe mit Jan in Baiersbronn 100 Kilometer entfernt eine Woche Intensivtherapie für seine Defizite in Sprache, Wahrnehmung und Motorik und werde pendeln. Ich bin froh, mit Anna die Abenteuer »Soziales Jahr«, »Führerschein« und »Aus- und Einzug« bewältigt zu haben. Und die beiden Operationen. Der Ardèche-Urlaub, Werners Höhen und Tiefen im Geschäft, die Aufs und Abs in der Gemeinde …

Ich schlafe unruhig, warte im Halbschlaf, bis Anna endlich daheim ist, erschrecke, weil Charly plötzlich neben meinem Bett steht, wälze mich hin und her, weil Cindy miaut, es donnert, ich schwitze, ich habe Angst. Irgendwann erwache ich endgültig schweißgebadet. Das Haus schläft. Es regnet leise, aber in unser Dachzimmer kommt kein Lufthauch. Was, wenn bei der Untersuchung morgen … Ich lege mich in die Hängematte unter dem Dach. Der Regen ist herrlich. Was, wenn dies mein letzter unbeschwerter Sommer ist? Ich denke an Bernd. Eine Stunde liege ich neben dem niederprasselnden Regen, denke über mein Leben nach, das Campen, wo ich auch so nah an den Elementen schlafe, meine Krankheit. Ich bete, dass Gott mir Ruhe und Kraft gibt. Im Morgengrauen, als der Papagei aus der Nachbarschaft zu schreien beginnt, schlafe ich ein.

Donnerstag, 22. 7. 04

Ich spüre meine Angst körperlich. Ich fühle mich allein. Da fragt Werner plötzlich im Dunkel des Schlafzimmers, ob er für mich beten soll. Das ist das Höchste, was er an Fürsorge für mich tun kann. Als er betet, dass er und ich so gern alt miteinander werden möchten, vernehme ich wieder diese Stimme in mir: »Ja, das wollten Bernd und Conny auch. Und? Was hat es gebracht? Gott hat sein eigenes Ding gemacht. Warum sollte das bei mir anders sein?«

Auf der Autobahn höre ich auf einer CD: »Herrlicher Gott, liebender Retter, ich weiß genau, all meine Tage sind in deiner Hand kunstvoll erdacht, perfekt geplant.« Ja, so oder so hältst du mich in deiner Hand, Vater! Eine Zeit lang fährt ein Auto auf meiner Höhe. Als es mich überholt, sehe ich zwei Frauen darin sitzen. Ein Fisch klebt hinten drauf. Ich würde am liebsten einen Zettel schreiben, worauf steht: »Bitte betet für mich, ich fahre zur Krebsnachuntersuchung!«, und ihnen den zeigen. Dr. Peter sagt: »Die Risiken des normalen Lebens sind viel höher als das hier. Ihre Werte sind sehr gut, Sie brauchen sich überhaupt keine Sorgen zu machen! Ich sehe Sie in einem halben Jahr wieder. Wir brauchen kein Ganzkörperszintigramm zu machen. Sie hatten ja einen günstigen Ausgangsbefund. Alles in Ordnung!« Ich muss noch nicht einmal in die Strahlenschutzabteilung, das sieht der Nachsorgefahrplan gar nicht vor. Erleichterung macht sich breit. Ich sah mich in der letzten Zeit ständig in diesem Zweibettzimmer liegen, sitzen, essen, wachen, abführen, warten, an der Seite eines fremden Menschen. Das Kilo, das ich auf der Waage heute weniger wiege, ist der Stein, der mir vom Herzen gesunken ist. In mir große Ruhe, Frieden, Dankbarkeit. Darf mein Leben wirklich ganz normal weitergehen? Am meisten freut sich Werner mit mir.

Ich fühlte mich in den vergangenen Tagen so gefährdet. Ich habe die Sicherheit verloren, in die Zukunft zu hoffen, und empfinde jeden Tag als Geschenk ohne Gewähr auf einen weiteren. Dass die Kinder so flügge werden, erfüllt mich mit Erstaunen. Obwohl ich all die Zeit versucht habe, bewusst zu leben, im Hier und Jetzt, geht doch alles vorüber, halte ich nichts in den Händen. Gelebt ist gelebt. Mittags telefoniere ich mit Sibylle. Wir fragen uns, wo die Jahre geblieben sind. Loslassen, Schlagwort meiner Lebensphase – wenn ich vernünftig wirken will, sage ich, dass ich das natürlich tue. Und es stimmt ja: Ich freue mich, dass Anna ihren Weg findet. Aber einen Menschen loszulassen, der aus mir geboren wurde – das ist doch nicht normal! Zwar scheint mir die Aussicht, eines Tages wieder mehr Zeit für Werner und mich zu haben, als etwas, das uns vielleicht noch einmal auf ungeahnte Weise bereichern könnte, aber ich weiß, dass ich die Kinder sehr vermissen werde. Sibylle bedauert, nicht mehr Fotos gemacht, nicht mehr aufgeschrieben zu haben. Ich weiß, was sie meint, aber ich hab mich immer so bemüht, im Jetzt zu leben, habe fotografiert und festgehalten (und immer noch zu wenig), aber all diese Jetzts gehören nun dennoch der Vergangenheit an, ich konnte sie auch nicht halten. Selbst wenn wir jeden Tag dankbar genießen, geht er vorüber, ist er nicht mehr greifbar.

In mir ist eine neue Sehnsucht nach Ewigkeit und Unvergänglichkeit. Wie tröstlich die Aussicht auf ein ewiges Leben nach all dieser Vergänglichkeit.

Samstag, 24. 7. 04

Thomas hat seinen Wok mitgebracht und kocht chinesisch. Lena und Thomas radeln mit Jan zur Oma zum Baden. Die Freundlichkeit, mit der Thomas auf Jan zugeht, fällt direkt in Jans Herz. Er ist innerhalb kurzer Zeit zum Leitbild für Jan avanciert. Wie schade, dass meine Eltern den Pool bald einreißen lassen. Mein Herz ist voller Dankbarkeit über meinen Befund, das herrliche Sommerwetter, unseren kleinen, behaglichen Garten, die Beziehungen meiner Mädchen, die Pferde.

Am späten Nachmittag fahren wir an den Baggersee. Lena geht ins Wasser. Als sie rauskommt, springt sie erfrischt zu Thomas, der ahnungslos in der Sonne liegt, grinst furchtlos: »Gleich wird er mich hassen«, und legt sich klatschnass auf ihn. »Schatz« zuckt kurz mit der Miene, nimmt das kaltnasse Mädchen froh in die Arme und flüstert ihm zärtliche Worte ins Ohr. Später gehe ich ins Wasser, Werner bleibt in der Sonne liegen. Als ich ebenfalls erfrischt rauskomme, fröstelt es mich und mir fällt Lena ein. Warum nicht? Ich denke: »Gleich wird er mir zärtliche Worte ins Ohr flüstern« und lege mich fröhlich auf den sich Sonnenden. Der schreit scharf: *»Nein!!«* und wirft mich in hohem Bogen durch die Luft, bevor ich auch nur andeutungsweise reagieren kann. Ich lande schockiert auf dem harten Boden und bin stundenlang sauer …

Es macht einfach einen Unterschied, ob man zehn Monate oder zwanzig Jahre zusammen ist …

Montag, 26. 7. 04

»Jan, gehst du gern in die Schule?«, fragt die Therapeutin. Jan antwortet mit einem klaren Nein. Unter vier Augen hake ich, immer noch überrascht, nach. »Mama«, sagt er, erstaunt über meine Naivität, »*Niemand* geht gern in die Schule!« Vermutlich wird er die Therapie genauso empfinden …

Intensivwoche in Baiersbronn. Jan rührt mich mit seinem eifrigen Bemühen, es den Erwachsenen recht zu machen. Therapie muss für ihn ungefähr so unterhaltsam sein, wie wenn mich jemand nötigen würde, täglich zwanzig Minuten Russisch zu üben.

Gemischte Gefühle. Augen für Jan. Wer ist mein Sohn? Warum durfte ich keinen gesunden Jungen haben? Auf dem Flur sehe ich einen zweijährigen Jungen, der in sich gefesselt und röchelnd im Rollstuhl sitzt, die Augen zur Decke verdreht. Ich sehe die Augenringe der erschöpften Eltern. Was hat Jan dagegen für einen Handlungsspielraum! Ich bin froh, dass ich ihm ins Leben helfen kann. Zwischen den Therapiestunden haben wir Zeit – wir gehen Döner essen, auf den Spielplatz, Fanta kaufen, Eis essen.

Jan lächelt mich an, streichelt immer wieder über meinen Rücken, nimmt mich in den Arm, Gesten, die ich von ihm kaum kenne, die meine Mutterseele hegen.

Jan kann ausrechnen, wie viele Minuten zwischen 13.45 und 15.17 Uhr liegen, hat aber eine niedrige Trefferquote, wenn er unter drei Farben, drei Größen, zwei Stärken und drei Formen das rote kleine dicke Dreieck rausfinden soll. Ich hatte keine Ahnung, dass ihm so etwas schwer fällt. Wie fremd muss ihm diese Welt sein, in der so viele Menschen Dinge können, die er nicht kann. Wie behütet muss er bei uns zu Hause sein, wie viel scharfen Gegenwind hat er noch zu erwarten, den ich nicht abschirmen kann. »Was machst du, wie heißt du, wie alt bist du?«, fragt ihn ein Junge auf dem Spielplatz. Jan gibt keine Antwort.

Dienstag, 27. 7. 04

Jeden Tag zweimal anderthalb Stunden Zeit zu zweit im Auto. Jans Mund steht nicht still. Wenn er sich sicher fühlt, redet er. »Warst du sauer, als du deine Uhr verloren hast, Mama?« »Nein, Jan, ich war traurig. Denkst du, ich war gestern sauer, als du die Suppe umgekippt hast?« Jan: »Nee.« Jan versucht immer, alles recht zu machen. Es misslingt oft genug. Er braucht Ermutigung und Herausforderung ohne Ende, keine Strafen. Ich hake nach: »Bin ich überhaupt manchmal sauer?« Jan: » – Ja. Wenn der Werner nicht lieb zu dir ist.« Ich, überrascht: »Macht dir das Angst?« Jan: »Ja.« »Wovor?« Jan scheu: »Dass ihr euch scheidet?«

Donnerstag, 29. 7. 04

Dass das Thema Therapie mit Jan noch einmal neu aufgerollt würde, damit hätte ich auch nicht gerechnet. Aber hier wird mir neu klar, dass Jan noch mehr lernen kann, wenn ich mir mehr Mühe mit ihm gebe. Vielleicht erhalte ich hier das Handwerkszeug, womit ich es schaffe, uns zu täglichen Übungen zu disziplinieren. Weiß ich, wie Jans Seele aussieht? Ob er große innere Not leidet? Besteht nicht eine große Diskrepanz zwischen seinem Denken und seinem Vermögen, sich sprachlich auszudrücken? Dies hier ist der Versuch, nach dreizehn Jahren Therapie ein Vierteljahr lang etwas ganz anderes zu unternehmen und zu beobachten, ob dadurch irgendwelche Knoten platzen. Ich bin neu motiviert, die Ärmel hochzukrempeln. Vielleicht ist jetzt, da die Mädchen selbständig werden, der richtige Zeitpunkt, mit Jan den Faden wieder aufzugreifen. Die Therapiewoche hat viel gebracht – auf jeden Fall viel neue Therapie: Jeden Abend sollen wir eine halbe Stunde üben. »Konsequeeeent!« Und neue Motivation, diesem Kerlchen zu helfen. Allerdings zeigen sich Erfolgsschritte nur noch langsam. Klar. Er hat ja an allen Ecken und Enden zu tun. Und ist immerhin 13. Nach dieser »intensiven« Woche mit Jan verstehe ich ihn wieder neu, bin ich eher begeistert über seine Errungenschaften als traurig über seine Defizite. Ich möchte ihn sehen, nicht wegsehen. Jan ist klasse. Das Leben mit ihm ist zwar anstrengend, aber ich staune über seinen Weg zum Teenager, den ich mir nie so recht vorstellen konnte.

Freitag, 30. 7. 04

Werner kommt von Bekannten. Wir wollen reiten gehen. Beim Rausgehen sagt er: »Carola hat ihren Haushalt auch nicht im Griff!« Arglos sagt er das, im Vorbeigehen, mit Blick auf eine Spinnwebe, ohne zu wissen, was er da lostritt. Was heißt hier »auch nicht im Griff?« Seine frotzelnde Bemerkung, die scheinbar Carola gewidmet ist, gilt eindeutig mir. Sollte wohl so etwas wie ein pädagogischer Schachzug sein. Da ich mich entspannen will, beschließe ich, keinen Streit vom Zaun zu brechen, und reagiere mild: »Ich glaube, dir rast der Blocker. Was soll ich denn davon halten? Was heißt hier *auch*? Soll ich zu Hause bleiben und Spinnweben beseitigen oder mit dir reiten gehen? Und wieso *ihren* Haushalt? Ist das nicht ein Gemeinschaftswerk? Soll ich dir mal sagen, was es für mich bedeutet, den Haushalt im Griff zu haben, während ich halbtags berufstätig bin?«

Er will es gar nicht hören, erkennt seinen Fauxpas, wiegelt gutmütig lachend ab, aber ich bin in Fahrt. Wissen soll er, womit ich mir die Zeit vertreibe, während er außer Haus arbeitet. »Meinen Haushalt oder wem auch immer er gehört im Griff haben, heißt für mich: Zweimal in der Woche Vorräte ankarren, damit täglich fünf bis acht Leute satt werden und du abends einen

Brocken Fleisch im Kühlschrank findest. Den Haushalt im Griff haben heißt, Bad und Toilette immer und immer wieder in einen angenehmen Zustand zurückzubefördern. Es heißt, dass die Klamotten gewaschen, gebügelt, geflickt im Schrank liegen, dass die Fenster im ersten Stock durchsichtig sind, die Böden sauber.« Werner geht in Deckung. Ich rede mich warm: »Die horizontalen Flächen leer und sauber, die Zimmer aufgeräumt, Jans Hausaufgaben und Therapie gemacht, die Post weggebracht, dein Jackett zur Reinigung, deine Brille zum Optiker, Getränke geholt, Tiere versorgt. Pflanzen und Rasen gegossen, Urlaub gebucht, Lohnsteuerjahresausgleich vorbereitet, Konto überprüft, Dunstabzugshaube entfettet. Mit den Kids beim Zahnarzt gewesen, beim Kinderarzt, Spangenarzt, Logopäden, Ergotherapeuten, Schulpsychologen. Nachhilfeunterricht gegeben. Daneben immer ein offenes Ohr für Bedürfnisse, Freuden und Nöte aller Familienmitglieder.« Ich bin beeindruckt, Werner nicht weniger.

Sonntag, 1.8.04

Wir haben einen herrlichen Sommer. Nicht zu heiß. Hin und wieder ein moderates Gewitter. Auf der Weide wachsen immer noch Grashälmchen. Mit den Mücken geht es auch. Immer mal weht ein Wind. Ich wusste gar nicht mehr, dass Sommer so angenehm sein kann. Heute beginnen die Ferien, und Annas Soziales Jahr geht zu Ende. Eigentlich hatte ich mir vorgestellt, dass wir das Haus zu dritt sauber machen, aber ich merke, dass Anna Zeit braucht. Ich hab ihr ein Regal gekauft als Anerkennung dafür, dass sie so prächtig durchgehalten hat. Vergnügt baut sie es auf, topft Pflanzen um, rahmt Poster ein, hängt alte Bilder ab, sortiert Bücher aus. Danach putzt sie das ganze Zimmer, bezieht ihr Bett. Dann ist sie in ihrem neuen Lebensabschnitt angekommen. Lena stattet ihr immer wieder einen Besuch ab, beobachtet mit anerkennender Mine das entstehende Werk und bringt auch ihr Zimmer in Schuss.

Derweil putze ich zufrieden das Haus allein. Die Schwestern

zusammenfinden zu sehen ist für mich so wertvoll. Gestern haben sie sich gestritten, ähnlich wie Werner und ich, wenn wir nach hoher Beanspruchung plötzlich Zeit haben und miteinander klarkommen sollen. Heute sind beide in den Ferien auch innerlich angekommen. An Annas Fenster steht ein Bild von Lena, darunter »Schwestern aus Zufall, Freundinnen aus Wahl«. Lang möge es dauern …

Sonntag, 4.8.04

Dass Anna ein eigenes Auto hat, ist nicht fair in Lenas Augen. Aber die Unabhängigkeit von öffentlichen Verkehrsmitteln, die bei Schichtarbeitern völlig versagen, hat Anna geholfen, durchzuhalten. Lena kann sich in zwei Jahren vermutlich kein eigenes Auto leisten, denn sie möchte eine weiterführende Schule besuchen. Objektive Gerechtigkeit sehe ich lieber erst gar nicht als Ziel an. Das Leben ist nicht gerecht. Ich kann versuchen, jedem Kind gerecht zu werden, aber nicht durch Abwiegen von Material und Zeit. Gerechtigkeit gibt es aber insofern, als wir versuchen, jedem Kind mit seinen individuellen Bedürfnissen und Beschränkungen, zu einem guten Start ins Leben zu verhelfen. Wie soll ich aufwiegen, was ich für Jan an Zeit und Geld investiere?

Während Jan frei von Neid, Vergleich und Konkurrenzdenken ist, beobachten Anna und Lena argwöhnisch, ob sie zu kurz kommen. Wenn es doch geschieht, bedauern wir Eltern sie lautstark für ihr Schicksal und nehmen es nicht weiter ernst. Manchmal tun wir es doch, dann sitzt einer von uns da und spricht mit der Geschädigten, versucht herauszufinden, ob sie wirklich benachteiligt ist, ob wir etwas übersehen, und das tun wir natürlich auch. Dann war es gut, dem nachzugehen, dann müssen wir etwas ändern. Manchmal können wir die Sache auch entschärfen, zeigen, dass die subjektive Sicht falsch war. Am Ende werden sie so oder so auf der Psycho-Couch liegen und klagen, dass sie zu kurz gekommen sind. Lena glaubt das seit ihrem ersten Atemzug und Anna seit Lenas erstem Atemzug …

Montag, 5. 8. 04

Heute Nacht träumte ich so realistisch, Werner verloren zu haben, dass ich mit unendlicher Traurigkeit aufwachte und glücklich realisierte, dass er atmend neben mir lag. Das Ausmaß einer derartigen Zumutung war so greifbar in diesem Traum, dass ich den ganzen Tag noch belastet bin. So oft denke ich an Conny. Hilfst du ihr, Gott? So jung ist sie – nur wenige Jahre älter als ich.

Dabei geht mein Alltag normal weiter. Manchmal ist mir seltsam zumute, wenn ich sehe, dass schon wieder ein Tag vom Konto meiner Tage vergangen ist, ohne dass Spektakuläres geschehen wäre. Das Glück steckt in den kleinen Momenten: Heute war es da, als der Wind mich auf dem Acker in der Hängematte unaufhörlich hin- und herbewegte, mir angenehme Kühlung brachte, mich in den Schlaf wiegte. Als ich einen Strauß kleiner Sonnenblumen pflückte. Als Jan so glücklich in meinem Bett lag, seine Übungen machte und meine Nähe sichtlich genoss. Als ich Anna bewunderte, die technisch versiert einen Fahrradträger auf ihr Auto montierte, mit schwarzen, hocheleganten Flip-Flops aus Frankreich an den schönsten Füßen der Welt. Nie war ich annähernd so elegant und auf natürliche Weise selbstbewusst wie Anna mit achtzehn.

Mittwoch, 7. 8. 04

Die sommerliche Schreibpause tut mir gut. In meinem Kopf ist alles aufgeräumt, ich habe keinen Termindruck. Ich bin nicht mehr dieselbe wie vor meiner Krankheit, vor Bernds Tod, aber ich erlebe viel Leichtigkeit in diesem Sommer. Ich nehme das Wetter wahr wie eine Wetterfühlstation. Nach einer Welle von Hundstagen, an denen ich ab 9 Uhr alle Fenster und Türen geschlossen hielt, regnet es heute Abend leis, die Luft ist erfrischend abgekühlt, die Sonnenblumen in den Blechvasen strahlen um die Wette. Charly ist erleichtert, dass der ferne Donner aufgehört hat zu grummeln, und neu alarmiert, als Werner und Jan schreiend die Bundesligasaison eröffnen. Für mich ist noch nicht die Zeit der großen Aktionen zurückgekehrt. Irgendwie ist da immer noch ein Schnitt in meinem Leben. Ich sitze viel und schaue. Lese nicht, schreibe nicht, schaue einfach. Und denke nach. Wenn es die Zeit erlaubt. Dass ich nicht einmal lesen mag, erscheint mir seltsam. Bis Christel heute schrieb: »Bianka, deine Seele ist noch auf der Reise, sie ist noch nicht beim Heute angekommen. Mach einfach das, was dein Herz dir sagt – bei Gott gibt es keine verlorene Zeit!« Ich mag die Arbeit im Haus mehr als früher, arbeite gern und ruhe dann wieder. Kopfarbeit schiebe ich oft weg von mir. Das macht, dass mein Haus noch nie so in Schuss war wie jetzt. Ich wundere mich über mich selbst. Bereite oft frisches Gemüse zu. Ich liebe meinen Garten aus der Hängematte heraus. Ich möchte ihn nicht nur herrichten, sondern auch beleben. Erleben. Ich sehe den Kindern zu, wie sie keine Kinder mehr sind. Freue mich auf Holland.

Gestern bin ich der »Ich bekenne mich zu meinem Bauch-Bewegung« beigetreten und habe mir ein rotes Stretchkleid gekauft, während Jan geduldig vor der Kabine (dem heimtückischsten Ort für Frauen) wartete. Werner findet es wunderschön. In ihm kommt zwar mein Bauch zur Geltung, aber der Rest der Figur ist ganz nett darin.

Samstag, 9. 8. 04

Meine Seele ist noch nicht im Gleichgewicht. Durch Bernds Tod ist in mir vieles wieder aufgebrochen. Einigermaßen besänftigt durch das beruhigende Ergebnis der Nachuntersuchung liege ich bei Wind und Sonne in der Hängematte und denke an nichts Beunruhigendes. Warum beruhigende Ergebnisse nicht beruhigender auf mich wirken, ist mir schleierhaft. Allerdings weiß ich genau, wie beunruhigend ein beunruhigendes Ergebnis gewesen wäre. Alles scheint gerade perfekt, als ich plötzlich wieder die Stimme meines operierenden Arztes höre: »Es war ein Karzinom. Wir mussten die ganze Schilddrüse entfernen.« Weinend liege ich in der Sonne im Kreise meiner Lieben, ohne dass jemand etwas merkt. Ich schlage meine Bibel auf, ich lese zurzeit im Galaterbrief. An diesem Morgen lese ich nur einen Satz, danach schlage ich die Bibel still und mit Frieden auf der Seele wieder zu: »Ich muss mich wirklich wundern, dass ihr so schnell bereit seid, euch von Gott abbringen zu lassen, der euch doch in seiner Gnade durch Jesus Christus das neue Leben geschenkt hat.« Hat Gott mich nicht wie durch ein Wunder geheilt? Ich hoffe es so sehr. Die Ärzte sagen es. Es ist so wundervoll, dass sie es sagen. Wie oft muss ich diese innere Verletzung noch ansehen, bis sie heilt?

Sonntag, 11.8.04

Als Paar geht es uns gut zurzeit, wobei Werner etwas mehr als ich gerüttelt scheint durch die Begleiterscheinungen der vielen Teens um uns herum (ständiges Quietschen der Kühlschrank- und Backofentüren, seltsame Geräusche aus mehreren CD-Playern des Hauses, ewiges Gekicher und Gebrülle, wenn die Freunde der Mädchen da sind, Chauffeurdienste und nächtliches Warten auf Heimkehrerinnen). Mir ist allzeit bewusst, dass dies eine vergängliche Phase ist, der eine ruhigere Zwei- bis Dreisamkeit folgen wird, eine Vision, die Werner irgendwie anziehend findet ... Die Sache mit dem Reiten hat sich gefestigt, besonders Werner schöpft daraus viel Entspannung, und uns beiden sind diese Zeiten, in denen wir schweigend oder sinnierend nebeneinander herreiten, sehr wertvoll geworden. Für mich bleibt es nach wie vor eine Herausforderung, macht aber auch viel Spaß.

Dienstag, 13.8.04

Mit neutralen Gefühlen betrete ich die Röntgenpraxis für eine Lungenröntgenuntersuchung im Rahmen meiner Krebsnachsorge. Mit gemischten Gefühlen stehe ich mit entblößtem Körper vor der Ärztin und lasse mich röntgen. Soweit alles okay. »Nehmen Sie bitte im Nebenzimmer Platz.« Und dann kommt der Absturz: »Kommen Sie bitte noch hierher, Frau Bleier, Dr. Schneider möchte Sie noch durchleuchten.« Durchleuchten? Ich dachte eigentlich, dass es so etwas nur in Janoschs Bilderbüchern gibt. Davon war doch gar nicht die Rede! Warum eine zweite Untersuchung? Es kann nur eine Antwort geben: Sie hat etwas entdeckt, »das nicht hierhin gehört«. Der Arzt lässt sich Zeit, endlose Minuten warte ich oben ohne im Durchleuchtungsgerät. Ich bin wie betäubt, kann es abwarten, die furchtbare Nachricht zu hören, derweil mein Kopfkino losgeht. »Also werde ich doch als junge Frau sterben. Erstickungstod wegen eines Lungentumors, das, wovor ich mich am meisten fürchte. Bernd hat es geschafft. Ich werde es auch schaffen.« Als der Arzt endlich kommt, bin ich schweißgebadet, und das wird auch nicht besser, als er beginnt, mir ein paar Fragen zu stellen: »Warum hat man Ihnen die Schilddrüse entfernt? Kennen Sie die Histologie? Bekamen Sie Radiojodtherapie? Einmal oder zweimal? Haben Sie irgendwelche Beschwerden?« Er durchleuchtet mich schweigend, lässt mich husten, ein- und ausatmen, meint dann: »Kommen Sie mit, ich möchte Ihnen etwas zeigen.« Wie in Trance folge ich ihm. Warum habe ich geglaubt, gesund zu sein, nur weil ich mich gesund fühlte? Als ob das ein Grund zur Sicherheit wäre. Ich stehe neben ihm vor dem Leuchtschirm. Dort hängt das Röntgenbild meiner Lunge. Freundlich erklärt er meine Anatomie: »Da ist Ihr Zwerchfell, das sich beim Atmen hebt und senkt. Hier haben wir ein schlankes Herz. Rechts und links Ihre Lungenflügel. Dazwischen die Speiseröhre. Hier oben war Ihre Schilddrüse.« Ich warte. Ich sehe ihn fragend an. Er sagt: »Alles unverdächtig und soweit in Ordnung.« Heulend trete ich aus der Praxis unter freien Himmel. Begnadigt. Statt ein Fest zu feiern, gehe ich mit weichen Knien zum Finanzamt, ziehe eine Nummer und gehe wie vorgesehen den Steuerbescheid kopieren …

Mittwoch, 14.08.04

Ich liege auf Werners Bauch, dem besten Platz der Welt, und höre den Liedern aus Taizé zu, die er so mag. Wehmut überfällt mich, Angst, dass mein Glück zerbricht. Dass einer von uns beiden gehen muss. Ich möchte ihn festhalten für immer. Ich habe ihn so lieb. Welch ein Reichtum, dass wir schon zwanzig Jahre verheiratet sein dürfen. Aber wenn ich an mein Altwerden denke, höre ich lieber wieder auf zu denken. Entweder sterbe ich früher als Werner, oder er lässt mich allein zurück. Was heute meinen Alltag ausmacht, werde ich auf jeden Fall loslassen müssen. Je älter ich werde, desto weniger begreife ich das Phänomen von Zeit und Vergänglichkeit. Ich verstehe Gott immer weniger und klammere mich immer mehr an ihn, empfinde mich in einer neuen Gemeinschaft der Leidenden. Auch wenn ich zurzeit an mir selbst kein Leid erlebe, so begreife ich doch, dass es zum Leben dazugehört, spüre sehr das Leid der anderen, möchte wieder begleiten und helfen, möchte wieder Menschen in meinen Kahn aufnehmen. Es geht mir wieder gut soweit. Das heißt, meine Lebenssumme unterm Strich ist auf jeden Fall positiv.

Mein Glaube ist nicht stark, aber Gott. Gott ist stark in meiner Schwachheit. Diese Erfahrung werde ich nie mehr loslassen. Es genügt wirklich, wenn der Glaube so klein ist wie ein Senfkorn und wir uns ansonsten an Jesus klammern. Angst habe ich immer noch davor, etwas nicht mehr in der Hand zu haben, aber das Wissen, dass Gott mich tragen kann, ist großartig. Ich versuche, im Heute zu leben und den Tag dankbar anzunehmen, den Gott mir schenkt. Und immer wieder fällt mir meine Heimat im Himmel ein. Ich lebe darauf zu. Gott geht voraus. Dort werde ich ihn sehen.

Freitag, 16. 8. 04

Habe ein Probeheft einer Frauenzeitschrift geschenkt bekommen. Ich bin allein, richte mir das Abendessen und beginne darin zu blättern. Die ersten zwanzig Seiten sind gefüllt mit Nichts, dann kommen angesagte Basics für den Sommer vom Seidenkaftan bis zu bunt karierten Gummistiefeln, die eindeutig für mich nicht in Frage kommen, ein paar Seiten darüber, was im Winter fit macht (Toben im Schnee fürs Immunsystem, Sonnenbad im Winter – nur fehlen Schnee und Sonne seit Monaten im lauwarmen Baden-Württemberg). Auf den nächsten Seiten verweile ich länger als drei Millisekunden: »Die Tricks schöner Frauen«. Je eine Doppelseite für einen Zehnjahressprung: Zuerst die Zwanziger, abgebildet eine 26-jährige Schauspielerin, deren ultraglatte Haut am Bildschirm so retuschiert wurde, dass sie mit Haut überhaupt nichts mehr gemeinsam hat. Privileg der Jugend. Ich blättere um zu den Dreißigern, an die kann ich mich eben noch erinnern. Typisch Dreißiger: Erste Mimikfältchen. Die Direktorin von Chanel erklärt ihr Geheimnis: Viel trinken, nach dem Duschen eincremen und auf Flügen schützt ein Feuchtigkeitsserum vor Trockenheitsfältchen. Ach so, ja ja … Jetzt bin ich gespannt auf die Vierziger! Ich blättere weiter. »Ab 40 bekommen Fältchen mehr Konturen, der Teint wirkt insgesamt fahler. Auch Hals und Hände verraten mit Knitterlinien und Pigmentflecken das Alter.« Daneben Liz Hurley, die 40 wird und »schöner und strahlender wirkt denn je«. Stimmt. Das Model von Estée Lauder scheint unverändert. Nicht einmal Mimikfältchen, eine Haut wie eine Zwanzigjährige auf dem Foto. Damit kann ich nicht konkurrieren. Die Seite empfiehlt eine ganze Batterie an Maßnahmen, damit keiner ahnt, wiiiie alt wir bereits sind. Tages- und Nachtpflege mit Anti-Aging-Wirkstoffen, nährende Masken oder Lifting-Seren, Dekolletee-Pflegecremes. Handcremes mit aufhellenden Wirkstoffen, Puder-Lifting als Verjüngungstrick gegen leicht hängende Kinn- oder Wangenpartien, schulterlanges Haar, leicht durchgestuft, 90 Minuten Nordic Walking in der Woche oder Yoga-Workout (was auch immer das sein mag). Ich ertappe mich dabei zu erwägen, alle drei Tage eine Augenmaske aufzutragen, um Blinzelfältchen entgegenzuwirken, und blättere resigniert zu den Fünfzigern. Dort strahlt Isabella Rossellini, 52, fit und fast faltenlos, und ich erfahre, dass ich auf die »Best Age«-Generation zusteuere. Damit das möglichst lange so bleibt, ist nun cleveres Makeup angesagt. Bei der Pflege fällt der Kosmetikindustrie anscheinend nichts Neues mehr ein, wieder regenerierende Anti-Aging-Pflicht. Mutlos geworden fange ich an mich zu ärgern. Sind das die Einflüsse, denen ich mich aussetzen möchte? Sicher möchte ich gepflegt aussehen. Ich weiß, dass ich noch Versöhnungsarbeit mit Fältchen und Falten, mit meiner angegriffenen Eitelkeit vor mir habe. Aber ich will mich nicht gegen das Unvermeidliche wehren. Mein Alltag wird sich nicht um Schönheitsschlaf, Powerstretching, Kosmetikerinnentermine und stoffwechselanregende Prozesse drehen. Das bringt die Welt keinen Zentimeter weiter und hält auf Dauer den natürlichen Alterungsprozess auch nicht auf. Mit zunehmenden Fältchen wächst in mir der Entschluss, mich als Frau diesem Druck zu entziehen. Sonst kann ich gleich auf meinen Badezimmerspiegel »Verlierer« schreiben. Hansjörg kommt gerade von einer USA-Reise zurück. Frauen mit geliftteter Gesichtshaut sind dort weit verbreitet. Er erzählt, wie irritiert er manchmal zwischen Gesicht und Händen hin- und hergesehen hat, um herauszufinden, wem er gerade gegenübersitzt …

Mir scheint, der Zeitpunkt ist gekommen, mich zu entspannen, was Schein betrifft, und mein Potenzial auszuschöpfen, was Sein betrifft. Das zu tun, zu lassen und zu sein, wonach mir zumute ist. Was ich anderen zumuten werde. Den Mut zu schöpfen, mich nicht zu sorgen um irgendwelche Mimikfältchen.

Sonntag, 18. 8. 04

Ich bin zu einer außergewöhnlichen Geburtstagsfeier eingeladen – wir feiern Bernds 51. Geburtstag, er im Himmel, wir in seinem Haus … Conny mit Kindern, Verwandten und Freunden. Das Wohnzimmer ist zum Bersten voll. Wir singen Lieder, die Bernd mochte, essen sein Lieblingsessen, sehen Dias von einem Mann, der das Leben liebte, tauschen Erinnerungen an ihn aus und zünden dabei Kerzen an. Sophia liest die ostpreußische Liebesgeschichte vor, mit der Bernd um Connys Zuneigung geworben hat. Zum Schluss spielen Freunde ein Lied ein, das sie an Bernd in der Ewigkeit erinnert, wir stehen im Kreis, halten uns an den Händen und hören, wie Gott uns an den Händen hält. In all dem Schmerz des Abends, wo Bernd gleichzeitig so sehr fehlt und gegenwärtig ist, ist dieser Moment, dieses Gemeinsam-auf-den-Einen-Sehen, der uns alle in den Händen hält, etwas so Kostbares, Stärkendes, Wohltuendes. Ich staune, wie viel Kraft Conny an diesem denkwürdigen Abend zuwächst. Es drängt mich, anderen von diesem Frieden zu erzählen, dem Frieden, der alles Verstehen übersteigt, den Christen aus dem Glauben an Gott empfangen inmitten widerwärtiger Situationen. Es tut so weh, zu sehen, dass ausgerechnet diese glückliche Familie auseinander gerissen wurde, dennoch sind wir gehalten.

Montag, 19.08.04

Tausend Euro Einsatz hätte ich verwettet auf die Quizfrage, ob Werner unser Abendessen mag. Natürlich mag er es! Vor allem wenn ich Würstchen kaufe. Werner liebt heiße Würstchen, am liebsten mit Lauchzwiebeln. (Je mehr er davon isst, umso seltener küsse ich ihn. Deshalb halte ich mich beim Kauf von Lauchzwiebeln etwas zurück.) Er isst auch gern Fleischkäse und Lyoner, und manchmal überbackenen Schafskäse. Das Risiko dieser Frage wäre gleich Null gewesen. Gestern beim Abendessen hat Werner ausgepackt. Hat sich ein Herz gefasst und gefragt, ob es eigentlich auch andere Wurstsorten beim Metzger gibt oder warum ich immer dieselben kaufe. Seit 15 Jahren finde er im Kühlschrank dieselbe Wurst vor. Er langweile sich dabei zu Tode. Lauchzwiebeln wären dabei noch das Highlight, er sei ganz glücklich, wenn er die entdecke, weil dann wenigstens etwas mit Geschmack auf den Tisch käme. Bin erstaunt bis erschüttert. Habe heute Lena den Auftrag gegeben, während ich in der Buchhandlung bin, zur Abwechslung gemischten Aufschnitt zu kaufen. Werner empfängt mich abends selig: »Siehst du! Wenn Lena einkaufen geht, ist es gleich ganz anders! Ich liebe sie! Sie hat mich begrüßt mit den Worten: ›Werner, im Kühlschrank wartet eine wilde Wurstmischung auf dich!‹« Ich bitte ihn, mir alles zu sagen, was ihn die letzten fünfzehn Jahre belastet hat …

Ich vereinfache mein Leben, indem ich einem jungen arbeitslosen Menschen Arbeit gebe – für zwanzig Cent das Stück bügelt Lena unsere Wäsche. Ich habe meine Ansprüche an perfektes Reiten gesenkt und bin zufrieden, wenn ich die immer gleichen Ausritte durch bekanntes Feld und Wald machen kann. Ich verreise heute mit einem Buch statt mit zehn ohne die Angst mich zu langweilen. Wenn Gäste kommen, gibt es jetzt jedes Jahr dasselbe. Ich habe keine Angst, sie zu langweilen. Zu Anfragen nein zu sagen übe ich noch. Werner und ich streiten seltener. In der Regel bekommen wir schon vor Sonnenuntergang die Kurve …

Ich habe mir oft Gedanken über das Phänomen Zeit gemacht. Zeit ist ein wertvolles Gut, das Gott uns anvertraut. Ich höre nicht auf, mir selbst zu predigen, mir Zeit zu nehmen, Zeit zum Abschalten (der Hektik), Zeit für das, was ich tun würde, wenn ich wüsste, dass ich nur noch ein Jahr zu leben hätte … Lebenswünsche, die ich mir gönne, kosten mich keine Zeit. Sie lassen mich Zeit gewinnen. Lebenszeit. Zeit zu lieben ist Zeit mit Ewigkeitscharakter.

Quellen: